再発しない がんレシピ

腸を切った人を元気いっぱいにする食事170

再発を防ぐ!
体をいたわるおいしいレシピ

最新版

●監修
齋藤典男 医療法人社団 福生会
斎藤労災病院副院長
吉野孝之 国立がん研究センター東病院
消化管内科長
落合由美 鎌倉女子大学家政学部
管理栄養学科准教授

●献立プラン・レシピ作成
加藤知子 管理栄養士

JN189946

主婦の友社

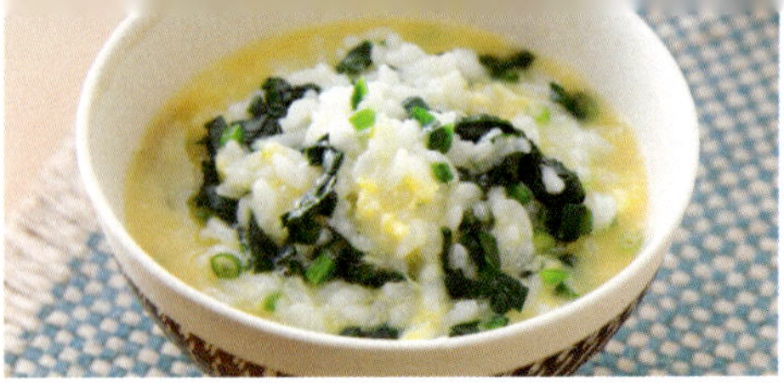

『腸を切った人を元気いっぱいにする食事170』

contents ● 目次 ●

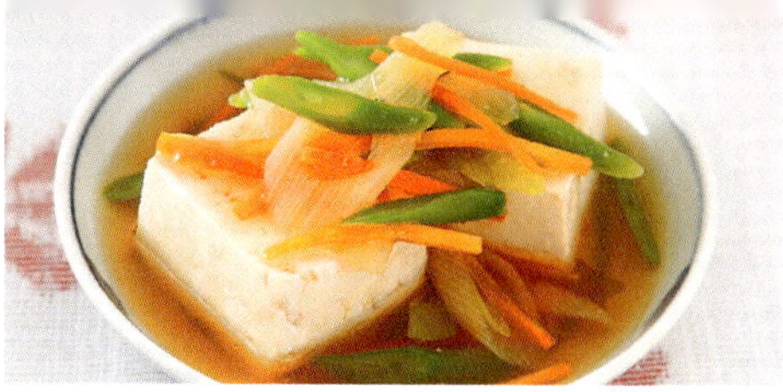

病気を正しく理解するためのわかりやすい 医学知識編

大腸がんを手術した人が退院後の食事でまず気をつけるべきこと

鎌倉女子大学家政学部管理栄養学科准教授
元国立がん研究センター東病院　栄養管理室長
落合由美

基本的に食事の制限はありませんが、体力の維持・回復に努め、通常の食事ができるまでは腹八分目を心がけ、食べ過ぎに注意しましょう。

ゆっくり、よく噛んで食べる。退院後、1～2カ月ほどで普通に食べられるように

大腸がんの手術を受け、退院されたみなさんは、ご自宅に戻られ、ほっとひと息つかれていることでしょう。これからしばらくの間、療養生活を送られると思いますが、食事に対するさまざまな不安を抱えている方も多いのではないでしょうか。

手術後の食事については、手術した部位や治療法、全身状態などによって個人差はありますが、基本的に食事の制限はありません。とはいえ、手術が終わったばかりで下痢や便秘、おなかが張ったり、また体力が低下していたりと本調子ではない場合もあると思います。

絶対に食べてはいけない、というものはありませんが、術後の体の回復と腸への負担軽減を第一に考えて、最初は消化のよい食べ物を中心に、ゆっくりとよく噛んで食べる習慣を心がけてください。暴飲暴食は避け、腸閉塞などを起こさないように注意しましょう。

大腸の手術をした方は、胃や食道を手術した方にくらべ、食欲への影響は少ないため、ついつい食べ過ぎてしまう傾向があります。過食は腸に負担をかけますので、食事は腹八分目に。かたく消化の悪いものや揚げ物、刺激物などは、極端な食べ方をしないようにしましょう。

食事は、体力を回復させるとともに、腸で栄養を吸収することは、免疫力をアップすることにもつながります。通常、退院から1～2カ月ほどで、普通の食事ができるようになります。排便トラブルのある方も、徐々によ

くなりますので、担当医や看護師、栄養士や薬剤師などと相談しながら、ゆったりとしたペースで、体力の維持・回復に努めましょう。

本書では、大腸を手術した人や、これから手術を予定している人が、退院直後からすぐに活用できるメニューをたくさん用意しました。食材選びから、調理法の工夫、ストックできる便利なおかずや、お弁当レシピ、抗がん剤治療中の方の症状別メニューや、ストーマをつけた方の食事なども揃えました。

また、大腸がんに関する医学的な知識（107ページ～）も併せて掲載しています。この病気を理解することで、さらに食への関心が深まり、みなさんの今後の健康管理に役立つことを願っています。

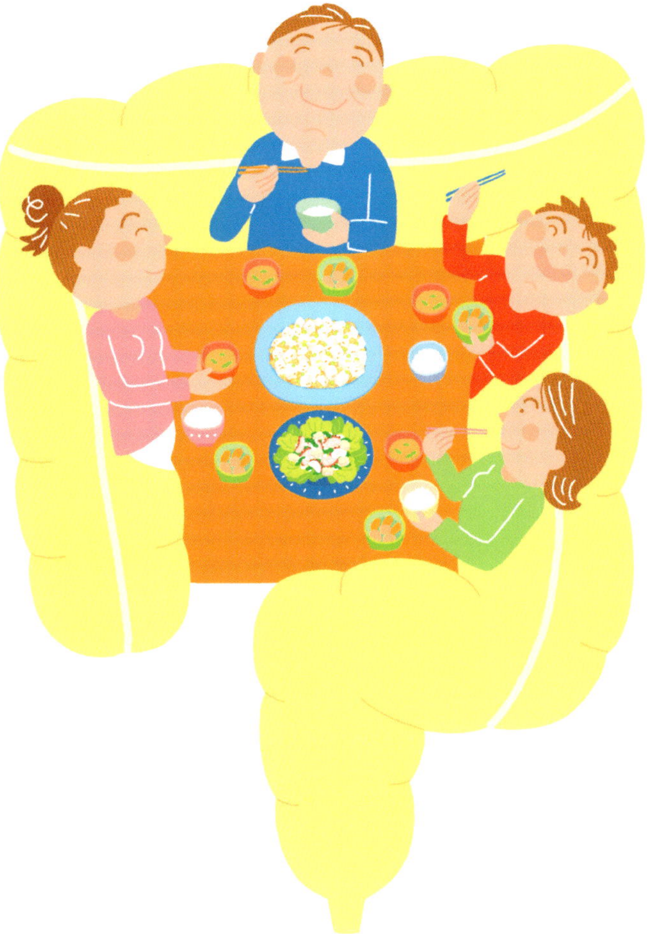

プロローグ
prologue

患者さんを支えるみなさんへのメッセージ

ご家族のみなさんへ

大腸の手術後だからといって、特別な料理を用意する必要はありません。消化のよい食べ物を、適量、患者さん自身が選んで食べられればいいのです。

術後食を別に作る必要はない。消化のよい食べ物、悪い食べ物を選んで食べてもらう

がんを発症し、手術や治療を受けられた患者さんは、大変な思いをされたことでしょう。そして、同じように、その患者さんを支えるご家族の方も不安なときを過ごされていたはずです。家族みんなで食卓を囲みながら食事をする。以前は当たり前だった光景が、今では、大切でかけがえのないひとときに思える。退院後、そう感じている方も多いのではないでしょうか。

患者さんの退院後の食事ですが、大腸の手術をしたからといって、特別な食事を用意する必要はありません。患者さんが食べる術後食と自分たちの食事を、２通り用意する必要はなく、ただ、同じ食卓の上に、消化のよいものも、悪いものものせて、患者さんが選択できればいいのです。例えば筑前煮なら大根やにんじんを摂り、ごぼう、たけのこ、こんにゃくなどの消化の悪いものははじくか、少量にとどめ、よく噛みくだいて食べればいいのです。

ですから、料理を作る方は、無用な負担を感じないようにしましょう。食材も特殊なものは必要なく、栄養バランスのよいものを用意するだけ。要は、〝食べ方を工夫する〟ということなのです。スーパーのお惣菜も、外食も同じで、選んで食べればだいじょうぶです。そして、食事の量は、そのときのほどよい量にとどめておく。これが大切です。

抗がん剤治療を併用している方も、階段を1段ずつ上るように、徐々に食欲も体力も回復していきます。どうぞ、大らかな気持ちで見守ってください。あまり頑張りすぎず、そして、みなさんの食卓が、いつも楽しく、笑顔で溢れていますように…。

手術後の胃腸を
健康に保つための
食品・食べ方の基本

食事編

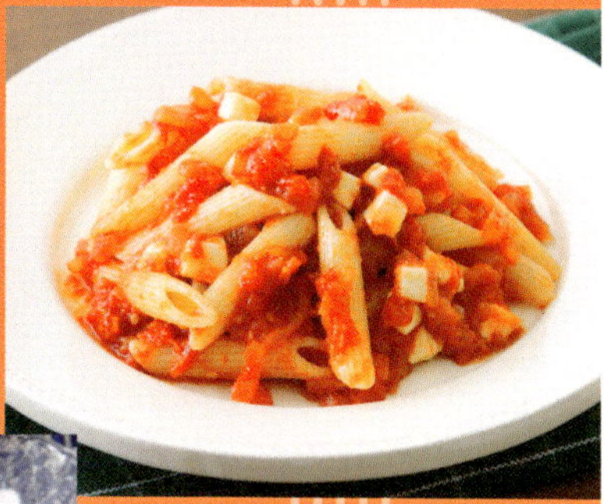

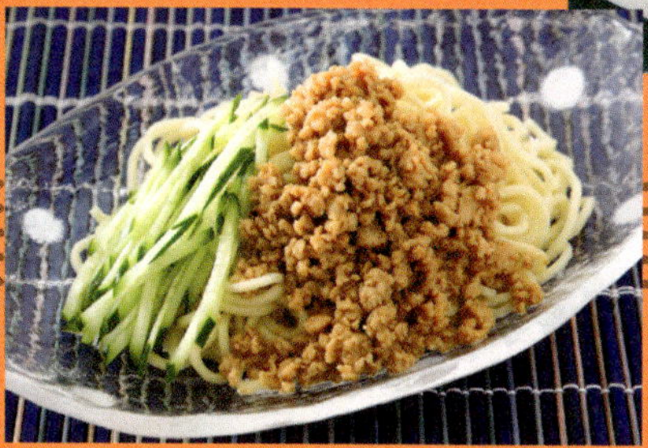

手術後は、腸の機能が落ちているため、さまざまな注意が必要になります。ここでは、食材選び、調理法、１日の食品量、栄養補助食品などを紹介しています。工夫しながら楽しく食事ができるよう、ご自分の体の状態に合わせて、焦らず取り組んでいきましょう。

手術後の食事を楽しむ基本10

1
手術後の体に慣れよう

退院してからが本当の意味での腸を切除した生活の始まりです。自宅に戻り、料理を作ったり、食事の準備をするだけでも試行錯誤することがあると思いますが、自分の力で、自分の体に慣れる気持ちで、新しい食べ方を身につけていきましょう。

2
基本はゆっくりと・よく噛んで・少量ずつ

食事はゆっくりと時間をかけ、ひと口ずつよく噛んで食べます。よく噛むことで、食べ過ぎや腸閉塞を防ぎます。以前の倍くらい、時間をかけるつもりで食べてみましょう。

3
まずは腹八分目くらいを目標に

手術前の生活のように、食べ過ぎてしまうと腸に負担をかけます。満腹の一歩手前で抑えましょう。レシピの１人分の量は、あくまで参考とし、食欲がわかないときや、思うように食べられないときは、半分量で作ってみましょう。

4
消化しやすい食品を中心に

手術後の回復期はトラブルを防ぐために、腸に負担をかけない食品を中心に食べましょう。消化の悪いものを食べるときは体調を見ながら、少量から始めてみましょう。

5
刺激のある食物繊維、冷たいものは控える

手術後は腸がまだ回復途中のため、食物繊維を摂り過ぎると腸閉塞を起こしたり、下痢を起こしたりします。また、冷たいものは下痢を起こしやすく、おなかの張りの原因にもなります。手術後はあたたかいものから人肌くらいの温度にして、体を冷やさないようにしましょう。

6
ときには肩の力を抜いて

本書では、家庭で作れる食事を紹介していますが、定期的な通院や仕事、家事、育児……と忙しい方は、毎日手作りで準備するのは負担になることもあるでしょう。本書おすすめのメニューや調理法を参考に、レトルト食品や冷凍食品、インスタント食品、缶詰などを利用するのも手段のひとつです。

7
失敗は成功のもと

一度食後の不快感を味わうと、恐怖心から食べることに対して消極的になります。何を、どのくらいの量、どのくらいの時間をかけて食べたかを振り返って原因を考えてみるといいでしょう。原因がわかれば、次回のトラブルを回避する大事なポイントとなるからです。食事の内容をメモに書きとめてみるのもいいでしょう。

8
おいしく、楽しく!

手術後は食べることに対して不安がありますが、おいしい！と思って食事をすることは何より活力になります。家族や友人と同じ食卓を囲み、ご自分の体調と相談しながら、同じおかずを取り分けていただきましょう。

9
便は健康のバロメーター

腸の手術後は下痢や便秘の頻度が高くなるなど、排便トラブルが起こりやすくなります。便は、体の中の状態を教えてくれる大事な情報源です。日頃から便の状態をよく観察し、快便を目指しましょう。

10
気軽に相談、あなたを支えるサポートチーム!

なかなか食事のリズムがつかめない、食後の不快感があるなど食事のことで気になることがあったら、医師や管理栄養士をはじめ病院のスタッフに相談してみましょう。あなたに合ったアドバイスがもらえます。

※食事の基本についての詳細は「大腸がん手術をした人の退院後の食事の基本」（134～135ページ）をご参照ください。

1日に摂りたい食品量の目安

手術後、どんなものをどのくらい摂ったらいいのかを表にまとめました。
1日に摂りたいエネルギーは、
性・年齢・運動量・疾病によって異なりますので、
次の内容を参考にして、
ご自分の体格や症状に合った食事量を身につけましょう。

食品の分類	食品の種類	量と目安	
		手術直後～2カ月 1200～1400kcal	手術後2～3カ月 1400～1600kcal
主に炭水化物を含む食品	軟飯(注)	300g　1食に茶わん軽く1杯	420g　1食に茶わん1杯
	いも類	40g　じゃがいも小½個	50g　じゃがいも中½個
主にたんぱく質を含む食品	卵	50g　中1個	50g　中1個
	魚	40g　中½切れ	70g　中1切れ
	肉類	20g　薄切り1枚	40g　薄切り2枚
	牛乳	150㎖　カップ7分目	150㎖　カップ7分目
	ヨーグルト	100g　1個	100g　1個
	とうふ	50g　⅙丁	100g　⅓丁
主に脂質を含む食品	油脂	5g　小さじ1程度	10g　小さじ2程度
主にビタミン・ミネラルを含む食品	野菜類	120g　1食に40g程度	300g　1食に100g程度
	果物類	50g　バナナ½本程度	100g　バナナ中1本
調味料	砂糖	10g　大さじ1程度	10g　大さじ1程度
	みそ	10g　みそ汁軽く1杯程度	10g　みそ汁軽く1杯程度
その他菓子類	ビスケット	10g　1枚半	20g　3枚
	カステラ	25g　½切れ	50g　1切れ

(注)軟飯:通常より水の量を多め(例:米1対水2)にして炊いたごはん

主食

ごはん、パン、めん類などの炭水化物は、力や体温のもとになるエネルギー源。まずは消化のいいおかゆから始めて、体の状態を見ながらやわらかいごはん、普通のごはんに切りかえていきましょう。

副菜

ビタミン、ミネラル、食物繊維などが含まれる野菜類を中心に、栄養のバランスを取ります。

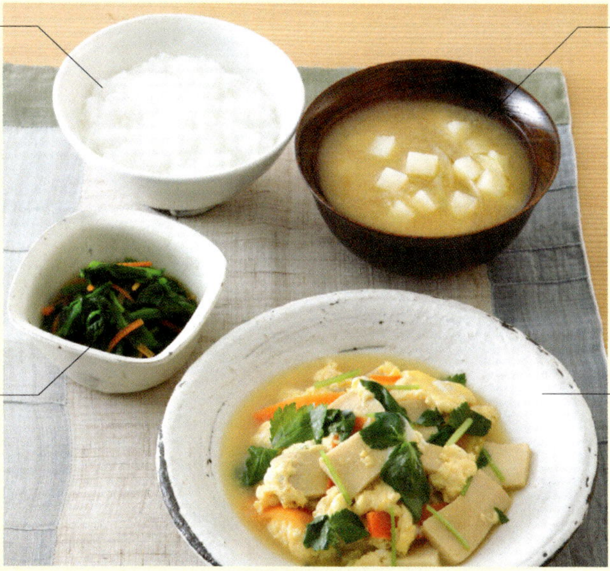

汁物

野菜、海藻、いも、豆、牛乳などを使い、おかず以外でも栄養のバランスを図れます。

主菜

魚、肉、卵、大豆製品、乳製品などのたんぱく質食品がメインで、血や肉をつくります。

果物・牛乳・乳製品

間食や食後のデザートとしても最適。果物は毎日50～100g、牛乳またはヨーグルトなどの乳製品は毎日150㎖を目安に摂るようにしましょう。

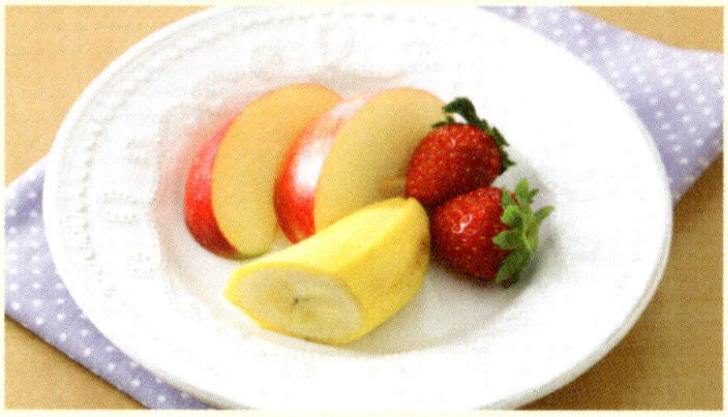

間食

3食では摂りきれない栄養を補給します。自分の体調や食欲などに合わせて食事の合間に上手に摂ってください。

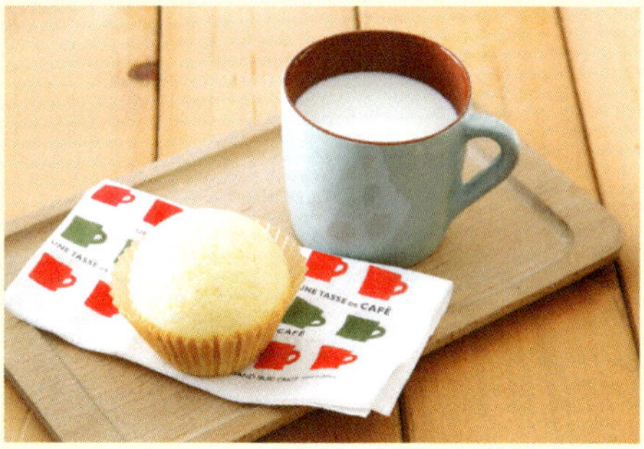

レシピの基本ルール (24～105ページ)

- ●レシピの材料は、基本的に大人1人分です。特に指定のないものは原則として、使用量は正味量（野菜ならヘタや皮などを除いた純粋に食べられる量）で表示してあります。
- ●材料は、特に指定のないものは原則として、水洗いをすませ、野菜などは皮をむくなどの下ごしらえをしたものを使います。
- ●レシピごとに表記してあるエネルギー量、塩分量などの栄養データは基本的に1人分です。
- ●分量の表記の1カップは200㎖、大さじ1は15㎖、小さじ1は5㎖です。
- ●電子レンジは600Wのものを使用しています。500Wの場合は調理時間を1.2倍にしてください。（例：600Wで2分→500Wで2分24秒）
- ●塩はひとつまみを1g、少々を0.5gとしています。
- ●フライパンは、油の使用量を減らすために、樹脂加工のものを使用しています。
- ●材料にある「だし」は、かつおとこんぶの合わせだしです。

手術後の食材の選び方

基本的に、バランスよく適量であれば何を食べてもかまいません。
より多くの栄養を吸収するために、「たんぱく質」「脂質」「糖質」「ビタミン」「ミネラル」の
5大栄養素をバランスよく摂るようにしましょう。
ここでは、手術後の体力増進を目指して、消化・吸収を助ける食材から、
人間本来の免疫力・自然治癒力を
より高めることができるといわれている食材をご紹介します。

野菜・いも類

葉野菜
（ほうれんそう／小松菜）

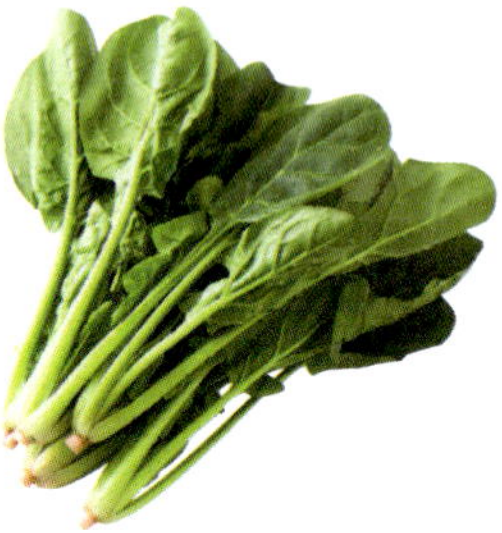

体力増進におすすめ

ほうれんそうや小松菜などの葉野菜は、β-カロテン、ビタミンC、鉄、カルシウムなどを豊富に含んでいます。特に小松菜は、カルシウムが非常に多いのが特徴です。

大根／かぶ

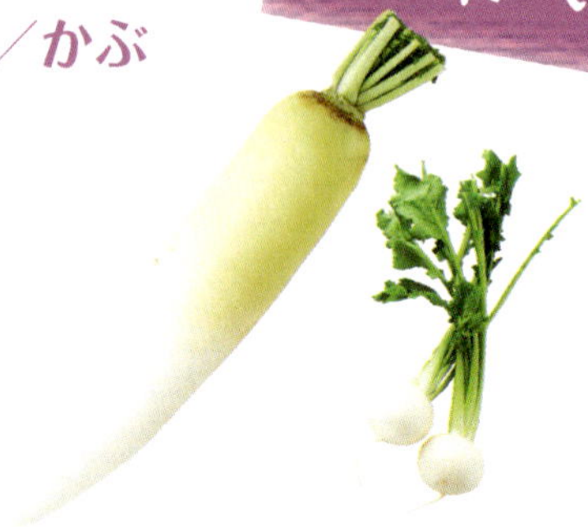

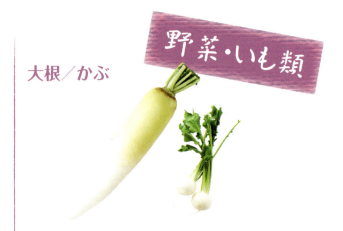

消化を助けるアミラーゼが豊富

大根とかぶの根に含まれる消化酵素のアミラーゼは、消化を助ける働きがあります。葉は緑黄色野菜で、β-カロテンやカルシウムなどの栄養素が豊富です。

かぼちゃ

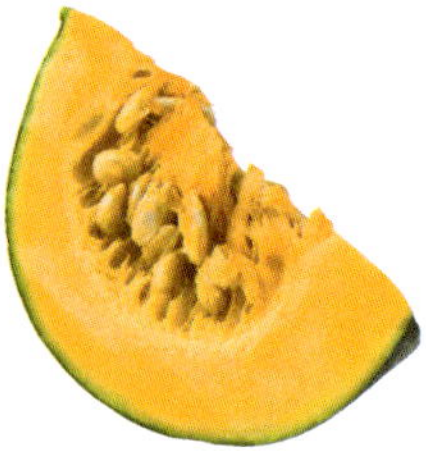

β-カロテンの働き

かぼちゃはβ-カロテン、ビタミンCが多く含まれています。β-カロテンには抗酸化作用もあり、活性酸素を除去することから、免疫機能を高める働きがあります。

白菜

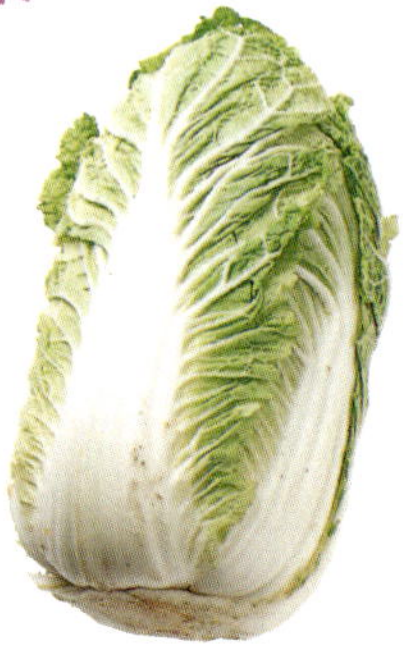

ビタミンCでかぜ予防、便秘改善

東洋を代表する葉野菜です。塩分の排出作用があるカリウムも豊富で、高血圧予防にも効果があります。

キャベツ

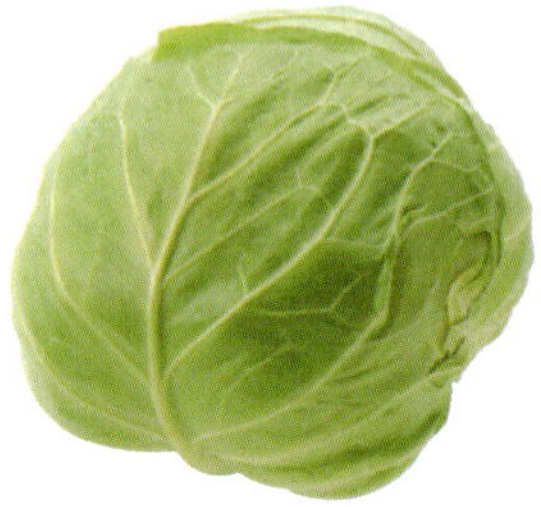

消化・吸収を助けるビタミンU

消化酵素ビタミンUや、血液を凝固させ骨を強くするビタミンKが含まれています。また、硫黄、塩素も含んでいるので、胃腸内での消化・吸収を助け、消化不良によるむかつきを防いでくれます。

なす

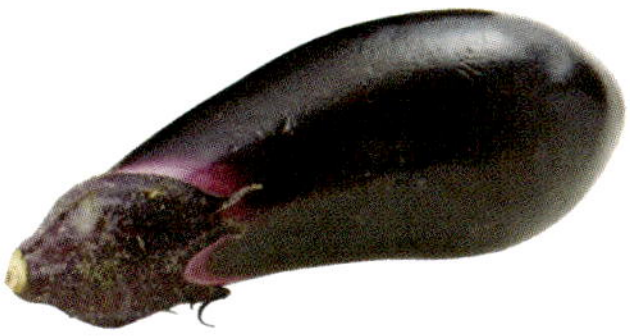

食欲不振時におすすめ

なすの紫色はポリフェノールの一種、ナスニンによるものです。ナスニンには、強い抗酸化作用があり、コレステロール値を下げる働きがあります。

ブロッコリー

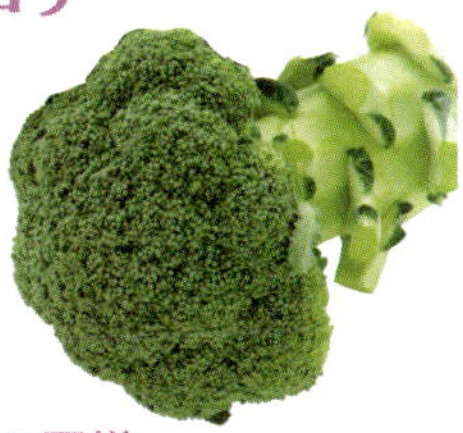

ビタミンCの王様

少量でも効率よくビタミンCを摂取できる代表的な野菜。ビタミンCはウイルスに対する抵抗力をつけ、かぜの予防にも。皮膚や粘膜の抵抗力を強めたり、血糖値を正常に保つ働きなども期待できます。

にんじん

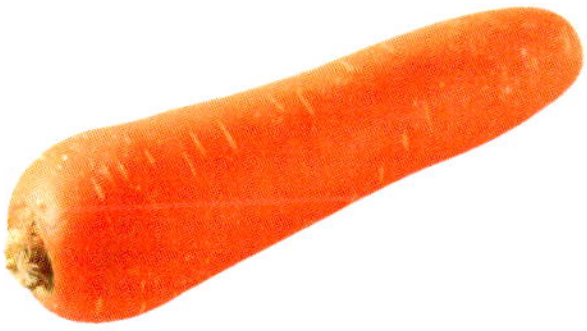

免疫力を高める

にんじんには、がんや動脈硬化の原因となる活性酸素の働きを抑制するβ-カロテンとα-カロテンが豊富に含まれています。

梅干し

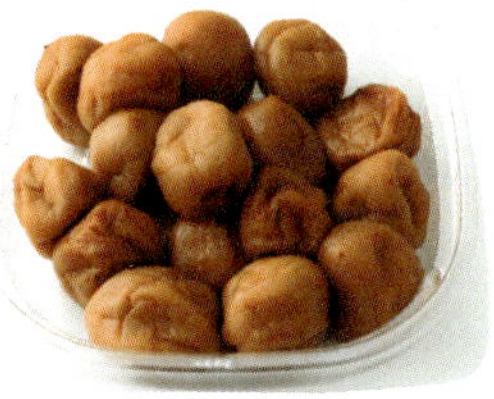

食前の梅干しで食欲増進

梅はクエン酸などの有機酸を豊富に含み、食欲を促進させる効果があります。塩分が多いので1日1粒に控えるようにしましょう。

トマト

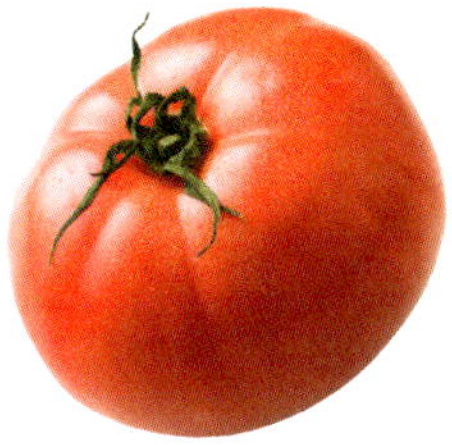

赤色成分のリコピンの威力!

トマトに含まれるリコピンには、β-カロテンよりも強力な抗酸化作用があるため、活性酸素を取り除いて細胞を丈夫にします。

玉ねぎ

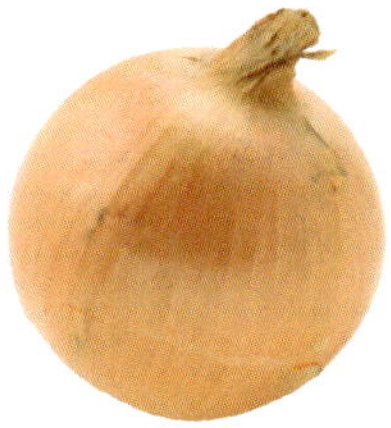

心身の不調をやわらげる

玉ねぎには、ビタミンB_1の吸収率を高めるアリシンが含まれ、新陳代謝を活発にします。ビタミンB_1不足からくる疲労、食欲不振、不眠、精神不安定などに有効な野菜です。

じゃがいも

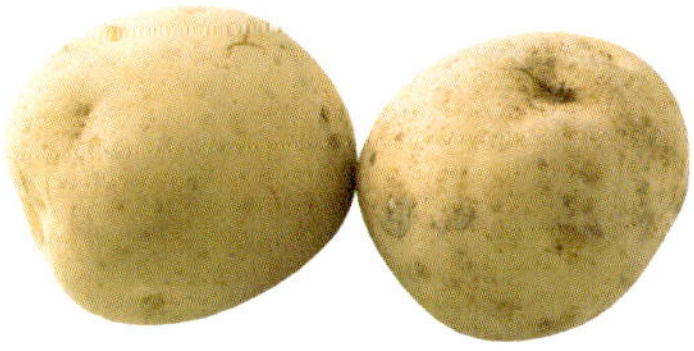

カリウムの王様

体内の塩分バランスを保つ働きがあるカリウムを多く含んでいるので、腎臓の働きを助けます。また、じゃがいものビタミンCは加熱しても壊れにくいという特徴があります。

長いも(やまいも)

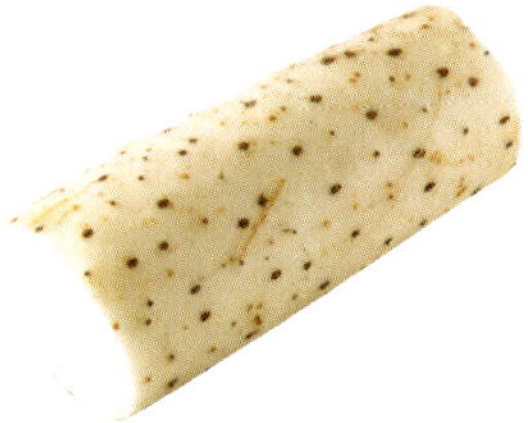

消化促進と疲労回復に効果的

長いもはヤマノイモの一種。デンプン分解酵素のアミラーゼの含有量が多く、消化を助けます。

里いも

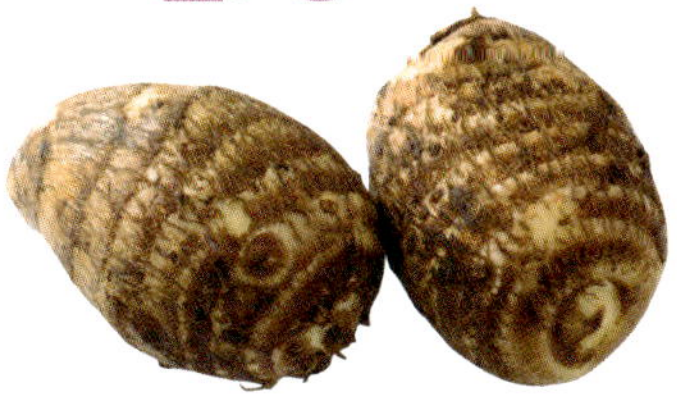

ぬめりの効用

里いものぬめりの主成分はムチンと呼ばれ、解毒作用があり、肝臓や腎臓の働きを助けます。また血圧を下げたり、血中のコレステロールを取り除く働きもあります。

魚貝類

かに・えび

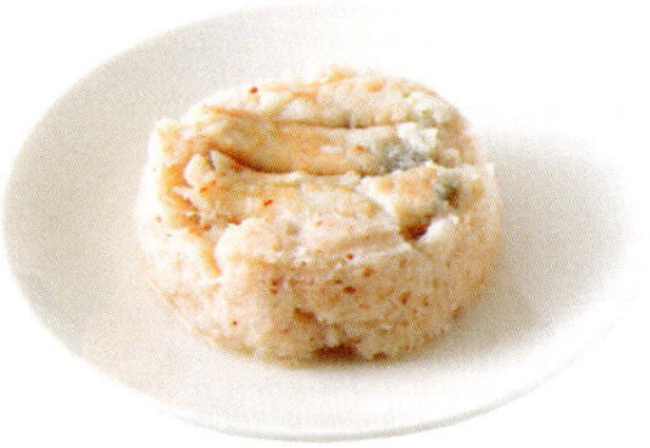

豊富な栄養成分で抵抗力を強化

かにやえびに豊富に含まれる、アスタキサンチン、タウリン、キチン、キトサンは、血中コレステロールや血圧を正常化させ、肝臓の働きの向上、動脈硬化の予防、疲労回復、抗アレルギー効果などがあります。

白身魚

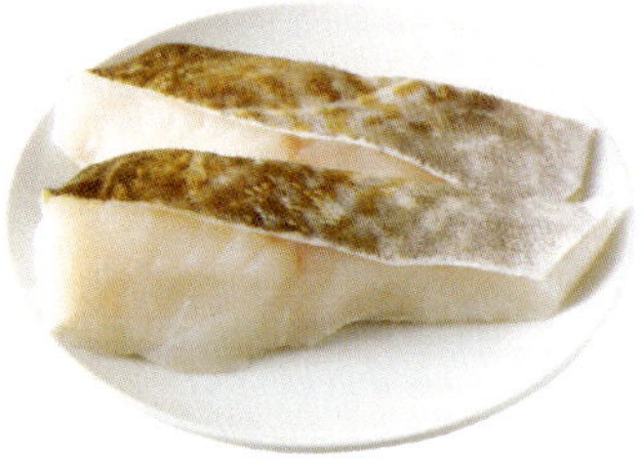

高たんぱくで低脂肪

白身魚は消化のよいたんぱく質供給源。栄養素が豊富で脂肪が少ない食材です。代表的な魚は、たい、ひらめ、きす、たら、かれいなど。淡白な味なので、どんな料理にも合います。油を使った料理は避け、煮つけや蒸す料理を中心にして。

鮭

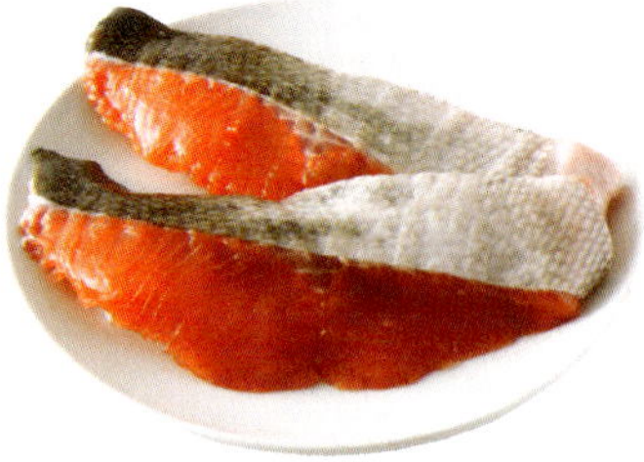

ビタミンの優れたパワーを発揮

鮭は、ビタミンB群をすべて含んでおり、消化を助ける、胃腸障害をやわらげるなどの働きがあります。中でもビタミンDが豊富で、骨粗鬆症の予防効果があります。

ほたて貝柱

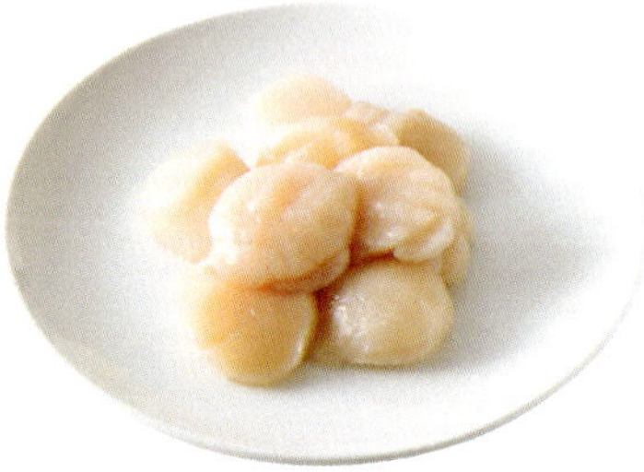

食欲増進、疲労回復効果も

ほたて貝はたんぱく質が非常に多く、脂質が少ないのが特徴。アミノ酸の力であっさりとしているのにコクがあり、食欲増進に最適です。疲労回復効果があるタウリンも豊富。肝機能を強化し、手術後の疲労、ストレスなどで疲れた体を元気にします。

はんぺん

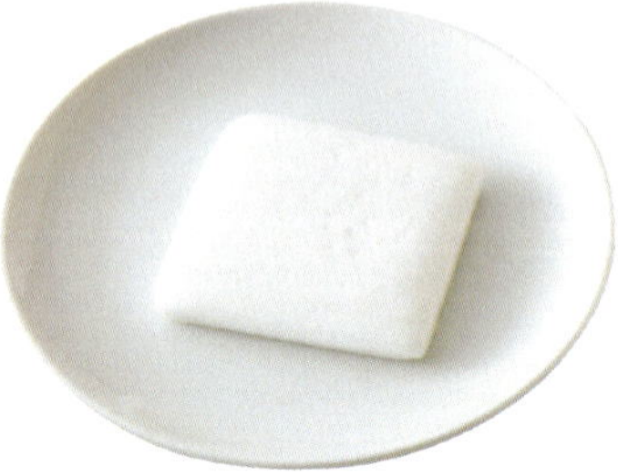

消化・吸収がよい

はんぺんの主原料は、白身魚（すり身）とやまいもで、良質なたんぱく質を含み、低脂肪なのが特徴です。口当たりもよく、消化・吸収にも優れているので、安心して食べることができます。塩分を含むので、食べ過ぎには注意を。

さんま／いわし／あじ

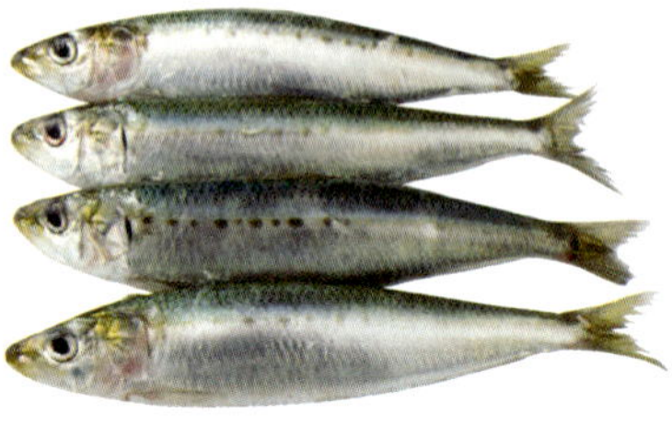

良質な脂に注目

青魚の代表格で、良質な脂の中にはDHAやEPAなどの不飽和脂肪酸が多く、動脈硬化や高血圧などの予防に効果的。さんまは、レチノールも豊富で皮膚や粘膜を丈夫にします。いわしの骨にはカルシウムがたっぷり。あじは、タウリンやカリウムを多く含み、血栓や動脈硬化の予防に役立ちます。

肉類

豚肉・牛肉の赤身

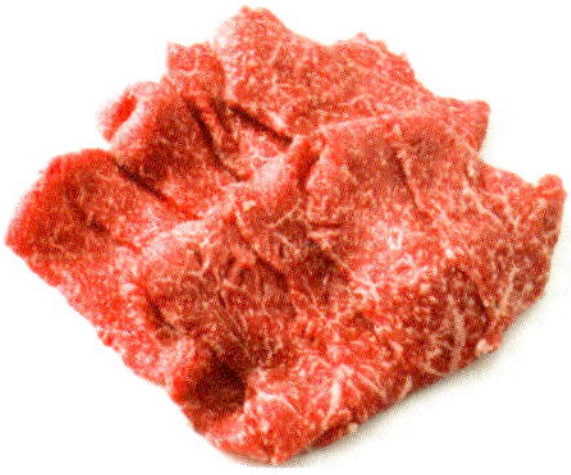

亜鉛不足対策

肉には良質なたんぱく質が豊富に含まれ、体を動かすエネルギー源になります。脂肪の少ない赤身部分は消化しやすい上に、亜鉛も多く含まれ亜鉛不足解消には最適な食材です。

ひき肉

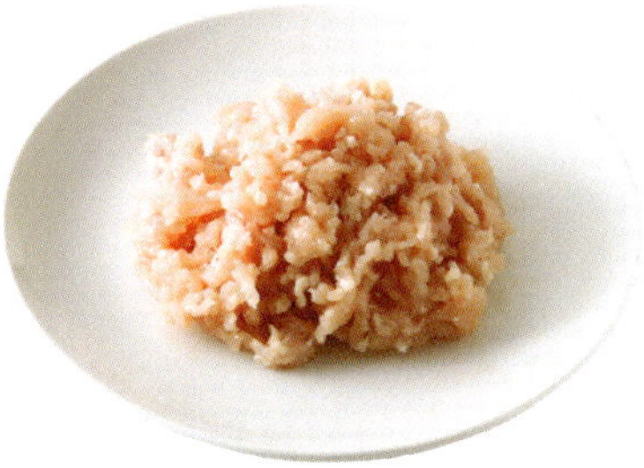

消化がよい

手術後の体に慣れるために、まずは肉の中でも消化のよいひき肉がおすすめ。料理に合わせて、豚・鶏・牛のひき肉の脂肪の少ない赤身からスタートしましょう。

レバー

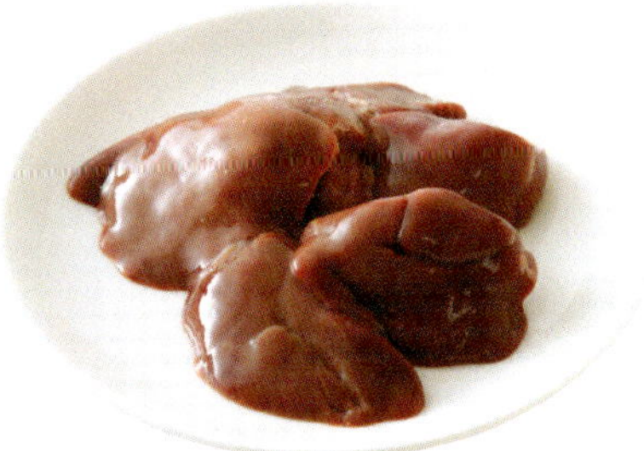

栄養の宝庫

レバーのたんぱく質はとても良質で、体に吸収されると、むだなく血や肉となるスタミナ源です。吸収のよいヘム鉄を豊富に含み、貧血予防にもなります。老化の防止とともに、運動の活力源ともなり、スタミナの増強に役立ちます。

鶏ささ身

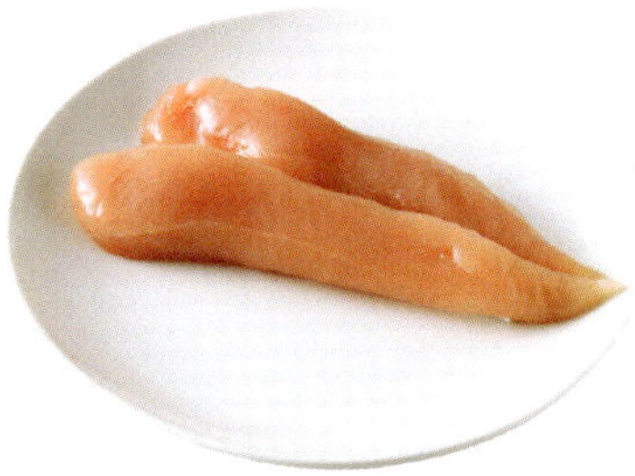

消化・吸収が抜群

ささ身は、脂肪が少なく、たんぱく質が豊富。消化・吸収がよいため、病後の体力回復にも効果を発揮します。また、粘膜を強くし、細菌感染を防ぐビタミンAが豊富に含まれています。

鶏肉(皮なし)

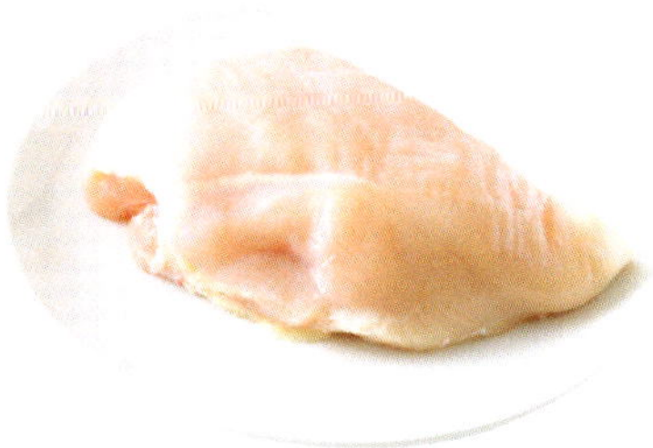

代謝を活発に

胸肉にはナイアシン(ビタミンB_3)やアラキドン酸が豊富で、新陳代謝を促進し、免疫力を高める働きがあります。焼くことで健康成分の損失を最も少なくすることができます。もも肉は胸肉より脂肪が多く、コクのある味わいで幅広い料理に用いることができます。

卵・乳製品・大豆製品

ヨーグルト

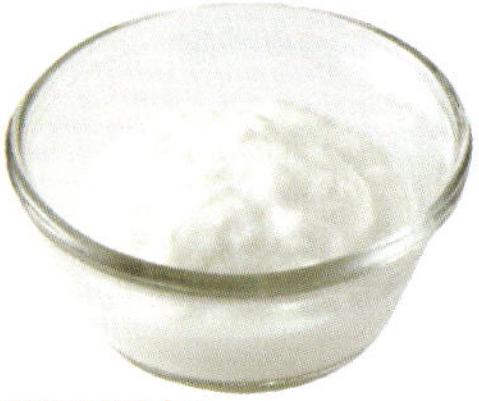

善玉菌が増加

手術後は腸内で発酵が進むとガスがたまりやすくなります。ヨーグルトに含まれる乳酸菌には、善玉菌を増加させ悪玉菌を減らして腸の健康を守る働きがあります。便秘解消にも効果的。

牛乳

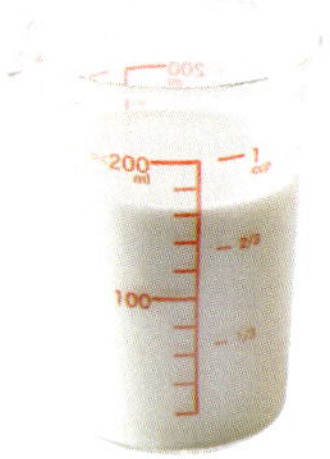

カルシウムを補給

体内で吸収されにくいカルシウムの消化・吸収率が高く、骨粗鬆症予防やストレス緩和効果が期待できます。

鶏卵

完全栄養食品

良質なたんぱく質で、必須アミノ酸をバランスよく含む優れた食品。体内での吸収率も非常に高いので、1日1個は食べましょう。ただし生の卵白は消化に時間がかかるので熱を通しましょう。

生クリーム

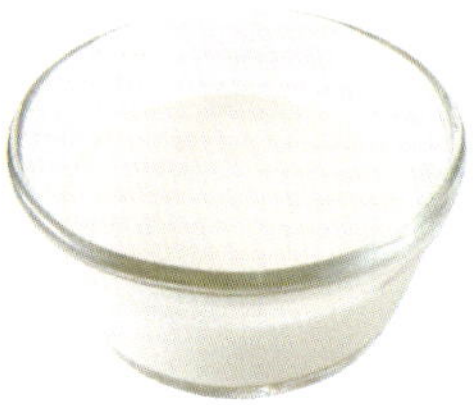

高い栄養価

ビタミンAを豊富に含んだ、高カロリー食品。栄養価が高く、少量でも豊富な栄養を摂取できます。牛乳の栄養成分であるカルシウムやビタミンD、良質なたんぱく質なども豊富です。

とうふ

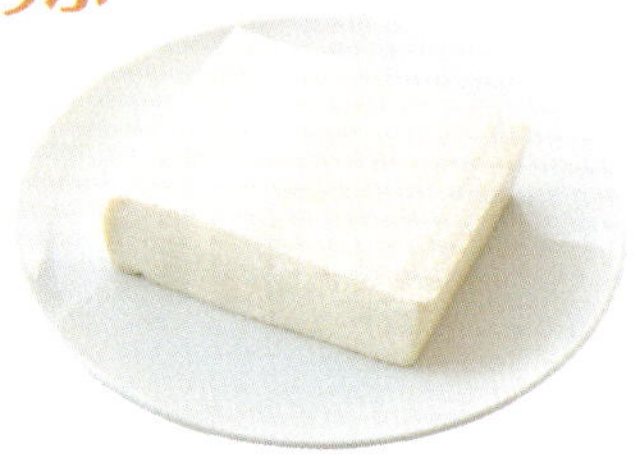

良質なたんぱく質の宝庫

大豆の栄養素である必須アミノ酸や良質なたんぱく質、リノール酸が豊富で、脂質異常症の予防に効果的。また、大豆よりも食物繊維が少ないので消化・吸収がよい食品です。

ゆば(揚げていないもの)

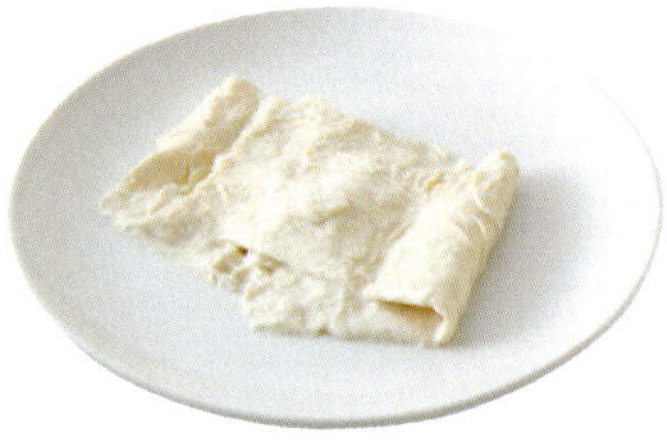

栄養素のかたまり

豆乳を煮立てて表面にできた薄い膜をとったものが生ゆば、それを乾燥させたものが乾燥ゆばです。たんぱく質や大豆イソフラボンが豊富で消化もよく、コレステロールがほとんどありません。

豆乳

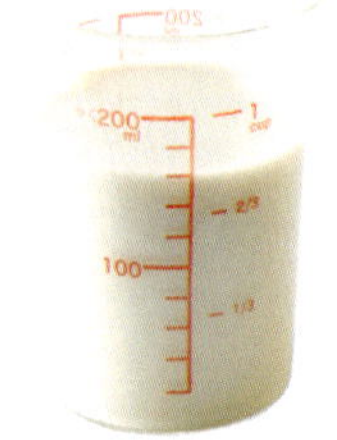

大豆の栄養を手軽に摂取

豆乳は「畑の肉」といわれる大豆の成分を最も吸収しやすい形で摂ることができる理想的な食品。たんぱく質やカリウムが豊富で、高血圧予防に効果があります。

納豆

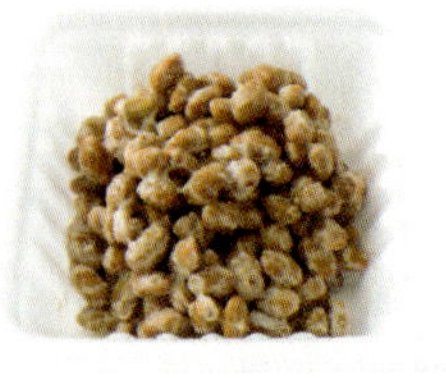

腸の働きを整える

納豆は健康食品として広く知られており、手術後は特にその整腸作用に期待。またカルシウムが体内に取り込まれるのを促進するビタミンK_2も多く含まれ、骨を強くする効果もあります。

油脂類

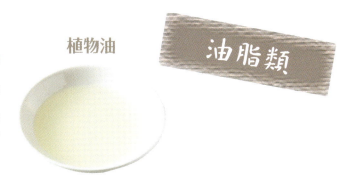

植物油

上手に使ってエネルギーアップ

油は3大栄養素といわれる脂肪、たんぱく質、炭水化物の中で最も効率よく、効果的にエネルギーになります。中でも植物油は、体内でつくることができない必須脂肪酸など体によい脂肪酸を豊富に含んでいます。ただし、一度に摂取すると下痢や消化不良、胃もたれなどの原因になりますので、少量ずつ摂るようにしましょう。

マヨネーズ

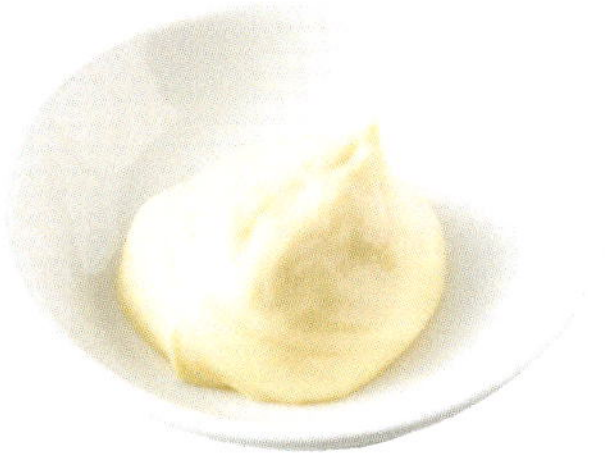

栄養価が高く野菜との相性もいい

マヨネーズの乳化剤として使用されているレシチンは、脳機能の働きを高めたり、コレステロール値の改善、動脈硬化などの予防に役立ちます。手術後に一度に食べられる量が少ないという場合は、調理にマヨネーズなどを使うことで、エネルギーをアップさせることができます。

マーガリン

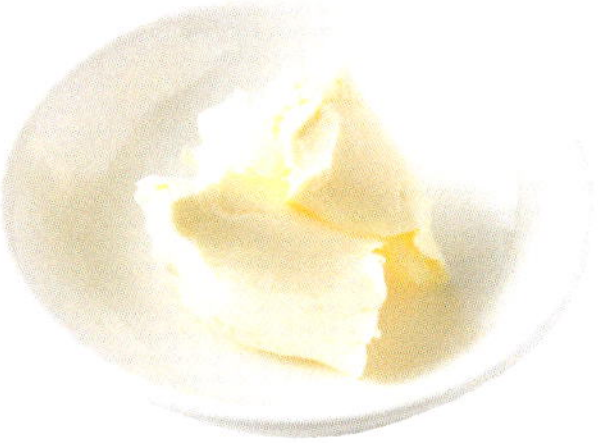

上質の油脂でできている

マーガリンは、精製した油脂に粉乳や発酵乳、食塩、ビタミン類などを加えて乳化させ、ねり合わせた加工食品です。乳化された脂肪は、消化されやすく、下痢を起こしにくいのが特徴。原料は、主に大豆油、なたね油、コーン油、パーム油、ヤシ油、綿実油、ひまわり油などで、植物油が60%強を占めています。

バター

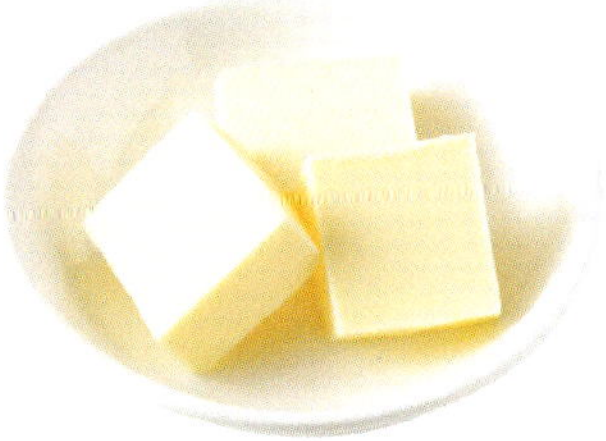

栄養成分が豊富で、料理にコクをプラス

バターには、ビタミンA・D・Eなどの脂溶性ビタミンが多いほか、ミネラル類・骨や歯の発育に欠かせない栄養素であるカルシウム、カリウム、マグネシウムなども含まれています。主成分の乳脂肪は抜群の消化・吸収率を持つので、消化器に負担をかけず、少量で多くのエネルギー源となります。

オリーブ油

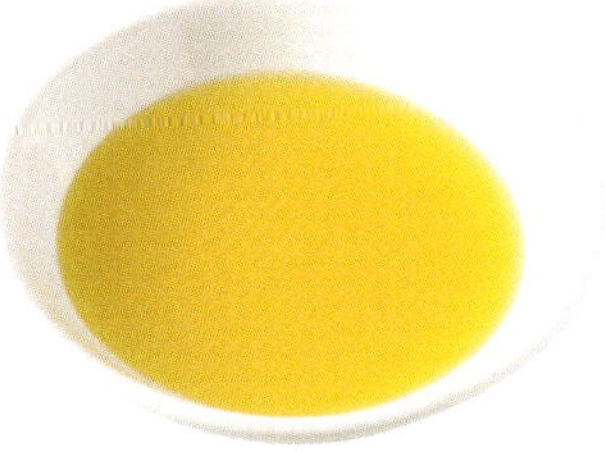

抗がん作用もある

オリーブ油には、がんや動脈硬化の原因となる活性酸素の害を防ぐ抗酸化物質が含まれています。さらに、がんを予防する効果があると認められているポリフェノールも豊富。脂溶性ビタミンやカリウム、マグネシウムなどのミネラルを豊富に含み、植物油の中で最も消化・吸収がよいオイルです。

穀類

おかゆ

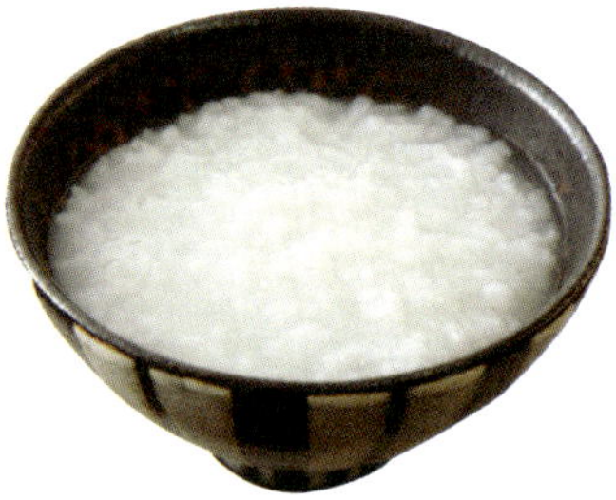

病後の主食

穀類はエネルギー源として欠かせないたんぱく質や糖質が豊富です。中でも米から水で炊いたおかゆは、ごはんから炊くよりも消化・吸収されやすく、水分補給も同時にできるので便通の改善にも効果があります。

食パン

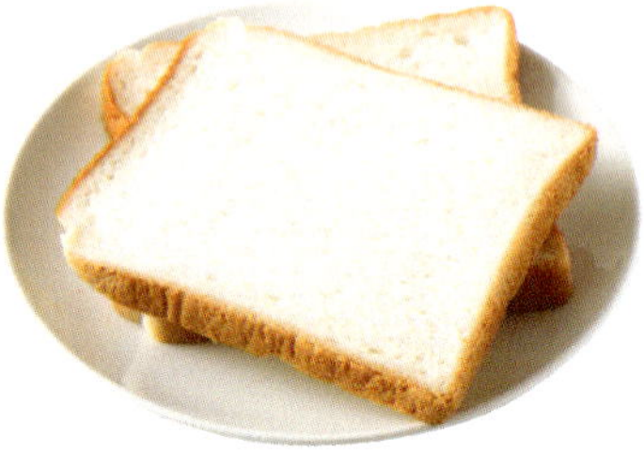

脂肪分で高栄養価

食パンは、トーストすると消化がよくなります。ジャムやバターを添えるとエネルギーが確保できます。耳の部分はかたいので、手術後しばらくはとり除くようにしましょう。

うどん

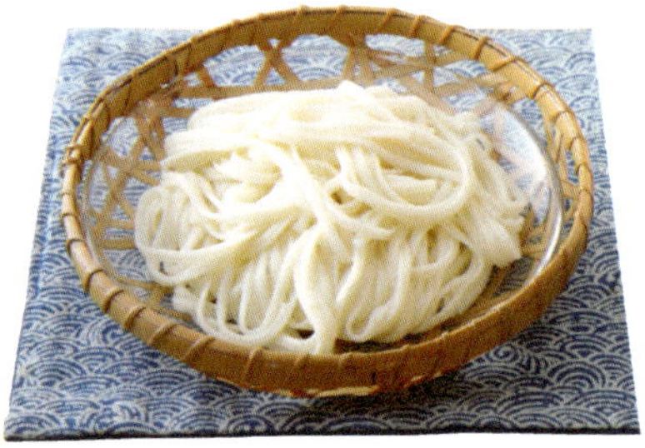

消化が早い

うどんはデンプンとたんぱく質が豊富で、消化が早くすぐエネルギーになる食品です。野菜や卵などと煮込めば栄養補給に最適。

やわらかく炊いたごはん

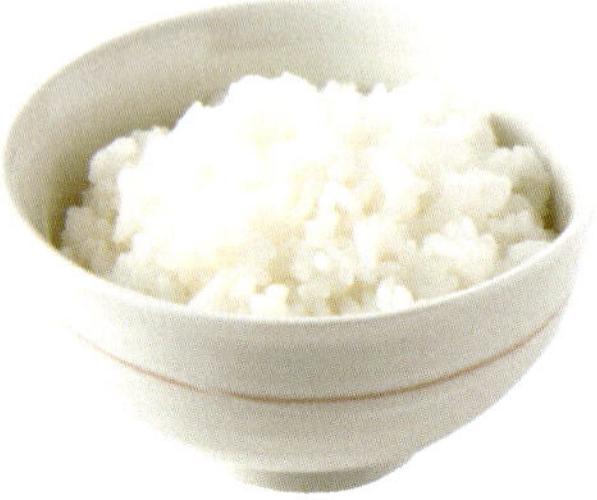

よく噛んでエネルギー確保

精米した米の主成分はデンプンで、消化されやすく食感もいいです。手術後はおかゆ食からスタートして、慣れてきたら、エネルギーを確保するために、やわらかく炊いたごはん（通常より水の量を多め〈例：米1対水2〉にして炊いたごはん）をよく噛んで食べます。

麩

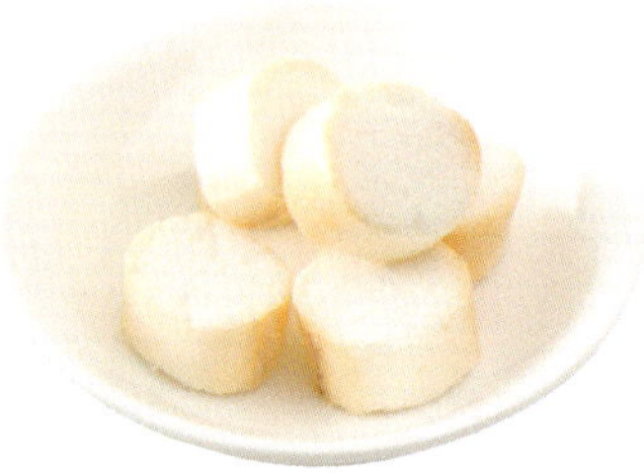

お肉の代用品としても

麩は小麦粉からたんぱく質の主成分であるグルテンを取り出したもので、高たんぱく、低脂肪である上、脳を活性化させるグルタミン酸が豊富です。吸い物の具や精進料理のように肉のかわりとして活用することもおすすめです。

果物

バナナ

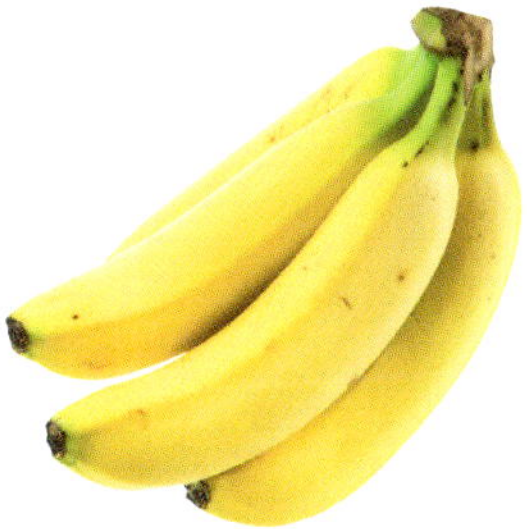

手軽に栄養補給

果物の中でもデンプンが多く、消化しやすくエネルギーになりやすい優れもの。また、腸内環境の改善にも有効です。最近では、白血球の働きを高め、がん細胞を攻撃する物質によってがん予防効果も期待されています。

りんご

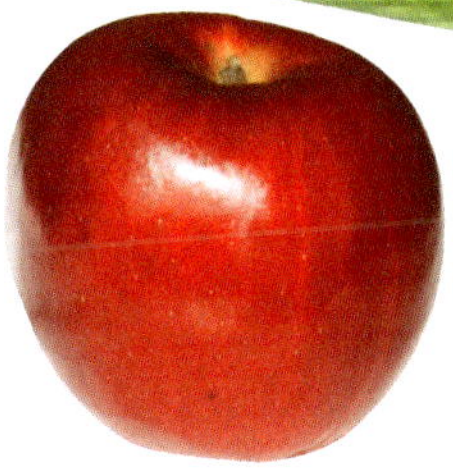

消化がよく、食べやすい

食物繊維のペクチンが豊富で、粘膜を保護したり、消化を助ける腸蠕《ぜん》動《どう》を促進させます。整腸作用があり、下痢にも便秘にも効果的です。さわやかな酸味には疲労回復の効果もあります。

いちご

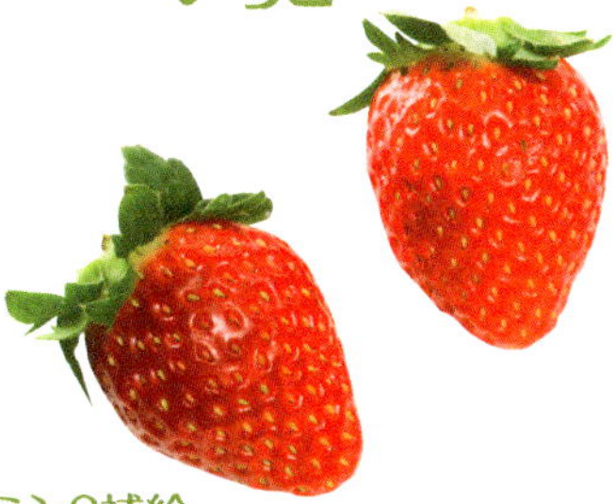

手軽にビタミンC補給

ビタミンCが豊富で、5～6粒食べれば1日に必要なビタミンCを摂取できます。新陳代謝を促したり、免疫力を高め、かぜの予防にも有効です。さらに水溶性食物繊維ペクチンが豊富なので、便秘解消に効果的です。

キウイ

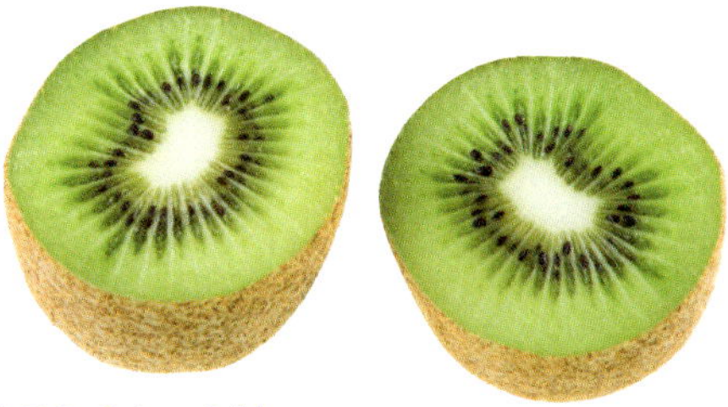

ビタミンCたっぷり

みかんの約2倍のビタミンCが含まれ、疲労回復、かぜ予防におすすめ。食物繊維のペクチンも豊富で、便秘解消にも効果的です。さらに抗酸化作用を持つビタミンA・Eも豊富で、強い免疫力強化効果もあります。

メロン

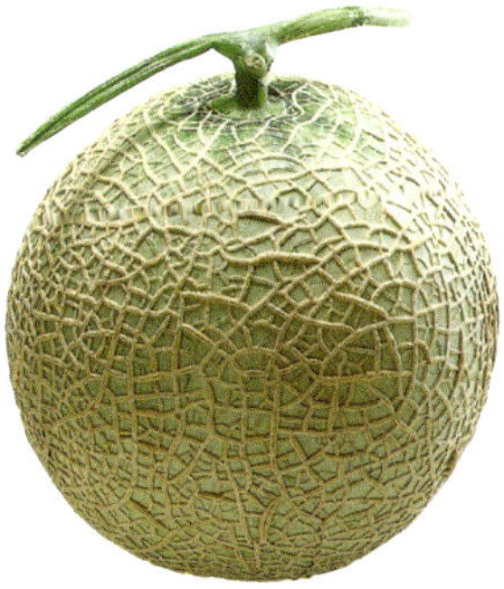

果物の王様

栄養価が高く、豊富に含まれるカリウムには利尿を促す働きがあり、高血圧の予防効果が期待できます。果糖をはじめとした甘みの主成分は吸収が早く、即効性のエネルギー源となり、疲労回復の効果があります。

缶詰

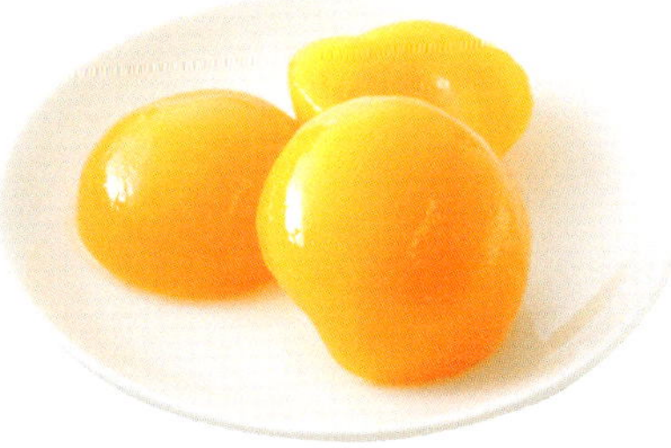

エネルギー補給に

桃、洋なし、りんごなどのシロップ漬けがおすすめです。食後のデザートやフルーツポンチ、フルーツヨーグルトにして食べても。エネルギー補給ができ、食物繊維のペクチンが豊富で整腸作用があります。

※気をつける食物については、145ページを参照してください。

市販食品を活用した栄養補給
(栄養補助食品)

毎日の献立に栄養補助食品をとり入れる

一度で必要な量を食べきれないときは、間食を摂りながら分割食で栄養補給をします。各メーカーから腸で吸収されやすい栄養補助食品(経腸栄養剤や経腸栄養食品といわれています)が出ていますので、上手に利用し、栄養状態が悪くならないよう注意しましょう。

発熱、口内炎、下痢のとき、炎症を抑えたいとき(EPA〈エイコサペンタエン酸〉補給)

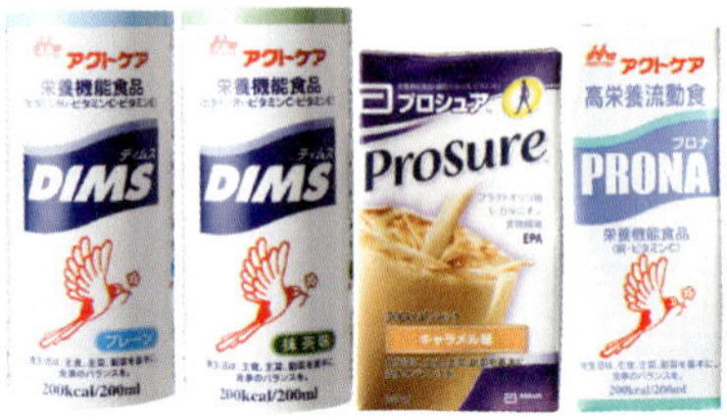

左から/ディムス200㎖(プレーン、抹茶)【クリニコ】、プロシュア240㎖(キャラメル)【アボット ジャパン】、プロナ200㎖【クリニコ】

食事が進まない、エネルギーを効率よく摂りたい(高たんぱく・高エネルギータイプ)

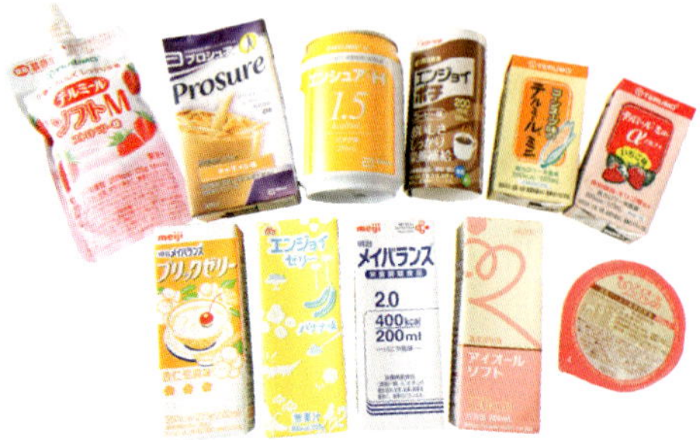

上左から/テルミールソフトM(ストロベリー)【テルモ】、プロシュア240㎖(キャラメル)、エンシュア・H250㎖*【アボット ジャパン】、エンジョイポチ125㎖(コーヒー)【クリニコ】、テルミールミニ125㎖(コーンスープ)、テルミールミニα125㎖(いちご)【テルモ】
下左から/メイバランス ブリックゼリー200㎖(杏仁豆腐)【明治】、エンジョイゼリー220g(バナナ)【クリニコ】、メイバランス2.0 200㎖【明治】、アイオールソフト200㎖、アイオールソフト120【ニュートリー】

食べやすいものを選ぶ

目的別にいろいろなタイプの補助食品が出ています。まずは自分の好みの味のものを選んでください。形状も固形のものや飲みやすいゼリータイプ、牛乳やスープにとかして使う粉末タイプのものなど、体調に合わせて選ぶことができます。

健康保険が適用になる医薬品

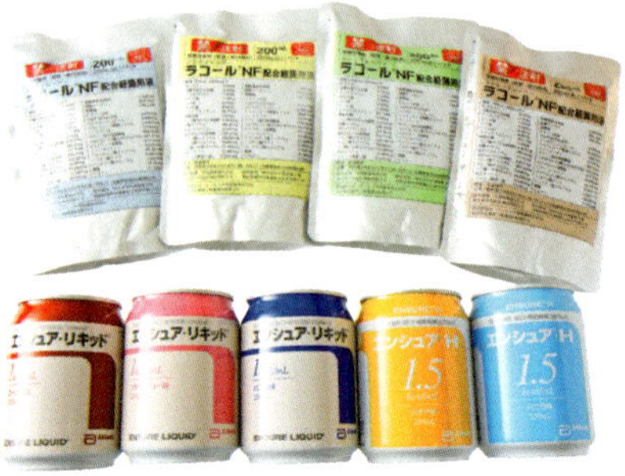

上/ラコールNF配合経腸用液200㎖(ミルク、バナナ、コーン、コーヒー)*【大塚製薬工場】
下/エンシュア・リキッド250㎖(コーヒー、ストロベリー、バニラ)*、エンシュア・H250㎖(バナナ、バニラ)*【アボット ジャパン】

高たんぱくタイプ

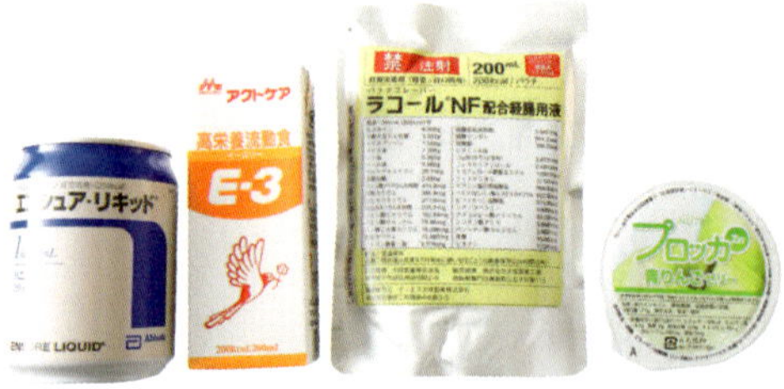

左から/エンシュア・リキッド250㎖*【アボット ジャパン】、アクトケアE-3 200㎖【クリニコ】、ラコールNF配合経腸用液200㎖*【大塚製薬工場】、プロッカZn(青りんごゼリー)【ニュートリー】

おなかの調子を整えたいとき（食物繊維が多いタイプ）

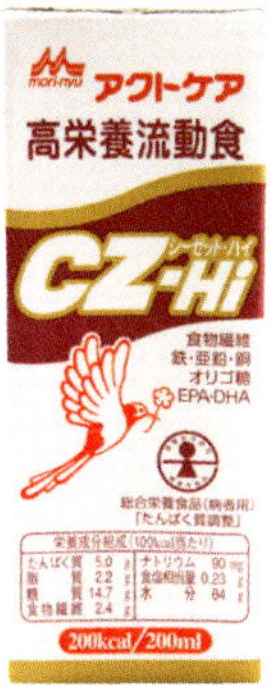

アクトケアCZ-Hi 200㎖【クリニコ】

下痢のとき（低脂肪のタイプ）

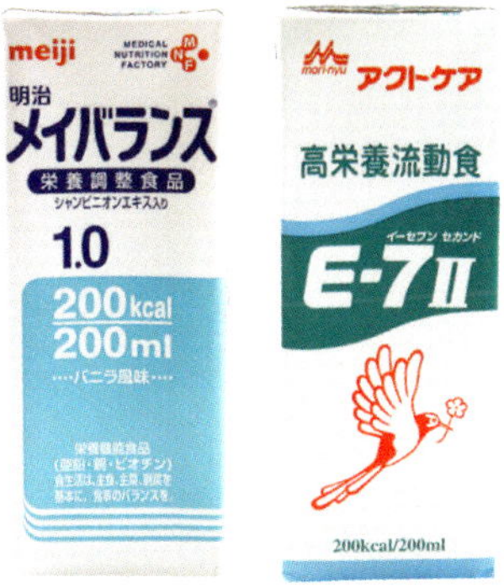

左から／メイバランス1.0 200㎖【明治】、アクトケアE-7Ⅱ 200㎖【クリニコ】

むせやすい、飲み込みにくいとき

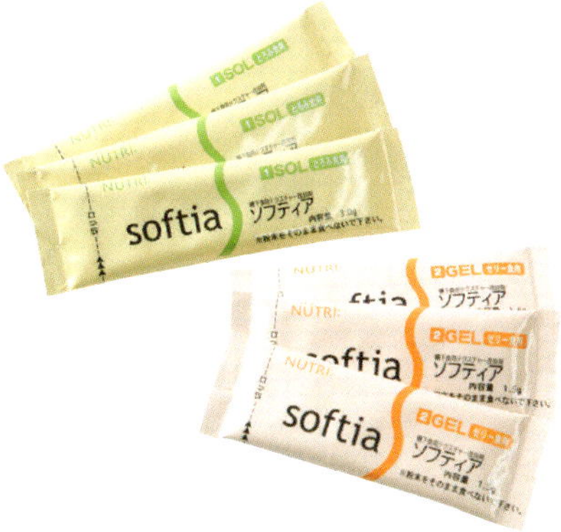

左から／ソフティア1ゾル（とろみ食用）、ソフティア2ゲル（ゼリー食用）【ニュートリー】

食事が偏ったとき（ビタミン・ミネラルなどを補給）

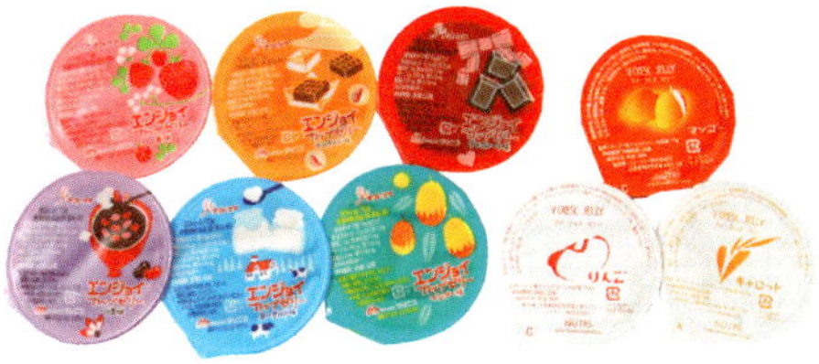

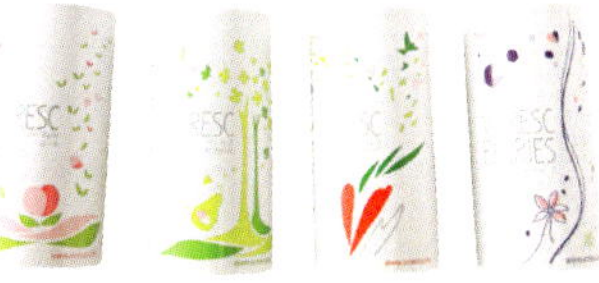

上左から／エンジョイカップゼリー（苺、キャラメル、チョコレート、小豆、ヨーグルト、マンゴー）【クリニコ】、ブイ・クレスゼリー（マンゴー、りんご、キャロット）【ニュートリー】
下／ブイ・クレス 125㎖（ピーチ、ラ・フランス、キャロット、ベリーズ）【ニュートリー】

鉄分、カルシウム、亜鉛を強化

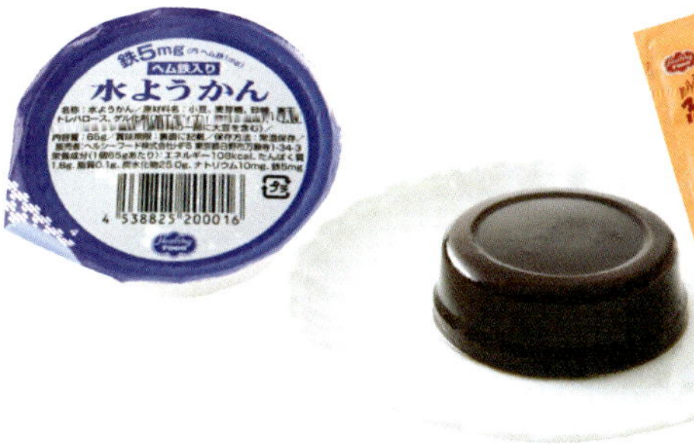

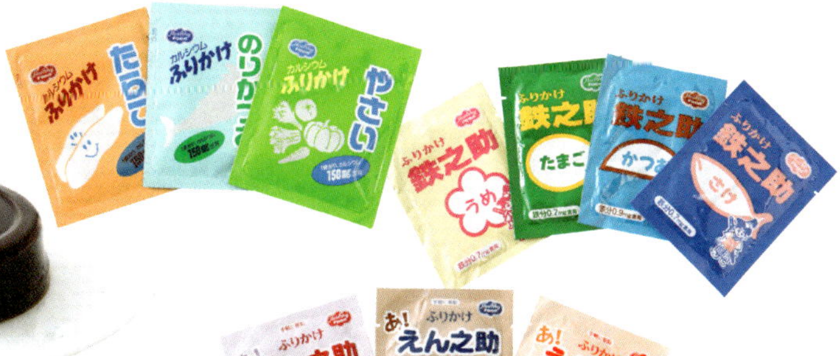

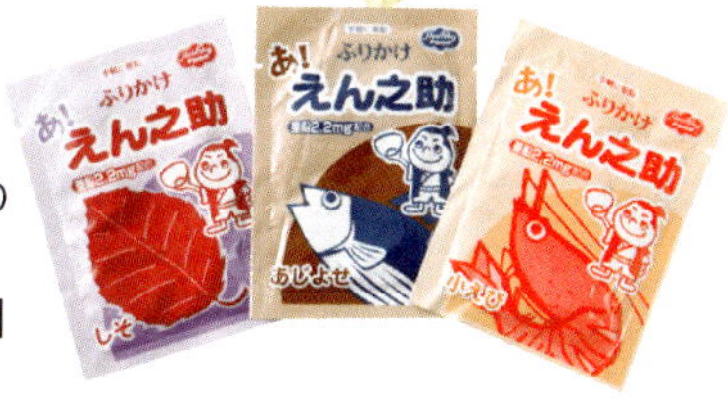

上左から／ヘム鉄入り水ようかん、カルシウムふりかけ（たらこ、のりかつお、やさい）、ふりかけ鉄之助（うめ、たまご、かつお、さけ）
下／ふりかけ　あ！えん之助（しそ、あじよせ、小えび）【ヘルシーフード】

＊印のついた商品の購入には処方箋が必要です。主治医や管理栄養士にご相談ください。
●栄養補助食品の選び方・購入先は106ページをご覧ください。

消化を助ける調理の工夫

手術後は、食事の量や食べ方がこれまでと違ったり、献立や調理法に工夫が必要など、
胃腸の状態を見ながら自分に合った食事のリズムを作っていくことが必要です。
また、あまり神経質にならずに、家族と同じ食事を、
すりおろしたり刻んだり、煮込んだりしてもうひと手間かけるようにしてみるとよいでしょう。
時間の短縮ができる電子レンジや圧力なべを利用して、食事を楽しめる工夫を。

蒸す

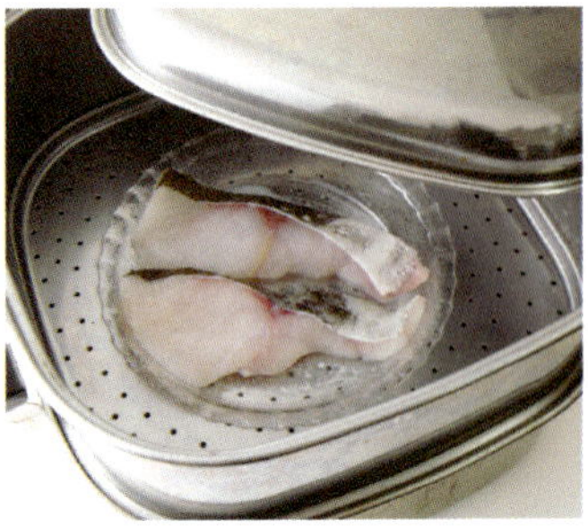

蒸す調理法も肉や魚の余分な脂肪が抜けます。蒸し鶏、蒸し魚、茶わん蒸しなど、食べやすくおいしい料理がたくさんありますので、レパートリーを増やして。また、いも類は煮たり、ゆでたりするより蒸したほうが栄養素の損失が少なくてすみます。

ゆでる

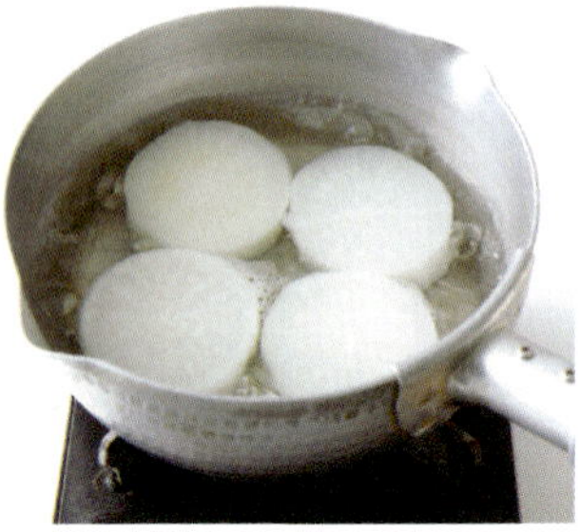

肉や魚の脂が気になるときは、さっとゆでれば余分な脂肪が落ちて、消化がよくなります。繊維質の多い野菜もゆでることでやわらかく食べやすくなります。ゆでるときには、たっぷりの湯で少量ずつ何回かに分けてゆでると、水溶性ビタミンの損失が少なくなります。

煮る

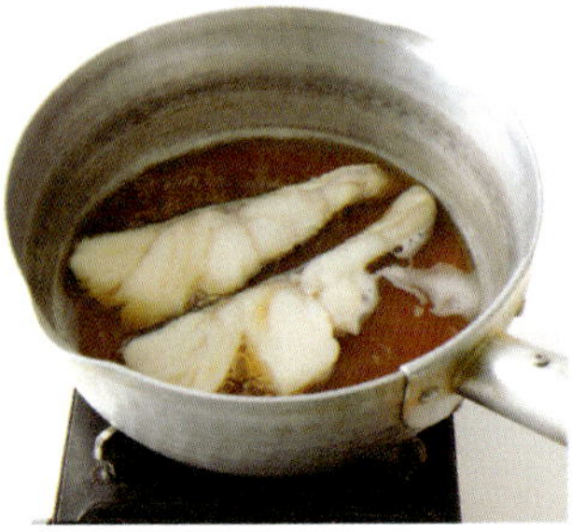

ほとんどの食品は小さく切ったり、刻んだものを、たっぷりのだしやスープでゆっくりとやわらかく煮込めば、消化もよく食材のうまみも引き立ちます。煮魚は消化しやすい料理の代表。あたたかいものは煮つけ、冷えて煮汁が固まったものは煮こごりとしても楽しめます。

圧力なべ利用

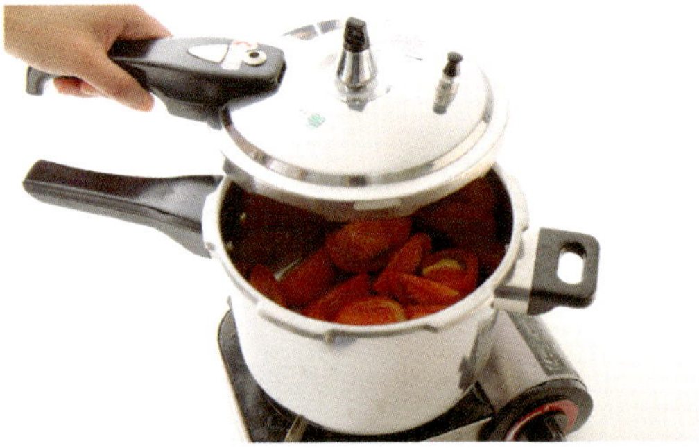

圧力なべは、煮込み料理をはじめ、蒸し料理、野菜の下ごしらえなどを短時間で行うことができる万能調理器です。やわらかくなった肉や野菜を食べて、しっかりと栄養補給を。

電子レンジ利用

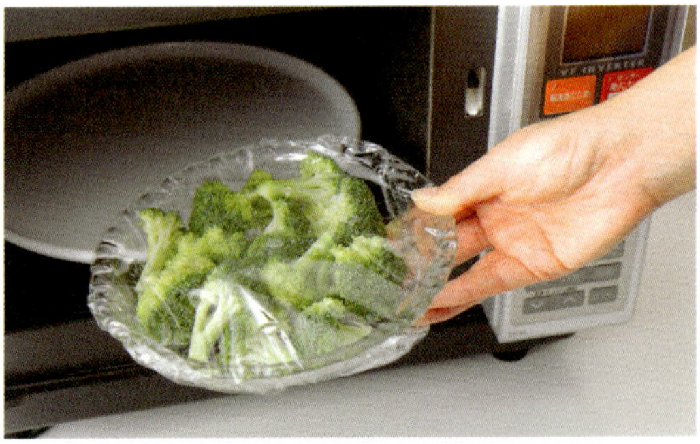

電子レンジを使えば調理時間を短縮でき、ビタミンなどの栄養素も失われにくいので、料理の下ごしらえに最適です。加熱ムラをなくすには、大きさを揃えて切ることがコツ。

フードプロセッサー利用

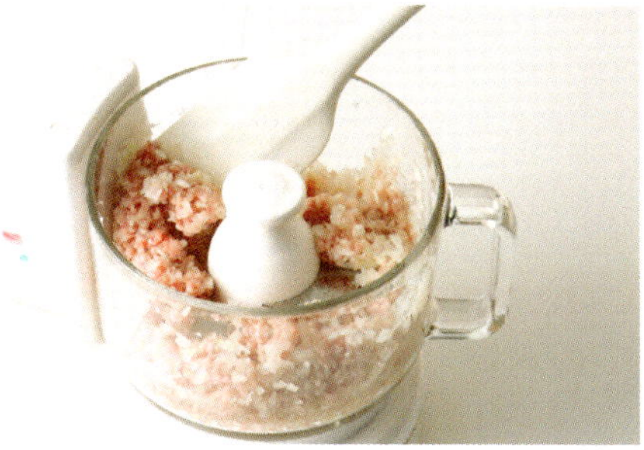

食材を、あらいみじん切りからペースト状にまで、こまかくすることが可能。特に、肉のミンチや魚肉のすり身、野菜のみじん切りなどを作るときに便利。

ミキサー利用

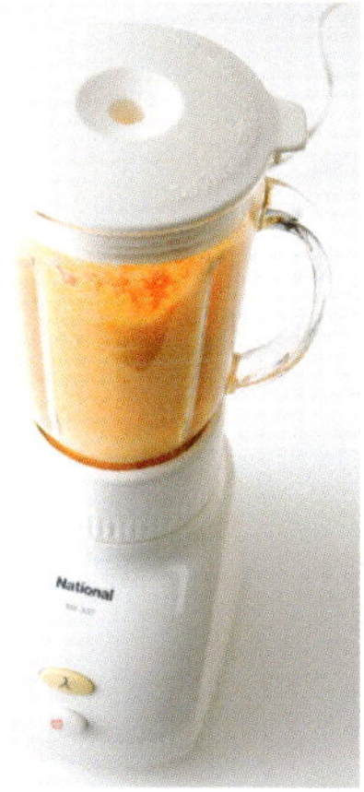

ミキサーは短時間で食材をこまかく砕き、調理の手間をはぶくことができます。食事の途中や食後につかえ感があるときは、ミキサーでジュースを作ったり、やわらかく煮た野菜をミキサーにかけてから調理すれば、口当たりのいいポタージュスープを作ることができます。

皮をむいたほうがいい野菜

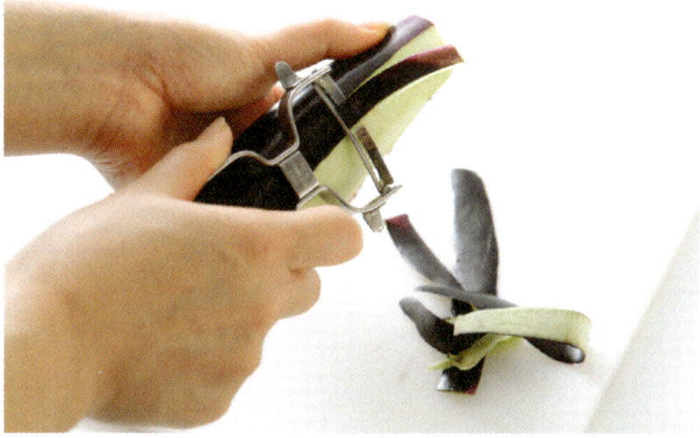

なす、きゅうり、かぼちゃ、トマトの皮は、消化されずに腸閉塞の原因になりやすいので、皮をむいて使用します。また、トマトの種も消化されにくいのでとったほうがいいでしょう。

野菜の切り方

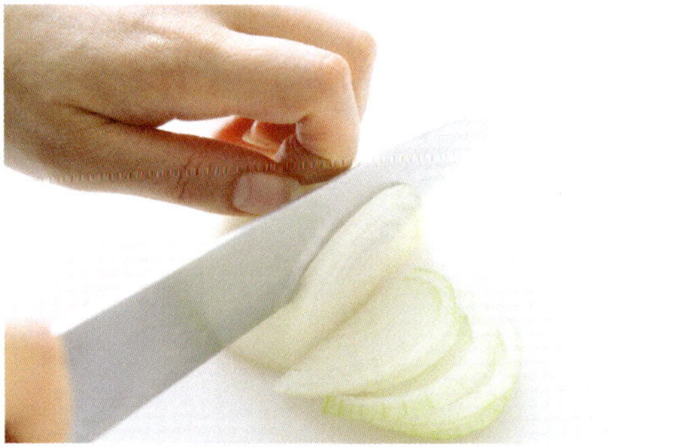

ねぎ、玉ねぎ、うど、セロリなどは繊維が長いので、繊維に直角に包丁を当てて、繊維を切ってから使用します。野菜は繊維に対して直角に切るとやわらかく調理できるからです。

葉菜類の食べ方

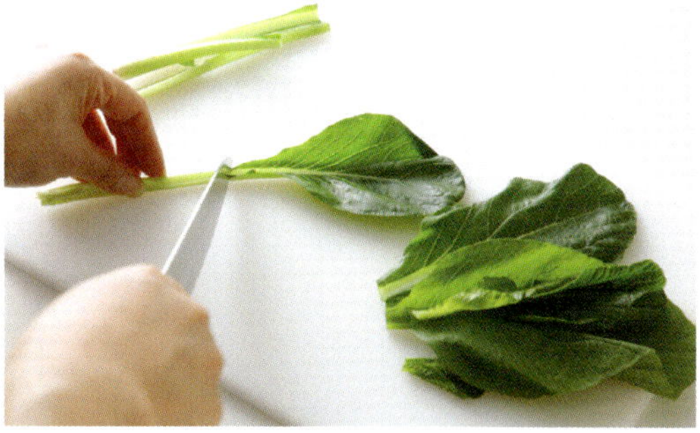

葉菜類（小松菜、チンゲンサイ、ほうれんそう、キャベツ、白菜など）の茎の部分はかたいため、なるべく避けましょう。葉の部分を小さく切って、やわらかくゆでて食べます。

とろみをつける

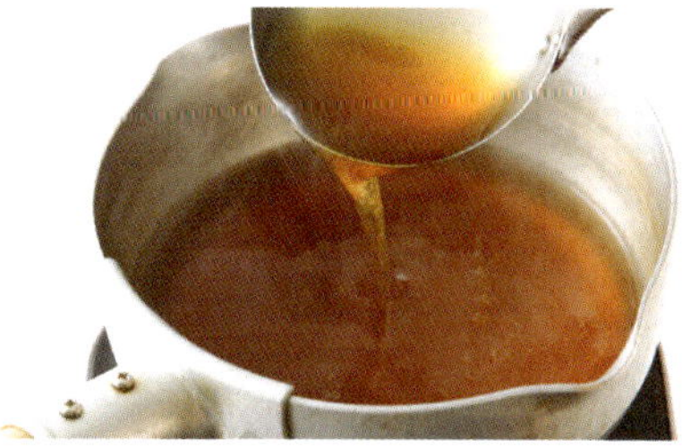

食べ物のつかえが気になってのどを通らないときは、ゼリー、あんかけ、くず引きの汁など、とろみのあるものが食べやすいです。すまし汁やスープにもかたくり粉を少し入れてとろみをつけると、ずっと食べやすくなります。また、キャベツなどの葉菜類は口にはりつきやすいので、ゆでた上でこまかく刻んでとろみをつけるといいでしょう。

ストック・常備しておくと便利なおかず

時間のあるときにまとめて下ごしらえをして冷凍しておけば、
いろいろな料理に応用できて便利です。

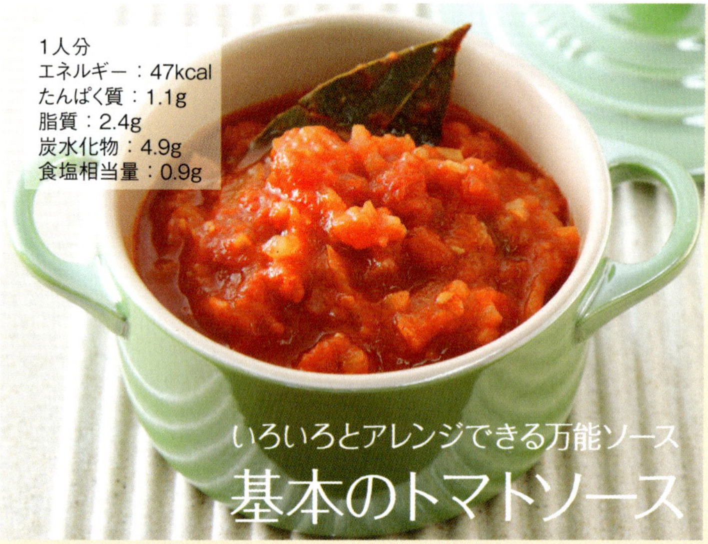

1人分
エネルギー：47kcal
たんぱく質：1.1g
脂質：2.4g
炭水化物：4.9g
食塩相当量：0.9g

いろいろとアレンジできる万能ソース

基本のトマトソース

材料（6人分）

トマト水煮缶（ホール）…1缶（400g）
にんにく……………………½かけ
玉ねぎ……………中¼個（50g）
オリーブ油……………大さじ1
白ワイン………………大さじ2
ローリエ……………………1枚
Ⓐ砂糖…………………小さじ1
Ⓐ固形スープのもと………1個
Ⓐ塩……………………小さじ½
Ⓐこしょう…………………少々
Ⓐ粉チーズ……………小さじ2

作り方

❶玉ねぎ、にんにくはみじん切り、トマトの水煮は皮を除き、こまかくなるようにつぶす。
❷なべにオリーブ油、ローリエ、にんにくを入れて火にかけ、にんにくの香りがしてきたら玉ねぎを入れて透き通るまで炒める。
❸ワインを加えアルコール分をとばす。
❹❶のトマトの水煮を加え、Ⓐを入れてまぜ、かきまぜてなべの底が見えるくらい、すくってポッテリとするまで煮込む。

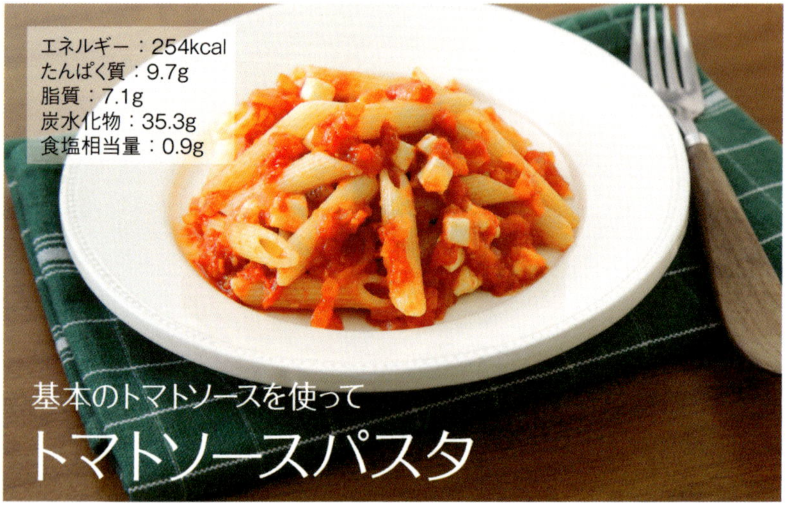

エネルギー：254kcal
たんぱく質：9.7g
脂質：7.1g
炭水化物：35.3g
食塩相当量：0.9g

基本のトマトソースを使って

トマトソースパスタ

アレンジ

材料（1人分）

基本のトマトソース…大さじ4
スパゲッティ（ペンネ・乾燥）…40g
モッツァレラチーズ……20g

作り方

❶沸騰した湯に塩少々（分量外）を入れ、ペンネをゆでる。ゆで上がったらざるに上げて水けをきる。
❷チーズは小さいさいの目に切る。
❸トマトソースをあたため、❶と❷をあえる。

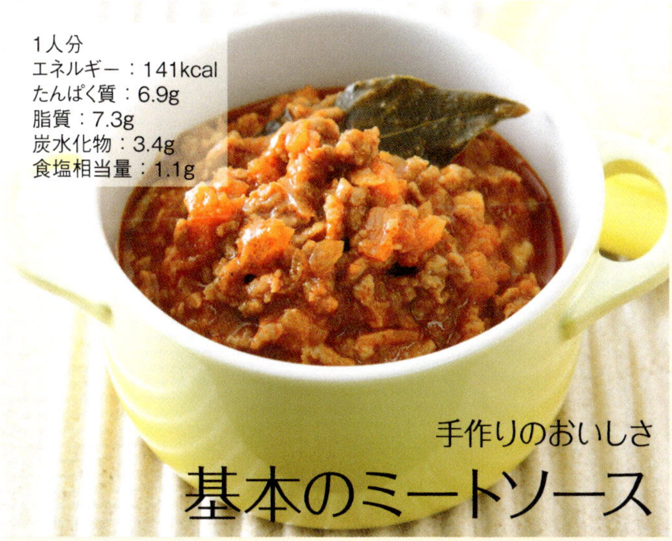

1人分
エネルギー：141kcal
たんぱく質：6.9g
脂質：7.3g
炭水化物：3.4g
食塩相当量：1.1g

手作りのおいしさ
基本のミートソース

材料(6人分)
合いびき肉……………………200g
玉ねぎ……………中½個(100g)
にんにく………………………½かけ
ローリエ……………………… 1 枚
オリーブ油…………………大さじ1
Ⓐ 野菜ジュース(市販品:食塩無添加)…2カップ
固形スープのもと……………1個
トマトケチャップ…………大さじ1
砂糖……………………小さじ1
塩………………………小さじ½
粉チーズ……………………大さじ2
こしょう………………………少々

作り方
❶玉ねぎ、にんにくはみじん切りにする。
❷なべにオリーブ油、にんにく、ローリエを入れ火にかけ、にんにくの香りがしてきたら玉ねぎを入れて透き通るまで炒める。
❸ひき肉をほぐしながら入れ、火が通るまで炒める。
❹❸にⒶを加えまぜる。中火で煮込み、ときどきかきまぜて、煮詰まってきたら、粉チーズを加えさらにまぜ、最後にこしょうで味をととのえる。

アレンジ

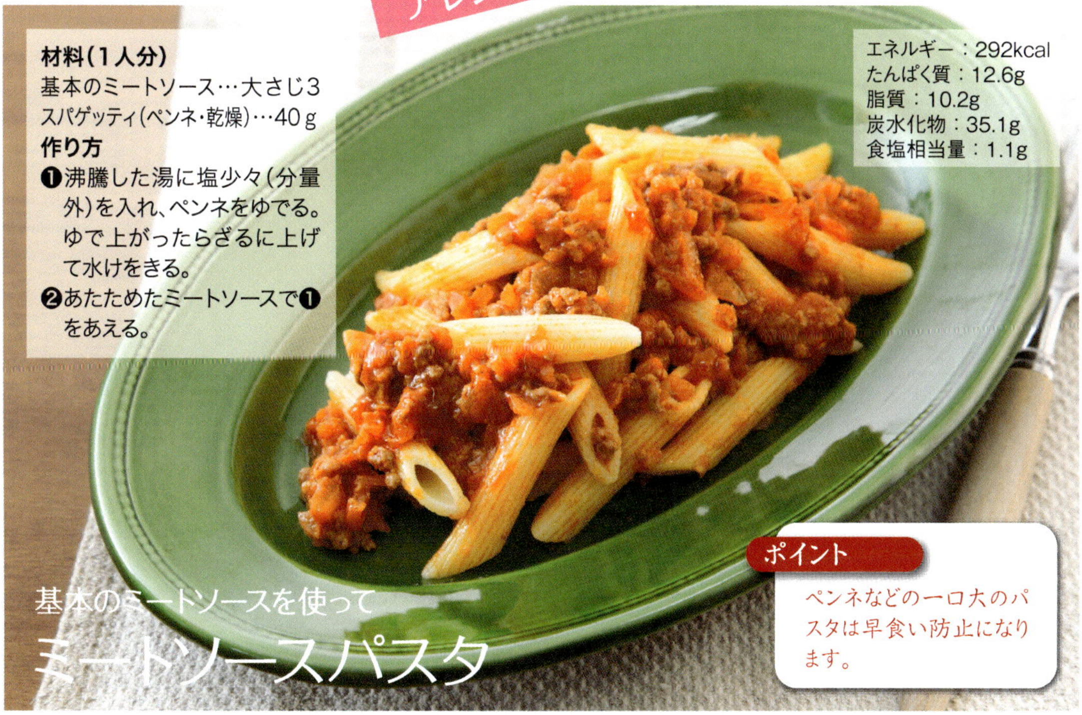

材料(1人分)
基本のミートソース…大さじ3
スパゲッティ(ペンネ・乾燥)…40g

作り方
❶沸騰した湯に塩少々(分量外)を入れ、ペンネをゆでる。ゆで上がったらざるに上げて水けをきる。
❷あたためたミートソースで❶をあえる。

エネルギー：292kcal
たんぱく質：12.6g
脂質：10.2g
炭水化物：35.1g
食塩相当量：1.1g

基本のミートソースを使って
ミートソースパスタ

ポイント
ペンネなどの一口大のパスタは早食い防止になります。

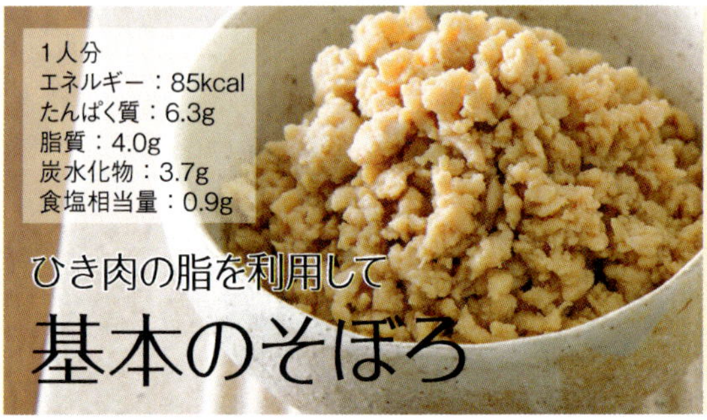

1人分
エネルギー：85kcal
たんぱく質：6.3g
脂質：4.0g
炭水化物：3.7g
食塩相当量：0.9g

ひき肉の脂を利用して

基本のそぼろ

材料（6人分）

鶏ひき肉………200g
酒……………大さじ2
しょうゆ……大さじ2
砂糖…………大さじ1
みりん………大さじ1
しょうが汁…小さじ1

作り方

❶なべに材料をすべて入れてまぜ、中火にかける。
❷焦げつかないように菜箸でまぜ、水分がなくなったら火を止める。

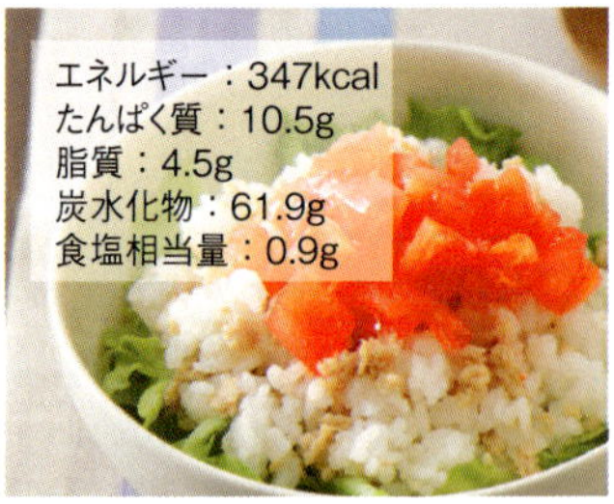

エネルギー：347kcal
たんぱく質：10.5g
脂質：4.5g
炭水化物：61.9g
食塩相当量：0.9g

アレンジ

基本のそぼろを使って そぼろごはん

材料（1人分）

基本のそぼろ…大さじ1
ごはん…………150g
レタス……1枚（40g）
トマト…中¼個（50g）

作り方

❶ごはんとそぼろをまぜる。
❷レタスは食べやすくちぎる。トマトは皮を湯むきして1㎝角に切る。
❸器にレタスを盛り、その上に❶とトマトをのせる。

スープでもおなべでも

基本の鶏の肉だんご

材料（12 個分）

鶏ひき肉……200g
ねぎ……½本（50g）
しょうが………1かけ
卵………………½個
かたくり粉…大さじ1
みりん………小さじ1
しょうゆ……小さじ1

作り方

❶ねぎはみじん切りにする。しょうがはすりおろしてしょうが汁にする。
❷材料をすべてまぜ、よくこねて12等分にし、丸める。
❸なべに湯を沸かし、❷を入れる。ぷかぷかと浮いてきたら2～3分ゆでる。

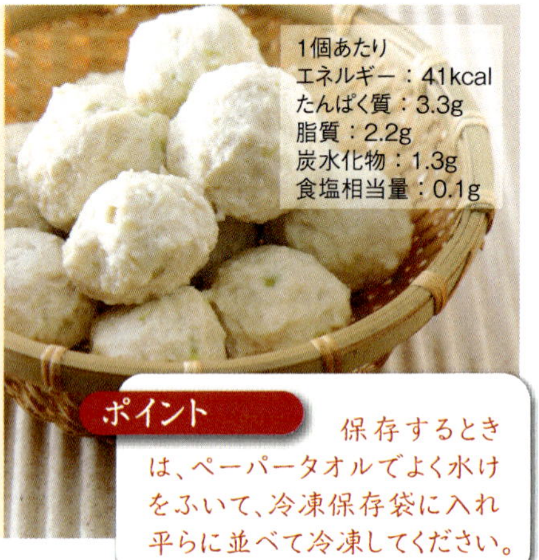

1個あたり
エネルギー：41kcal
たんぱく質：3.3g
脂質：2.2g
炭水化物：1.3g
食塩相当量：0.1g

ポイント　保存するときは、ペーパータオルでよく水けをふいて、冷凍保存袋に入れ平らに並べて冷凍してください。

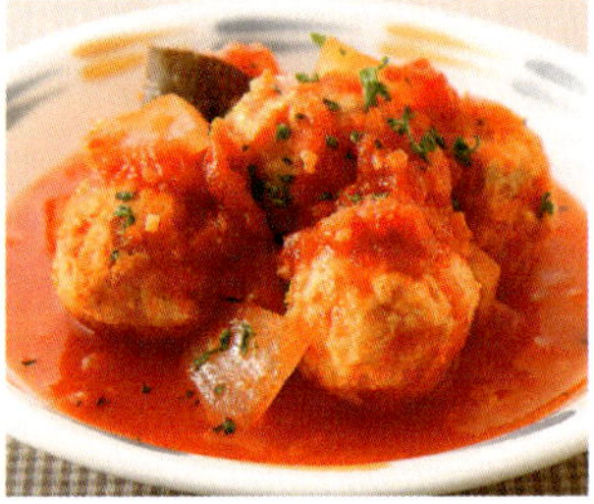

エネルギー：250kcal
たんぱく質：17.5g
脂質：13.5g
炭水化物：11.4g
食塩相当量：1.4g

アレンジ

基本の鶏の肉だんごを使って ミートボールのトマト煮

材料（1人分）

基本の鶏の肉だんご…………………5個
玉ねぎ……………………中⅛個（25g）
にんにく……………………………¼かけ
オリーブ油…………………………小さじ1
基本のトマトソース
　……大さじ5（100g）（24ページ参照）
塩・こしょう………………………各少々
パセリのみじん切り…………………適宜

※基本のトマトソースがない場合は、トマト水煮缶（ホール）100g、固形スープのもと小さじ1で代用してください。

作り方

❶玉ねぎは2㎝角に切る。にんにくはみじん切りにする。
❷なべにオリーブ油、❶を入れて弱火で熱し、にんにくの香りがしてきたらトマトソースを加えて強火で煮る。塩・こしょうを振り、味をととのえる。
❸❷に肉だんごを入れ、再び煮立ったら弱火にし、5分ほど煮る。
❹器に盛って、お好みでパセリを散らす。

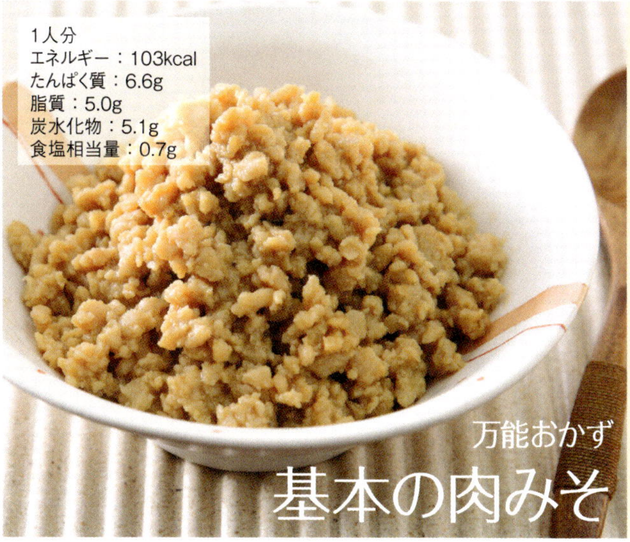

1人分
エネルギー：103kcal
たんぱく質：6.6g
脂質：5.0g
炭水化物：5.1g
食塩相当量：0.7g

万能おかず
基本の肉みそ

材料(6人分)

鶏ひき肉……………………………200g
玉ねぎ………………………中¼個(50g)
Ⓐ酒・みりん…………………各大さじ2
　水…………………………………¼カップ
Ⓑみそ………………………………30g
　砂糖 ……………………………小さじ1
サラダ油…………………………小さじ1

作り方

❶玉ねぎはあらいみじん切りにする。
❷なべに油を熱し、❶を炒める。
❸ひき肉を加え、色が変わったらⒶを加えて10分ほど煮る。
❹肉がやわらかくなったらⒷを入れてなじませる。

アレンジ

基本の肉みそを使って❶
ジャージャーめん

材料(1人分)

中華めん(生)…1玉(120g)
基本の肉みそ…大さじ4
きゅうり…⅓本(30g)

作り方

❶中華めんはゆでて、冷水で流し、よく洗って水けをきる。
❷きゅうりはせん切りにする。
❸器に❶を盛り、上に肉みそと❷をのせる。
※退院後すぐはうどんから試し、慣れたら中華めんに。

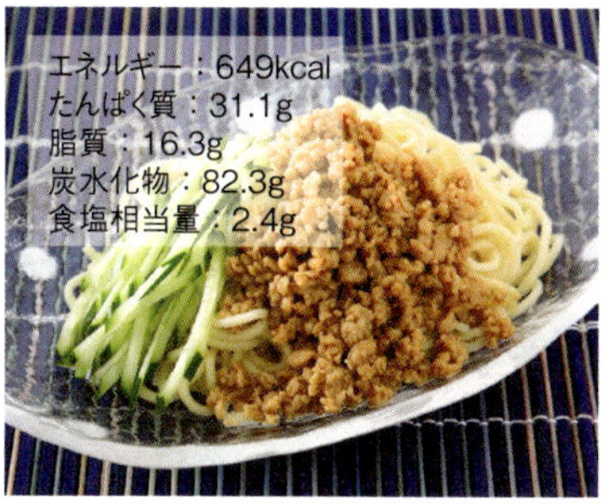

エネルギー：649kcal
たんぱく質：31.1g
脂質：16.3g
炭水化物：82.3g
食塩相当量：2.4g

基本の肉みそを使って❷
肉みそどうふ

材料(1人分)

木綿どうふ…⅓丁(100g)
基本の肉みそ……大さじ1
万能ねぎ……………少々

作り方

❶とうふに肉みそをかけ、小口切りにしたねぎをのせる。

エネルギー：150kcal
たんぱく質：11.6g
脂質：7.9g
炭水化物：5.6g
食塩相当量：0.6g

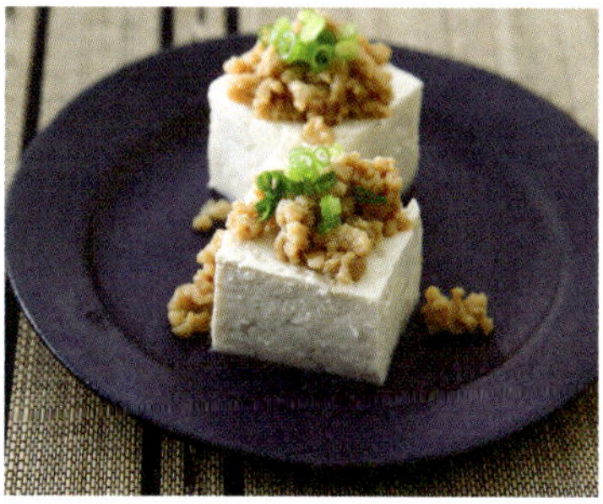

基本の肉みそを使って❸
チンゲンサイの肉みそのせ

材料(1人分)

チンゲンサイ…½株(50g)
基本の肉みそ……大さじ1

作り方

❶チンゲンサイは塩少々(分量外)を加えた熱湯でゆで、縦に4等分、横に半分に切る。
❷❶を器に盛って、肉みそをかける。

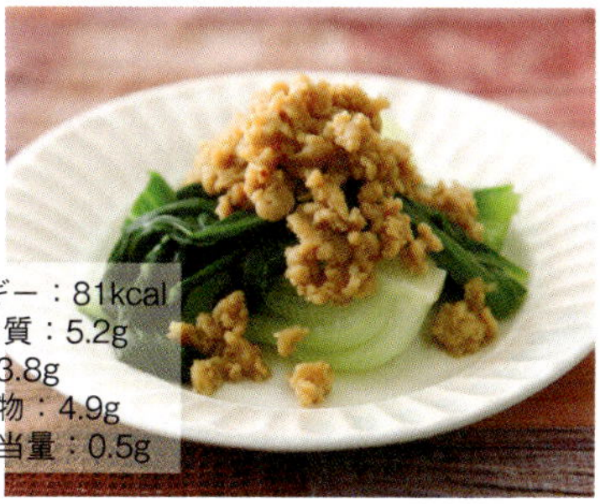

エネルギー：81kcal
たんぱく質：5.2g
脂質：3.8g
炭水化物：4.9g
食塩相当量：0.5g

じゃがいもで作る

基本のニョッキ

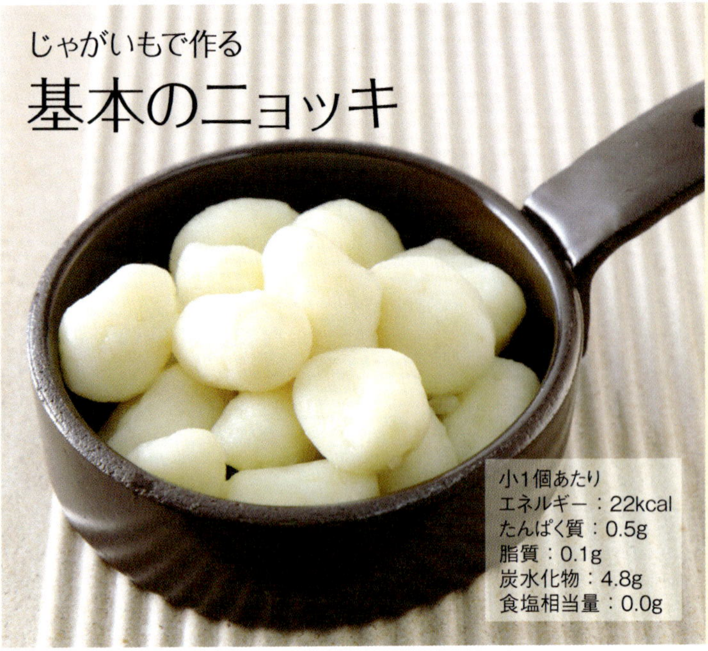

小1個あたり
エネルギー：22kcal
たんぱく質：0.5g
脂質：0.1g
炭水化物：4.8g
食塩相当量：0.0g

材料（小16個分）

じゃがいも……中2個（200g）
小麦粉…………………大さじ6
塩…………………………少々

作り方

❶じゃがいもは皮をむき、くしが通るくらいまでゆで、つぶす。
❷❶に小麦粉、塩を加えこねる。
❸❷を等分に分け、丸める（小ぶりで16個、中くらいの大きさで8個程度）。
❹沸騰させた湯に❸を入れ、浮き上がるまでゆでる。

アレンジ

ニョッキのミートソース

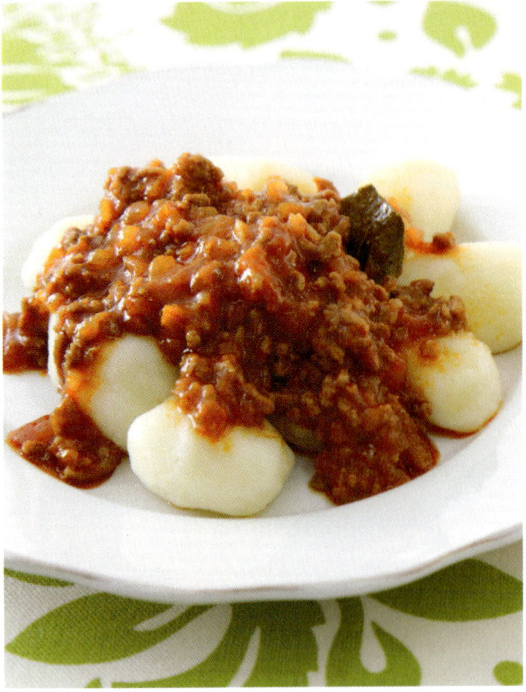

※レシピは57ページで紹介しています。

ニョッキのあべかわ風

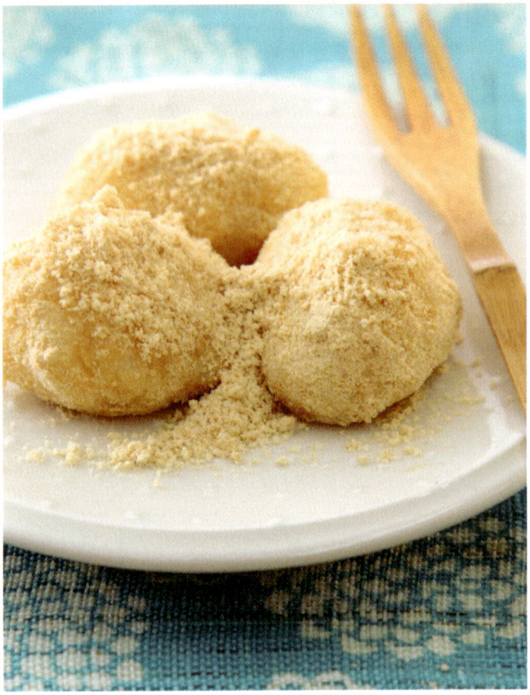

※レシピは70ページで紹介しています。

おいしい、
おなかに
やさしい、
食が進む

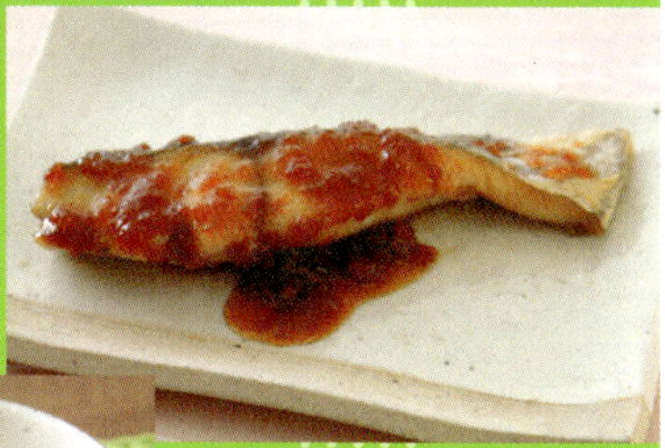

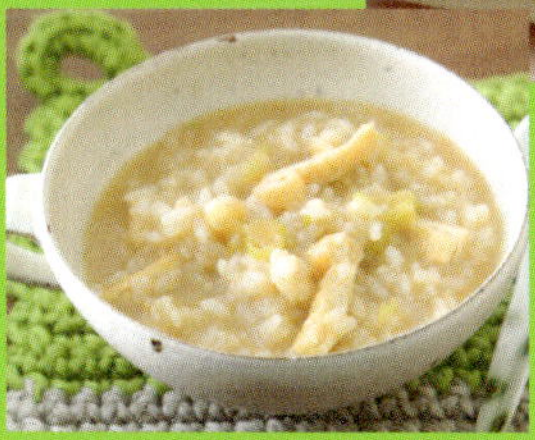

手術後のレシピ

手術後の食事は、体調に応じてステップアップしていきます。
個人差がありますので、焦らず、徐々に体を慣らしていきましょう。
本章では、手術後の経過別におすすめのレシピを紹介しています。

ステップ❶　退院直後の食事（退院後1～2週間）

●病院食の献立を基本にして、自宅での生活のリズムを作ります。

ステップ❷　回復期の食事（退院後2週間～3カ月ぐらい）

●社会復帰に向けて、体力回復を図ります。

ステップ❶

退院直後で食事に不安のある人にまず摂ってほしい メニュー

退院後の食事はおかゆ食からスタートします。
やわらかいおかゆは食べやすく消化もよいので、病後の主食として最適です。
おかゆが苦手な人は、やわらかめのごはんにして、よく噛んでゆっくり食べればだいじょうぶです。

朝食

肉のかわりにも使われる麩を使って、少量でも満足感あり

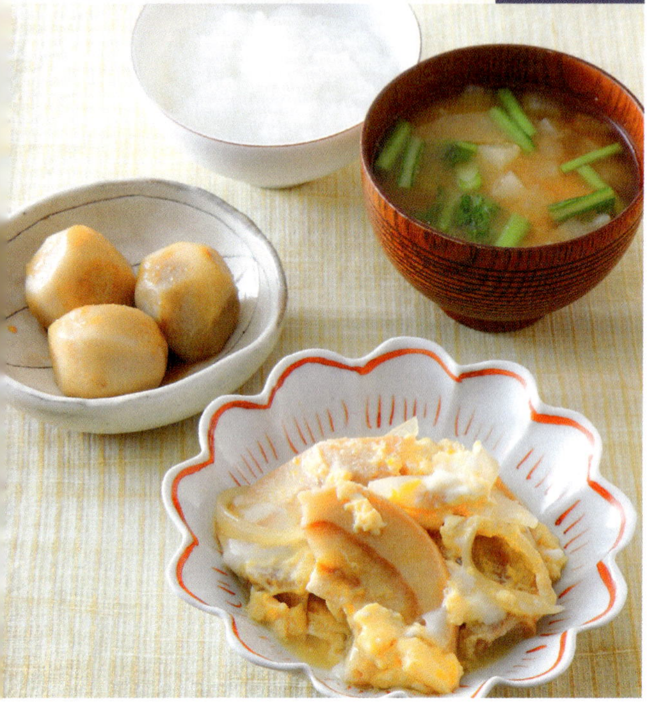

献立例 1

主食 全がゆ(150g)

エネルギー：107kcal
たんぱく質：1.7g
脂質：0.2g
炭水化物：23.6g
食塩相当量：0.3g

主菜 麩の卵とじ

エネルギー：143kcal
たんぱく質：10.5g
脂質：5.5g
炭水化物：12.0g
食塩相当量：1.3g

材料(1人分)

玉ねぎ…中⅛個(25g)
卵…………………1個
車麩………………10g
Ⓐ だし…………1カップ
Ⓐ しょうゆ……小さじ1
Ⓐ 砂糖………小さじ1

作り方

❶玉ねぎは薄切りにする。
❷なべに❶とⒶを入れて火にかけ、玉ねぎがやわらかくなるまで煮る。
❸麩はもどさずに乾燥したままで一口大に手で割り、❷に加えなじませる。
❹火を強め、煮立ったらといた卵を回し入れ、ふたをして弱火にし、卵が半熟状になったら火を止める。

副菜 里いもの煮物

材料(1人分)

里いも……小3個(60g)
だし…………½カップ
Ⓐ 砂糖………小さじ⅔
Ⓐ しょうゆ…小さじ¼
Ⓐ 塩………ひとつまみ

作り方

❶里いもは皮をむき、大きいものは2つに切って水で洗う。
❷なべに湯を沸かし❶をゆでて水にとり、ぬめりをとる。
❸なべに❷とだしを入れ、煮立ったらⒶを入れ、弱火で里いもがやわらかくなるまで煮含める。

エネルギー：46kcal
たんぱく質：1.3g
脂質：0.1g
炭水化物：10.3g
食塩相当量：0.8g

汁物 かぶのみそ汁

エネルギー：26kcal
たんぱく質：1.9g
脂質：0.6g
炭水化物：3.8g
食塩相当量：1.3g

材料(1人分)

かぶ…………中¼個(20g)
かぶの葉……………(10g)
みそ………………大さじ½
だし………………¾カップ

作り方

❶かぶは皮をむき、さいの目に切る。葉は2㎝の長さに切る。
❷だしに❶のかぶを入れて火にかけ、火が通ったら葉を加え、みそをとき入れる。

昼食 短時間で調理できるバランスがよい献立

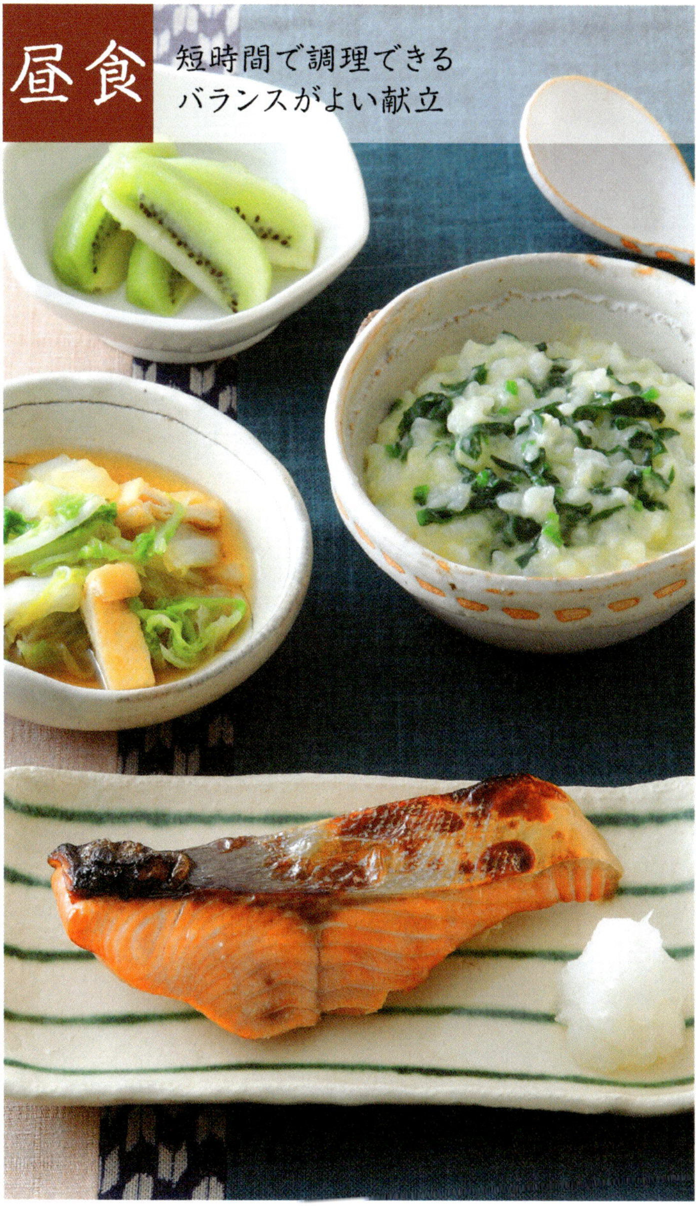

主食 卵がゆ（150g）

材料（1人分）

米……………………………約1/3合（50g）
水……………………………………230mℓ
卵…………………………………………1個
ほうれんそう………………1株（20g）
万能ねぎ………………………………3g
塩………………………………小さじ1/6

作り方

❶米は洗い、ざるに上げて水けをきり、分量の水とともになべに入れ30分ひたしておく。
❷強火にかけ、沸騰したらしゃもじでまぜて弱火にし、静かに煮立つ火かげんで20分炊く。
❸ほうれんそうはゆでてみじん切りにし、ねぎは小口切りにする。
❹❷に❸と塩を加えてまぜ、といた卵を入れてひとまぜする。

エネルギー：259kcal
たんぱく質：9.7g
脂質：5.7g
炭水化物：39.7g
食塩相当量：1.2g

主菜 鮭のつけ焼き

材料（1人分）

生鮭……………………1切れ（70g）
めんつゆ（3倍濃縮タイプ）…大さじ1
大根おろし…………………………40g

作り方

❶保存袋に鮭とめんつゆを入れ、30分以上つける（一晩つけるとしっかり味がなじむ）。
❷❶をとり出してペーパータオルで水けをふき、グリルで焼く。
❸❷を皿に盛って大根おろしを添える。

エネルギー：109kcal
たんぱく質：16.2g
脂質：2.9g
炭水化物：3.5g
食塩相当量：1.0g

副菜 白菜と油揚げの煮びたし

材料（1人分）

白菜……………………………1枚（70g）
油揚げ……………………………………5g
だし…………………………………1/2カップ
Ⓐ しょうゆ……………………小さじ1
Ⓐ みりん………………………小さじ1

作り方

❶白菜は、軸は4～5cm長さで1cm幅の拍子木切りに、葉先はざく切りにする。
❷油揚げは熱湯をかけて油抜きし、短冊切りにする。
❸なべにだしと❶を入れ煮る。火が通ってきたら❷、Ⓐを加え弱火で煮る。

エネルギー：50kcal
たんぱく質：2.3g
脂質：1.7g
炭水化物：5.9g
食塩相当量：1.0g

デザート キウイ

1/2個（50g）

作り方

❶キウイは皮をむいて、くし形切りにする。

エネルギー：27kcal
たんぱく質：0.5g
脂質：0.1g
炭水化物：6.8g
食塩相当量：0.0g

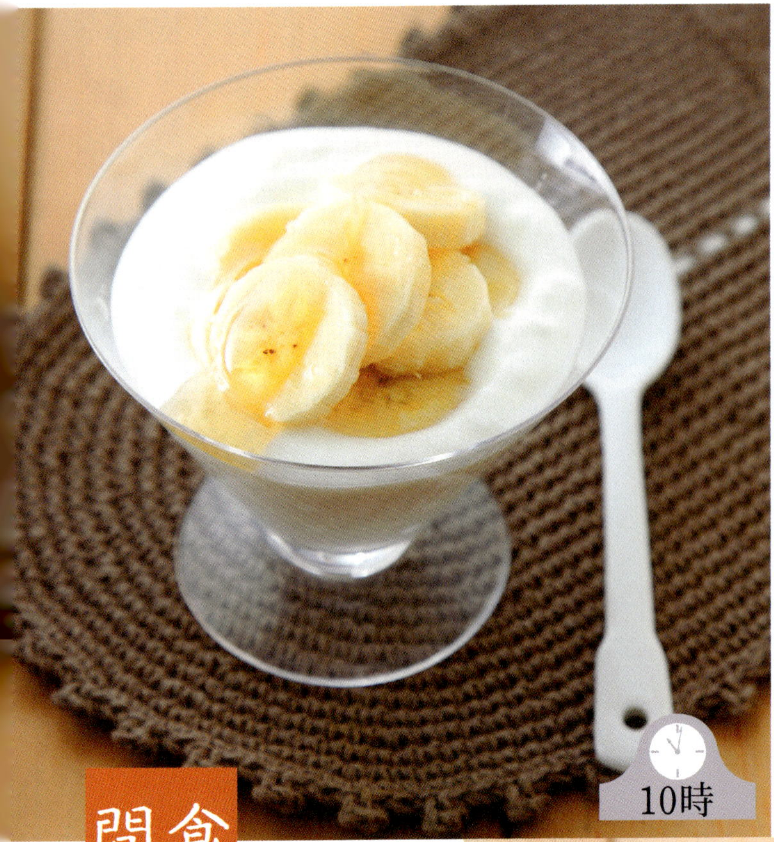

バナナヨーグルト

材料(1人分)

バナナ……………………⅓本(30g)
プレーンヨーグルト(市販品)…100g
はちみつ……………………小さじ1

作り方

❶バナナは皮をむいて輪切りにする。
❷ヨーグルトを器に盛って、❶をのせ、はちみつをかける。

エネルギー	109kcal
たんぱく質	4.0g
脂質	3.1g
炭水化物	17.4g
食塩相当量	0.1g

ポイント

ヨーグルトは、生菌を含む発酵食品で、オリゴ糖も含んでいます。カルシウムも豊富で、たんぱく質が吸収されやすい特徴もあります。

間食

10時と15時を目安に、
間食で栄養補給

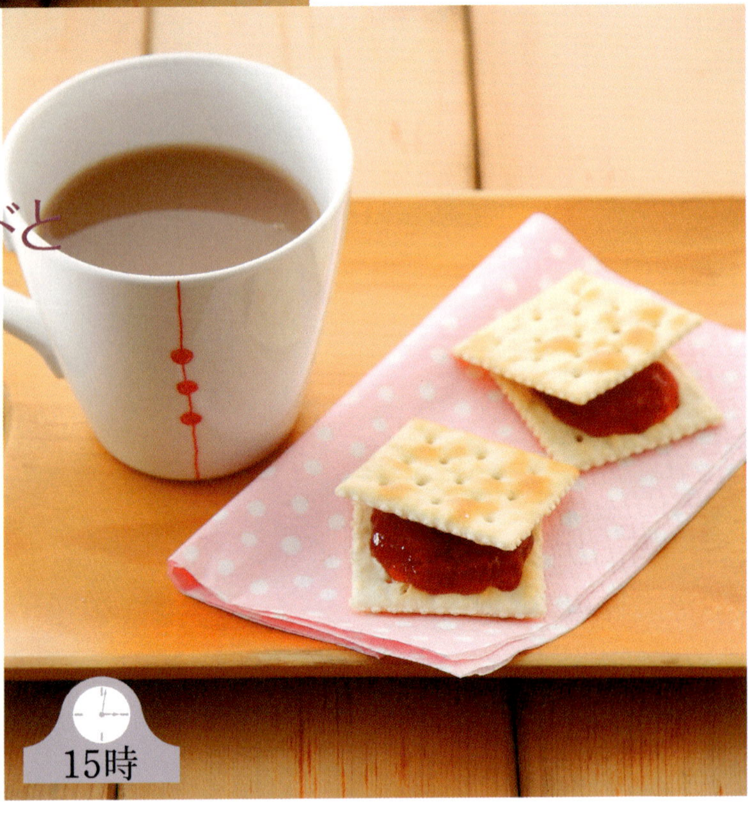

クラッカーサンドとミルクティー

材料(1人分)

クラッカーサンド(市販品)……2枚
紅茶のティーバッグ……………1個
湯…………………………¾カップ
牛乳………………………大さじ2
砂糖………………………小さじ1

作り方

❶紅茶をいれ、あたためた牛乳と砂糖を入れる。
❷クラッカーサンドを添える。

エネルギー	129kcal
たんぱく質	2.7g
脂質	2.5g
炭水化物	23.8g
食塩相当量	0.3g

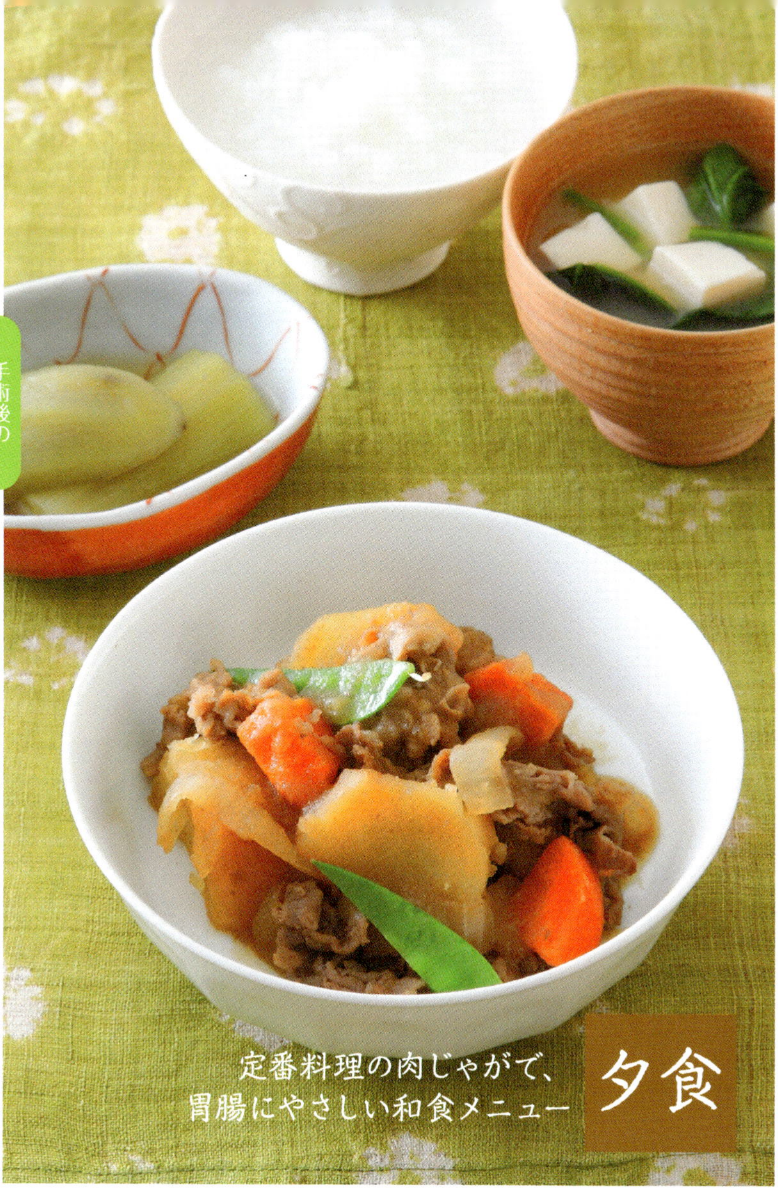

夕食

定番料理の肉じゃがで、
胃腸にやさしい和食メニュー

主食 全がゆ(150g)

エネルギー：107kcal
たんぱく質：1.7g
脂質：0.2g
炭水化物：23.6g
食塩相当量：0.3g

主菜 肉じゃが

材料(1人分)

牛薄切り肉……………………30g
じゃがいも…………中1個(100g)
玉ねぎ………………中⅛個(25g)
にんじん……………中⅒本(20g)
絹さや…………………………1枚
サラダ油…………………小さじ½
だし……………………………½カップ
Ⓐ 砂糖……………………小さじ2
Ⓐ しょうゆ………………大さじ1

作り方

❶じゃがいもは皮をむき一口大に切る。玉ねぎは繊維に直角に7㎜厚さの薄切りにし、にんじんはいちょう切りにする。絹さやはヘタと筋をとり、斜め半分に切る。
❷牛肉は3㎝幅に切る。
❸なべに油を熱し、玉ねぎ、にんじん、じゃがいもの順に加えて炒め、❷を入れてさらに炒める。
❹肉の色が変わったら、だしを加えて煮る。煮立ったら火を弱火にし、アクをとり、Ⓐを加えてじゃがいもに火が通るまで煮る。最後に絹さやを加えて、さっと煮る。

エネルギー：245kcal
たんぱく質：8.6g
脂質：10.1g
炭水化物：29.9g
食塩相当量：2.8g

汁物 とうふとほうれんそうのみそ汁

材料(1人分)

ほうれんそう…………………………………………50g
絹ごしどうふ……………………………⅒丁(30g)
だし……………………………………………¾カップ
みそ……………………………………………大さじ½

作り方

❶ほうれんそうは3㎝の長さに、とうふはさいの目に切る。
❷だしを煮立てて❶を入れ、火が通ったらみそをとき入れる。

エネルギー：41kcal
たんぱく質：3.5g
脂質：1.5g
炭水化物：3.6g
食塩相当量：1.3g

副菜 なすの煮びたし

材料(1人分)

なす………中1本(70g)
だし……………¾カップ
Ⓐ しょうゆ……小さじ½
Ⓐ みりん………小さじ⅓

作り方

❶なすはヘタをとり皮をむき、縦半分に切ってから横半分に切る。水にさらしてアクを抜く。
❷なべにだしとⒶを入れて煮立て、❶を加えて弱火で煮含める。

エネルギー：25kcal
たんぱく質：1.5g
脂質：0.1g
炭水化物：5.2g
食塩相当量：0.6g

口当たりのよいポタージュで、
朝からビタミン補給

朝食

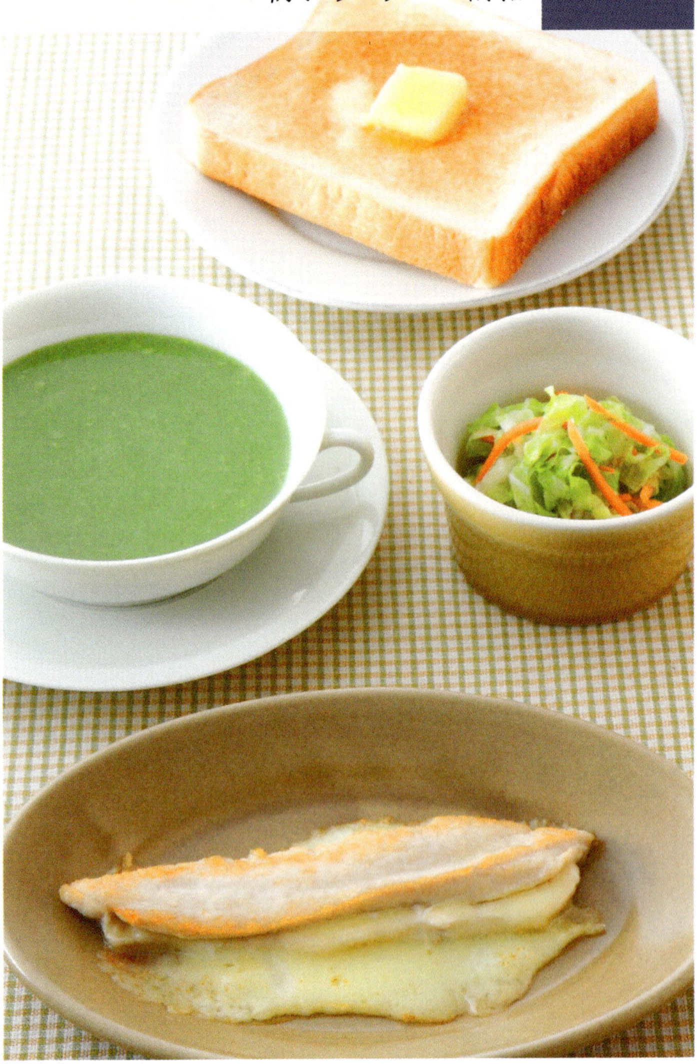

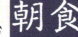

献立例
2

主食 バタートースト

材料（1人分）

食パン（6枚切り）………………1枚
バター…………………大さじ½（6g）

作り方

❶食パンはトースターで軽く焼く。
❷❶にバターをぬる。

エネルギー：201kcal
たんぱく質：5.4g
脂質：7.4g
炭水化物：28.0g
食塩相当量：0.8g

主菜 ささ身のチーズ焼き

材料（1人分）

鶏ささ身…………………1本（60g）
スライスチーズ（とけるタイプ）…1枚（20g）
サラダ油…………………小さじ½
塩・こしょう…………………各少々

作り方

❶ささ身は筋をとり、縦に2つに切る。薄く2枚になるよう、真ん中に切り込みを入れ、チーズをはさむ。
❷フライパンに油を熱し、❶の両面をこんがり焼き、塩・こしょうを振る。

エネルギー：155kcal
たんぱく質：19.3g
脂質：7.9g
炭水化物：0.3g
食塩相当量：1.1g

副菜 コールスローサラダ

材料（1人分）

キャベツ…………………………40g
にんじん…………………………10g
塩…………………………………少々
Ⓐ酢………………………小さじ1
Ⓐサラダ油………………小さじ1
Ⓐこしょう…………………少々

作り方

❶キャベツ、にんじんは繊維に直角にせん切りにし、塩を振ってもむ。しばらくおいて、水けをしぼる。
❷Ⓐをまぜ合わせ、❶をあえる。

エネルギー：51kcal
たんぱく質：0.6g
脂質：4.1g
炭水化物：3.1g
食塩相当量：0.5g

汁物 ほうれんそうのポタージュ

エネルギー：119kcal
たんぱく質：4.6g
脂質：7.3g
炭水化物：9.1g
食塩相当量：1.5g

材料（1人分）

ほうれんそう…2株（40g）
玉ねぎ……中⅛個（25g）
バター……小さじ1（4g）
Ⓐ水……………½カップ
Ⓐ固形スープのもと…½個
牛乳……………½カップ
塩・こしょう………各少々

作り方

❶ほうれんそうはゆでて、水けをしぼる。玉ねぎは薄切りにする。
❷なべにバターを熱し、❶をじっくり炒める。
❸❷にⒶを加えやわらかくなるまで煮る。あら熱をとり、ミキサーにかける。
❹❸をなべにもどし、牛乳を加えてあたため、塩・こしょうで味をととのえる。

昼食

とうふと野菜の卵焼きで、食べやすく栄養満点

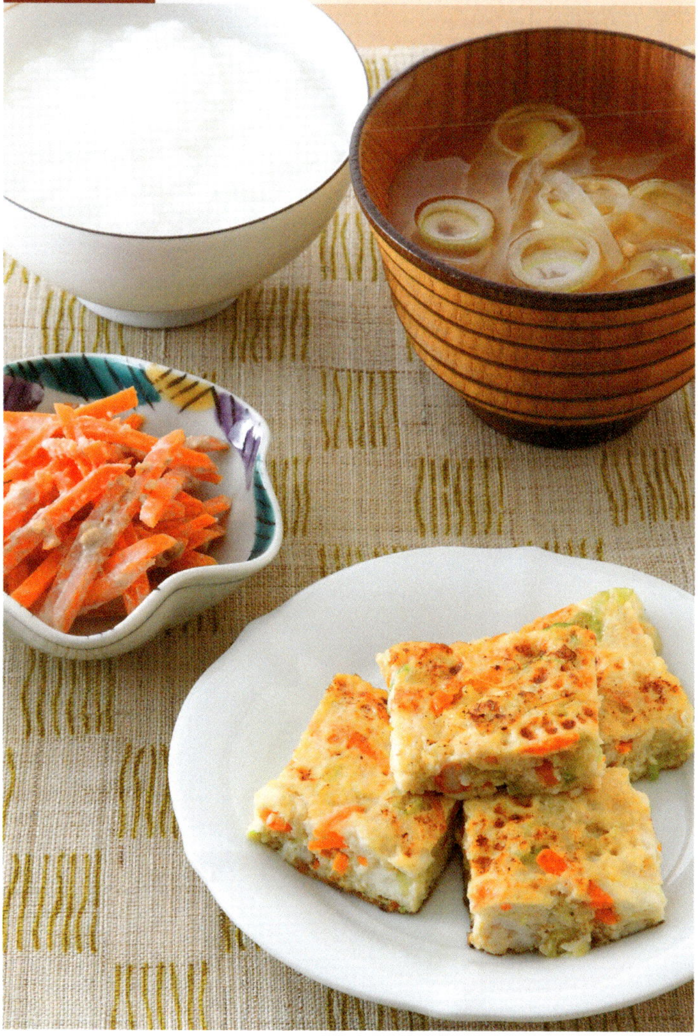

主食 全がゆ(150g)

エネルギー：107kcal
たんぱく質：1.7g
脂質：0.2g
炭水化物：23.6g
食塩相当量：0.3g

主菜 擬製どうふ

材料(1人分)

木綿どうふ……………⅕丁(60g)
にんじん……………5g
ねぎ……………10g
サラダ油……………小さじ1
かに(缶詰)……………20g
卵……………½個
グリンピース……………3粒(1g)
Ⓐ 砂糖……………小さじ⅓
Ⓐ しょうゆ……………小さじ½
Ⓐ 塩……………ひとつまみ

作り方

❶とうふの水けをよくきり、ほぐしてざるに上げる。にんじんはせん切り、ねぎは小口切りにする。
❷フライパンに半量の油を引き、❶のにんじんとねぎを炒める。
❸ボウルに卵をとき、❷と❶のとうふ、かに、グリンピースをまぜ、Ⓐを加える。
❹残りの油をフライパンに引き、❸を流して中火でじっくり両面を焼く。

エネルギー：145kcal
たんぱく質：10.8g
脂質：9.2g
炭水化物：3.8g
食塩相当量：1.4g

副菜 にんじんのくるみあえ

材料(1人分)

にんじん……………中¼本(50g)
くるみ……………5g
マヨネーズ……………小さじ1
しょうゆ……………小さじ½

作り方

❶にんじんはせん切りにしてゆでる。
❷くるみはすり鉢でよくすり、マヨネーズ、しょうゆとまぜ、❶をあえる。

エネルギー：81kcal
たんぱく質：1.5g
脂質：6.5g
炭水化物：5.3g
食塩相当量：0.6g

汁物 大根のみそ汁

エネルギー：33kcal
たんぱく質：2.1g
脂質：0.8g
炭水化物：4.7g
食塩相当量：1.6g

材料(1人分)

大根……………30g
ねぎ……………5g
だし……………¾カップ
みそ……………大さじ½

作り方

❶大根は薄い輪切りにし、重ねてせん切りにする。ねぎは小口切りにする。
❷だしで❶の大根を煮て、火が通ったらみそをとき入れ、ねぎを加える。

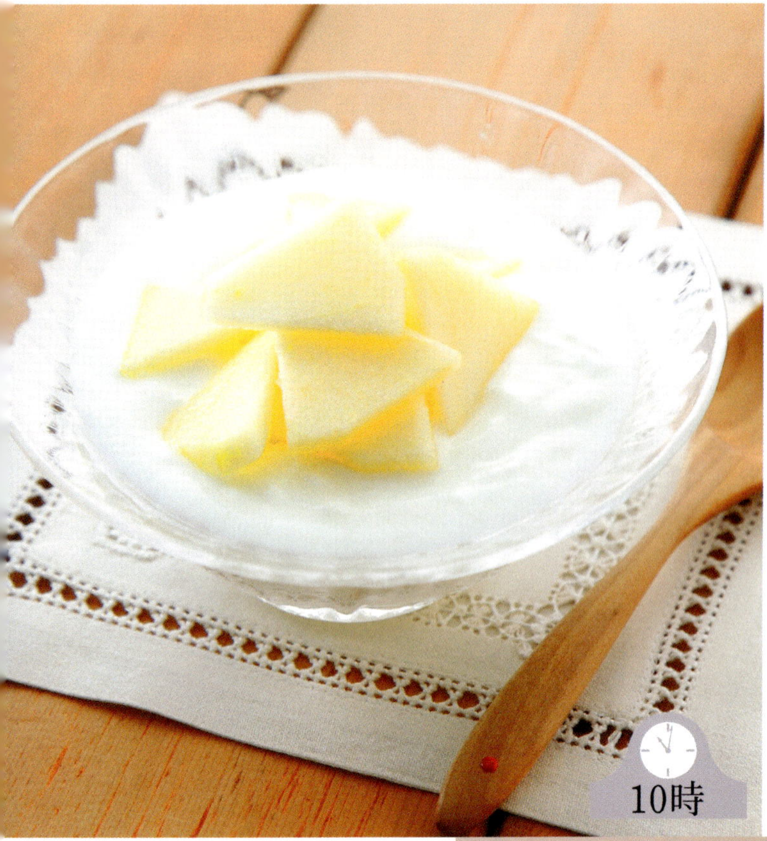

りんごヨーグルト

材料(1人分)

りんご……………………1/8個(40g)
プレーンヨーグルト(市販品)…100g

作り方

❶りんごは皮をむいて、いちょう切りにする。
❷ヨーグルトを器に盛り、❶をのせる。

エネルギー	90kcal
たんぱく質	4.3g
脂質	0.3g
炭水化物	18.1g
食塩相当量	0.2g

ポイント

カステラはふんわりソフトな口当たりで、気持ちもほぐれます。お茶や牛乳などの液体を少し飲んでから食べ始めると、消化活動がスムーズになります。

間食

手軽で栄養価の高い
食品を選んで

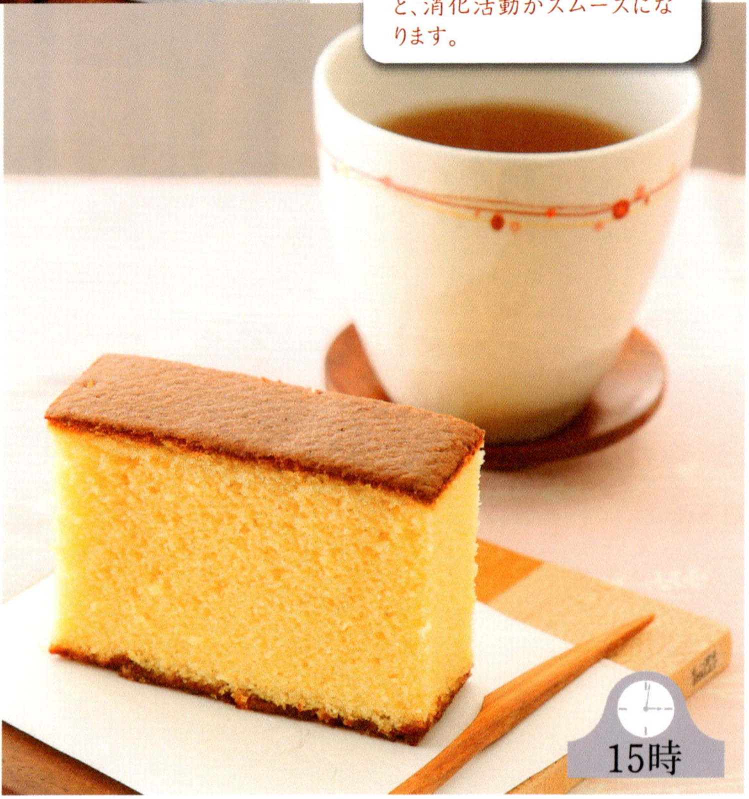

カステラとほうじ茶

材料(1人分)

カステラ(市販品)……1切れ(50g)
ほうじ茶……………………100㎖

エネルギー	160kcal
たんぱく質	3.1g
脂質	2.3g
炭水化物	31.7g
食塩相当量	0.1g

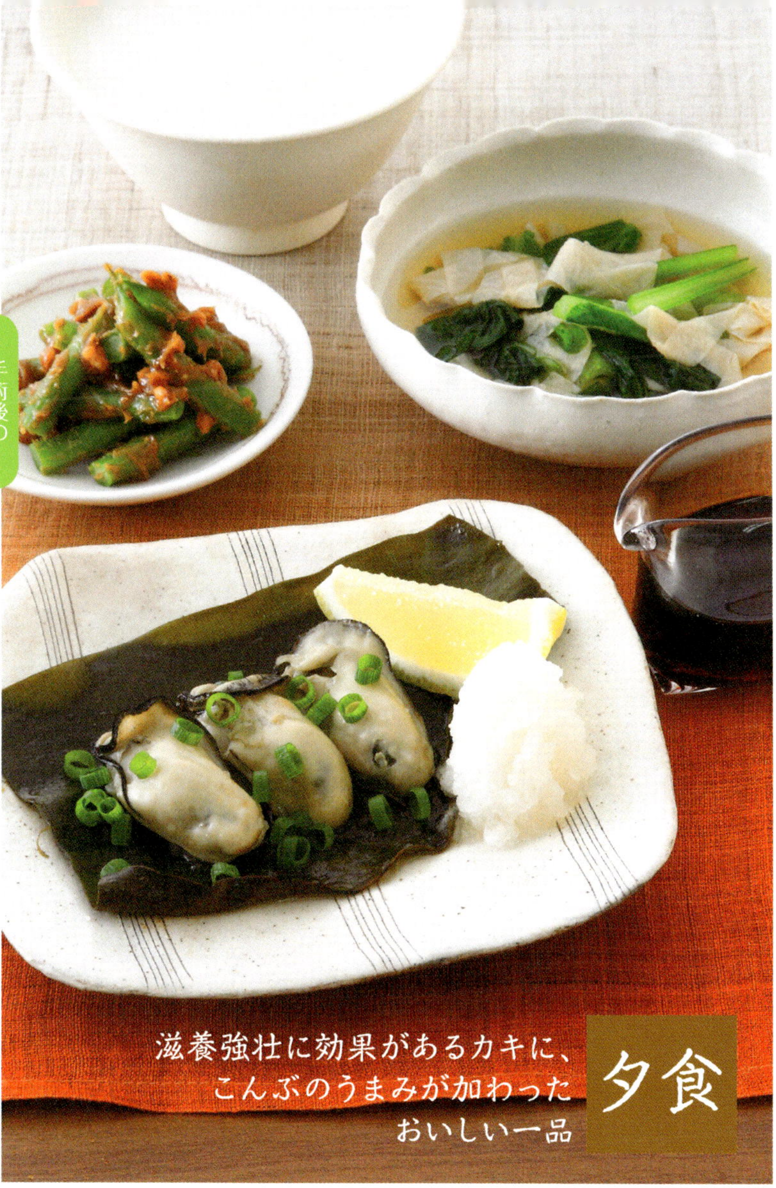
滋養強壮に効果があるカキに、
こんぶのうまみが加わった
おいしい一品
夕食

主食 全がゆ(150g)

エネルギー：107kcal
たんぱく質：1.7g
脂質：0.2g
炭水化物：23.6g
食塩相当量：0.3g

主菜 カキのこんぶ蒸し

材料(1人分)

カキ(生食用)………中3個(60g)
こんぶ(10㎝角)……………1枚
バター………………小さじ1(4g)
酒…………………………大さじ1
ポン酢じょうゆ…………大さじ1
＜薬味＞
大根……………………………40g
万能ねぎ…………………………3g
レモン…………………………⅛個

作り方

❶カキは洗ってざるに上げ、水けをよくきる。
❷こんぶは軽く水につける。
❸フライパンに❷を敷いて❶を並べ、バターをのせ、酒を振り、ふたをして強火で蒸し焼きにする。
❹薬味の大根はおろし、ねぎは小口切りにし、レモンはくし形に切る。
❺❸をこんぶごと皿に盛り、ポン酢じょうゆと❹の薬味を添える。

※こんぶは消化が悪いので、味つけのみで使用します。食べる場合はこまかく刻み、少量ずついただきましょう。

エネルギー：112kcal
たんぱく質：5.2g
脂質：4.7g
炭水化物：8.9g
食塩相当量：2.0g

副菜 いんげんのピーナッツあえ

材料(1人分)

さやいんげん……………………5本(50g)
Ⓐ ピーナッツバター…………………小さじ1½
Ⓐ しょうゆ…………………………小さじ½
Ⓐ 砂糖………………………………小さじ½

作り方

❶いんげんは熱湯でゆでて、3～4㎝の長さに切る。
❷ボウルにⒶをまぜ、❶をあえる。

エネルギー：77kcal
たんぱく質：3.4g
脂質：4.6g
炭水化物：6.2g
食塩相当量：0.5g

副菜 ゆばの煮びたし

材料(1人分)

ゆば(乾燥)…………3g
小松菜………3株(60g)
Ⓐ だし………………½カップ
Ⓐ 塩…………………………少々
Ⓐ みりん……………小さじ⅔
Ⓐ 薄口しょうゆ……小さじ⅔

作り方

❶ゆばは水につけてもどし、7㎜の幅に切る。小松菜は熱湯でゆで、冷水にとって水けをしぼり、3㎝の長さに切る。
❷Ⓐを煮立て、❶のゆばを入れて中火で3分くらい煮る。
❸汁が少なくなってきたら、❶の小松菜を加えてさっとまぜる。

エネルギー：38kcal
たんぱく質：3.0g
脂質：1.1g
炭水化物：4.0g
食塩相当量：1.2g

おかゆの基本的な作り方

（米1に対して水5の分量で）

1

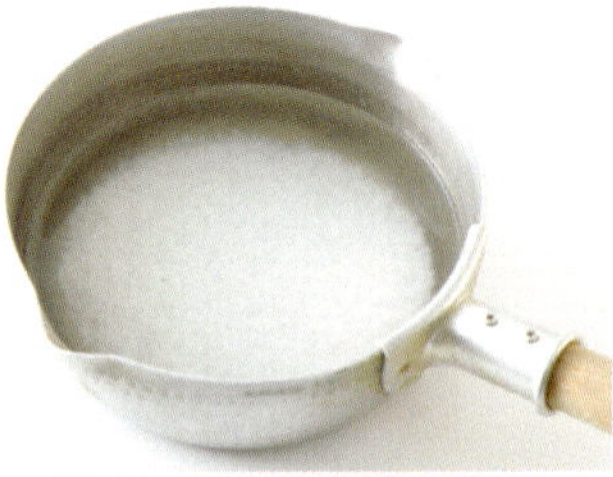

といだ米は水にしっかりひたしておくこと。その目安は夏場は30分、冬場は1時間。

2

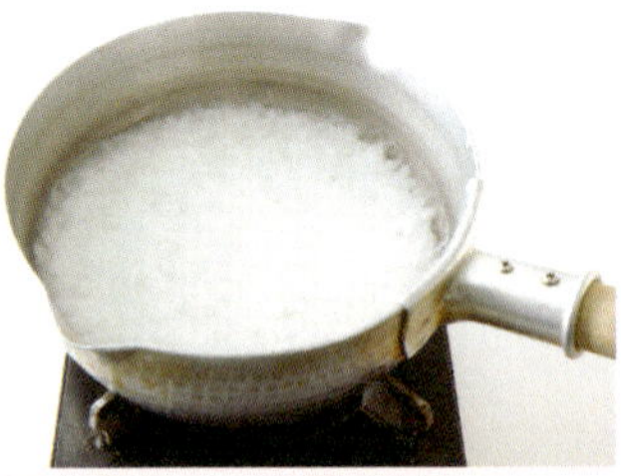

最初は強火で、煮立ったら弱火にし、ぶつぶつ煮立つ程度の状態にしておく。

3

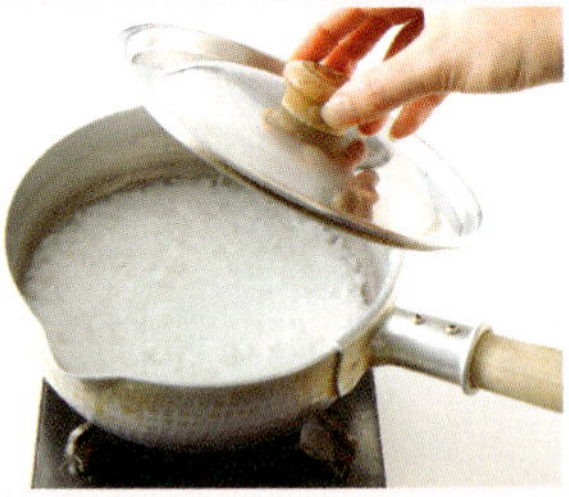

火を弱めたらふたをする。かたさをみながら20～40分煮込む。吹きこぼれそうなときはふたをずらして。

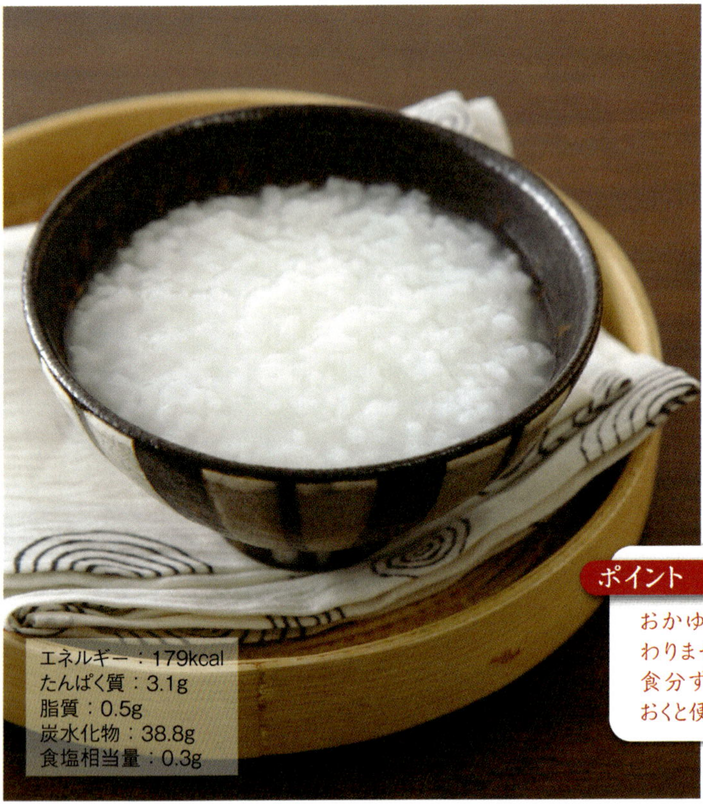

エネルギー：179kcal
たんぱく質：3.1g
脂質：0.5g
炭水化物：38.8g
食塩相当量：0.3g

病後の主食

おかゆ（全がゆ）

材料（1人分）

米……………………約⅓合（50g）
水……………………………1カップ
塩………………………………適宜

作り方

❶米はといで分量の水を加え、炊く前に30分ひたしておく。
❷最初は強火で、煮立ったら弱火にし、ぶつぶつ煮立つ状態になったらふたをして20分くらい煮る。
❸塩で味つけをする。

ポイント

おかゆは量が増えても加熱する時間は変わりません。一度に2～3食分を作って、1食分ずつ冷凍用保存袋に入れて冷凍しておくと便利です。

おかゆのおとも❶

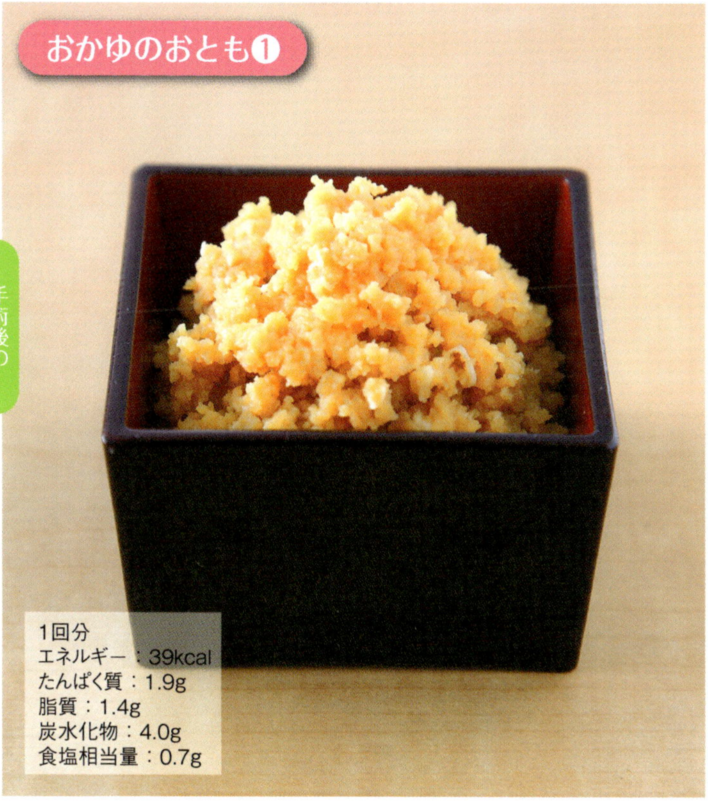

1回分
エネルギー：39kcal
たんぱく質：1.9g
脂質：1.4g
炭水化物：4.0g
食塩相当量：0.7g

たんぱく質も補給できる

卵みそ

材料（10回分）

卵……………………………………2個
Ⓐ みそ……………………………大さじ3
Ⓐ 砂糖……………………………大さじ3
Ⓐ 酒………………………………大さじ2

作り方

❶卵はといておく。
❷なべにⒶを入れて火にかけ、ねり合わせる。あたたまってきたら、❶を加えてよくかきまぜる。
❸固まってきたら火を止める。

ポイント

味けないおかゆでも、ふりかけやお気に入りのつくだ煮、手作りみそなどをプラスすれば、食べやすく食も進みます。

おかゆのおとも❷

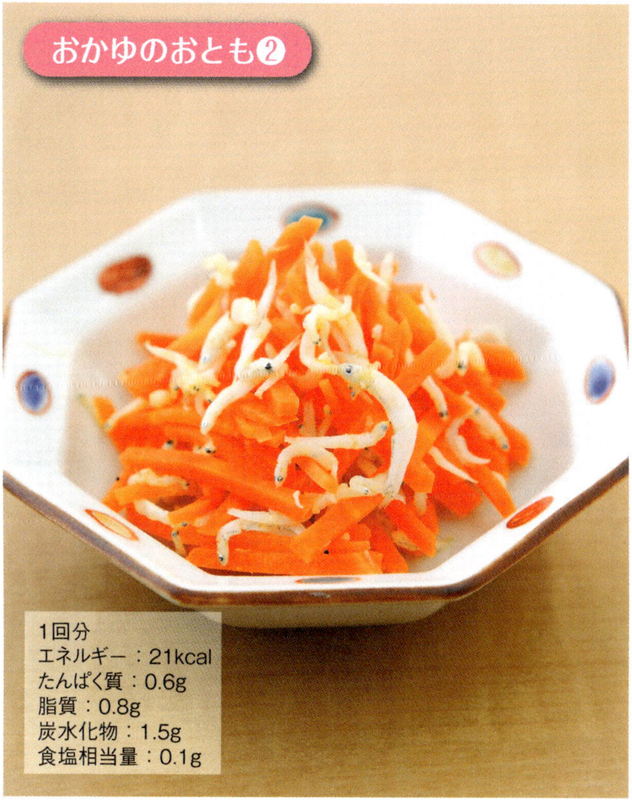

1回分
エネルギー：21kcal
たんぱく質：0.6g
脂質：0.8g
炭水化物：1.5g
食塩相当量：0.1g

カルシウム補給に

にんじんしらす

材料（5回分）

にんじん…………………………中1/3本（70g）
しらす干し……………………大さじ2（15g）
サラダ油……………………………小さじ1
酒……………………………………大さじ2

作り方

❶にんじんは薄い輪切りにしたものを、重ねてせん切りにする。
❷フライパンに油を熱し、❶を炒める。火が通ってきたらしらす干しを加えてさらに炒め、酒を回し入れてまぜ、ふたをして蒸らす。
❸酒の水分がとんだら火を止める。

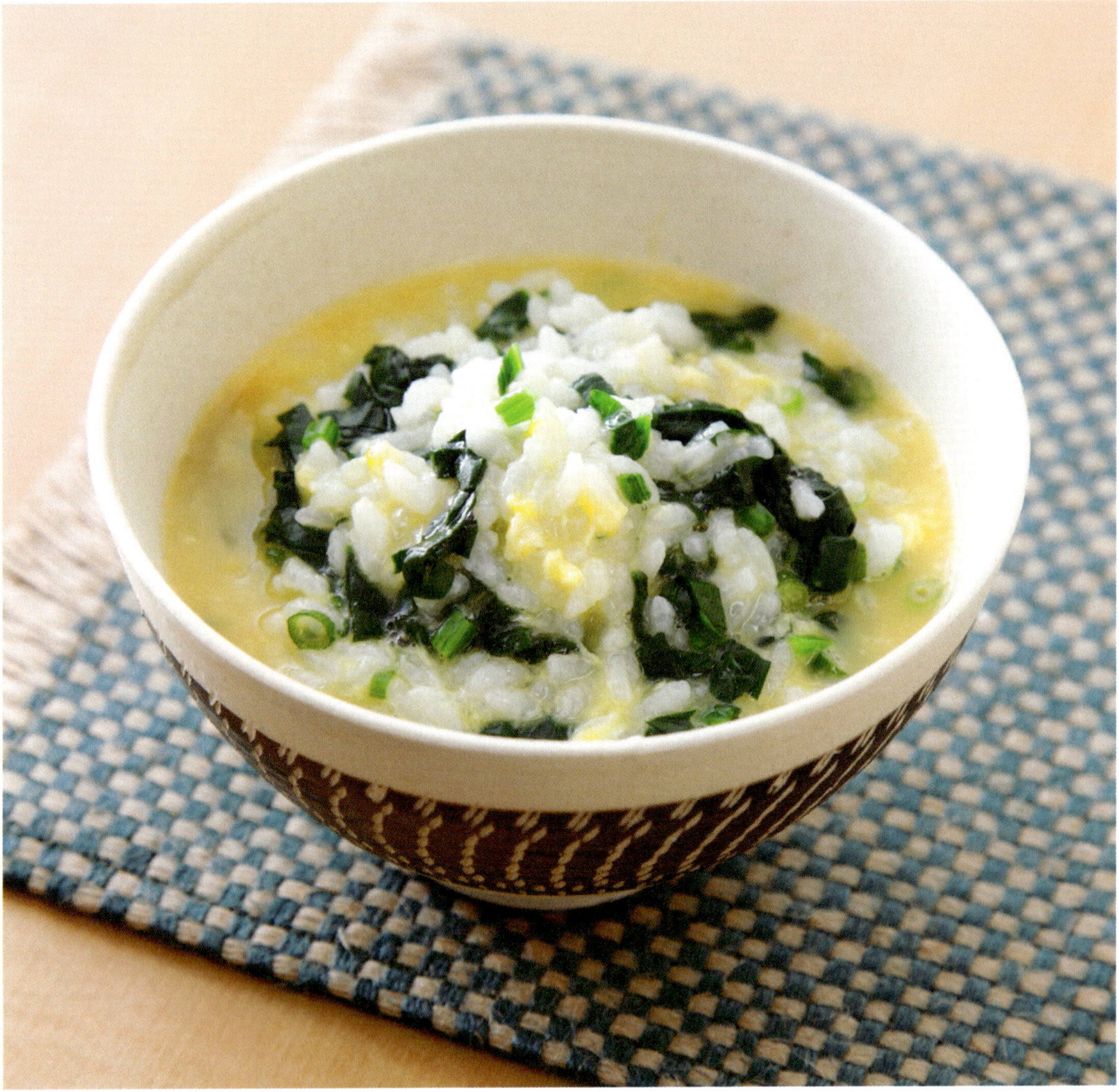

卵で栄養補給

卵がゆ

エネルギー：264kcal
たんぱく質：10.0g
脂質：5.7g
炭水化物：40.7g
食塩相当量：1.2g

材料（1人分）

米……………………………約⅓合(50g)
水…………………………………230㎖
卵……………………………………1個
ほうれんそう…………………1株(20g)
万能ねぎ……………………………3g
塩……………………………小さじ⅙

作り方

❶米は洗い、ざるに上げて水けをきり、分量の水とともになべに入れ30分ひたしておく。
❷強火にかけ、沸騰したらしゃもじでまぜて弱火にし、静かに煮立つ火かげんで20分炊く。
❸ほうれんそうはゆでてみじん切りにし、ねぎは小口切りにする。
❹❷に❸と塩を加えてまぜ、といた卵を入れてひとまぜする。

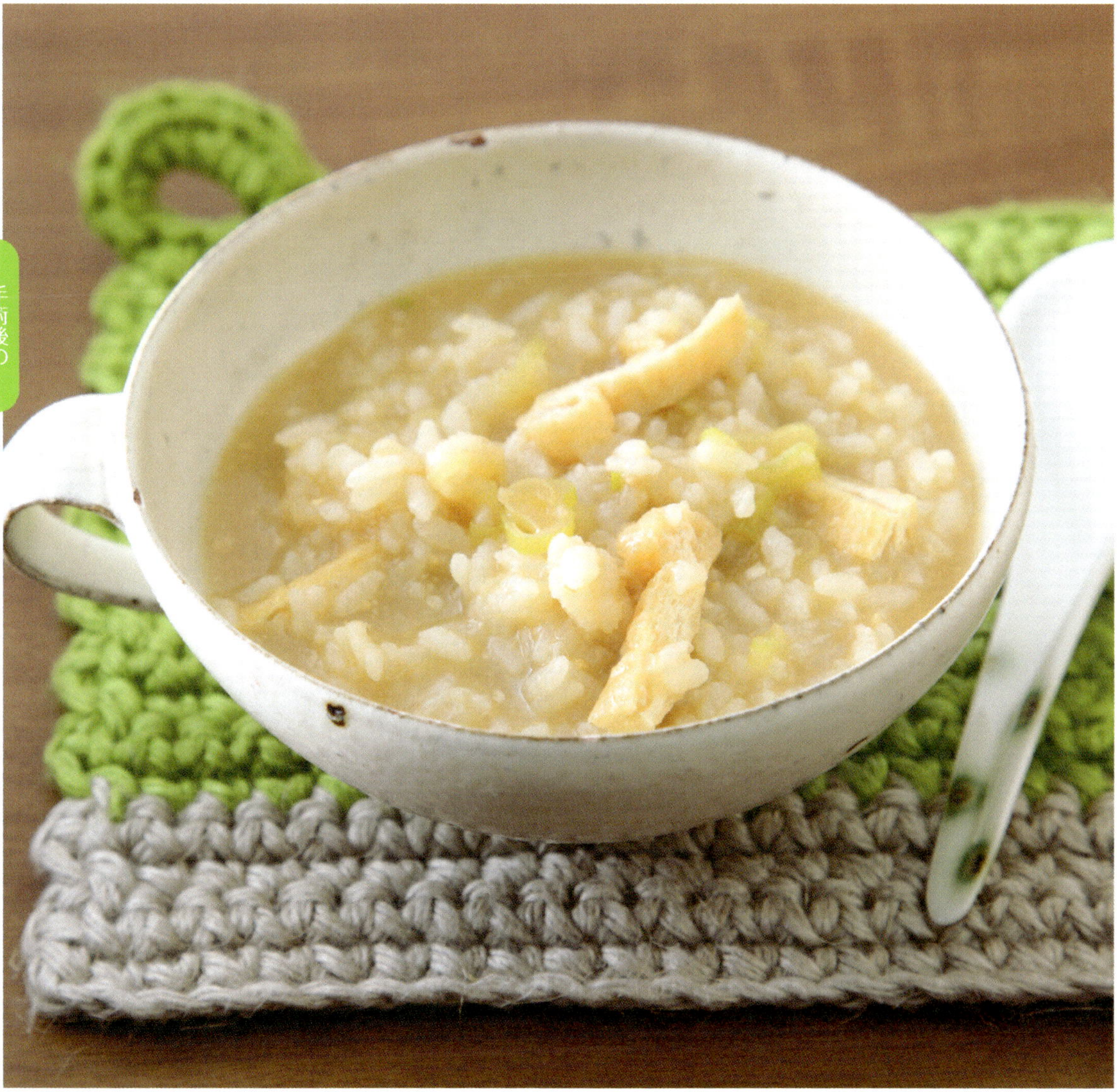

まろやかでやさしい味

みそおじや

エネルギー	204kcal
たんぱく質	6.4g
脂質	3.1g
炭水化物	36.7g
食塩相当量	2.4g

ポイント

おかゆに飽きたら、卵や調味料をプラスして食べたくなるようにひと工夫を。

材料(1人分)

ごはん……………………………80g
油揚げ……………………………¼枚
ねぎ………………………………30g
だし……………………………1カップ
みそ……………………………大さじ1

作り方

❶ごはんはほぐしておく。油揚げは熱湯をかけて油抜きし、細切りにする。ねぎは小口切りにする。
❷だしを火にかけ、ねぎ、油揚げを煮る。ねぎに火が通ったらみそをとき、ごはんを加えて弱火で20分煮る。

スープや汁物は、やわらかくなった野菜や卵などを一緒に摂れる
手術後の強い味方です。水分も補給できるので、食欲のないときは
スープや汁物だけでも食べるようにしましょう。

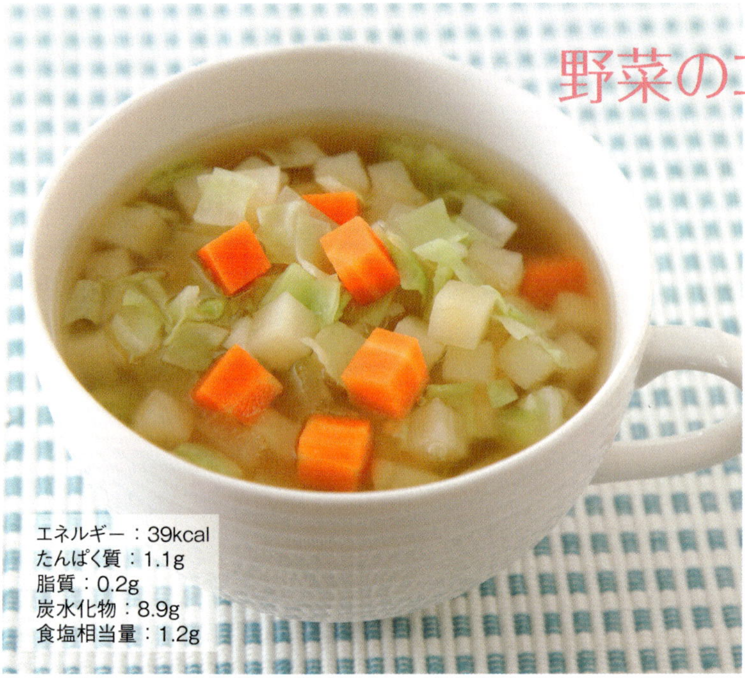

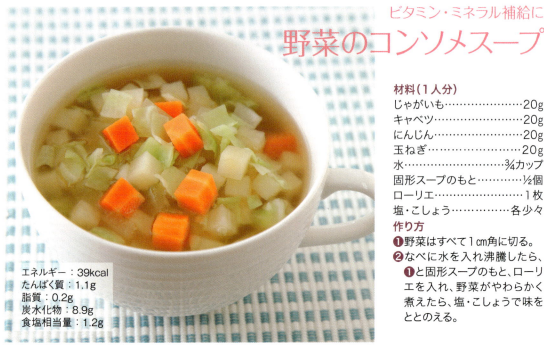

エネルギー：39kcal
たんぱく質：1.1g
脂質：0.2g
炭水化物：8.9g
食塩相当量：1.2g

ビタミン・ミネラル補給に

野菜のコンソメスープ

材料（1人分）

じゃがいも……………………20g
キャベツ………………………20g
にんじん………………………20g
玉ねぎ…………………………20g
水…………………………¾カップ
固形スープのもと…………½個
ローリエ………………………1枚
塩・こしょう……………各少々

作り方

❶野菜はすべて1㎝角に切る。
❷なべに水を入れ沸騰したら、❶と固形スープのもと、ローリエを入れ、野菜がやわらかく煮えたら、塩・こしょうで味をととのえる。

精がつく

とろろ汁

材料（1人分）

長いも……………70g
だし…………½カップ
Ⓐ しょうゆ…小さじ1
Ⓐ 酒…………小さじ1
青のり……………少々

作り方

❶長いもは皮をむき、すりおろす。
❷❶にだしを少しずつ入れてのばす。
❸❷をなべに入れ、Ⓐを加えあたためる。
❹器に盛り、青のりを振る。

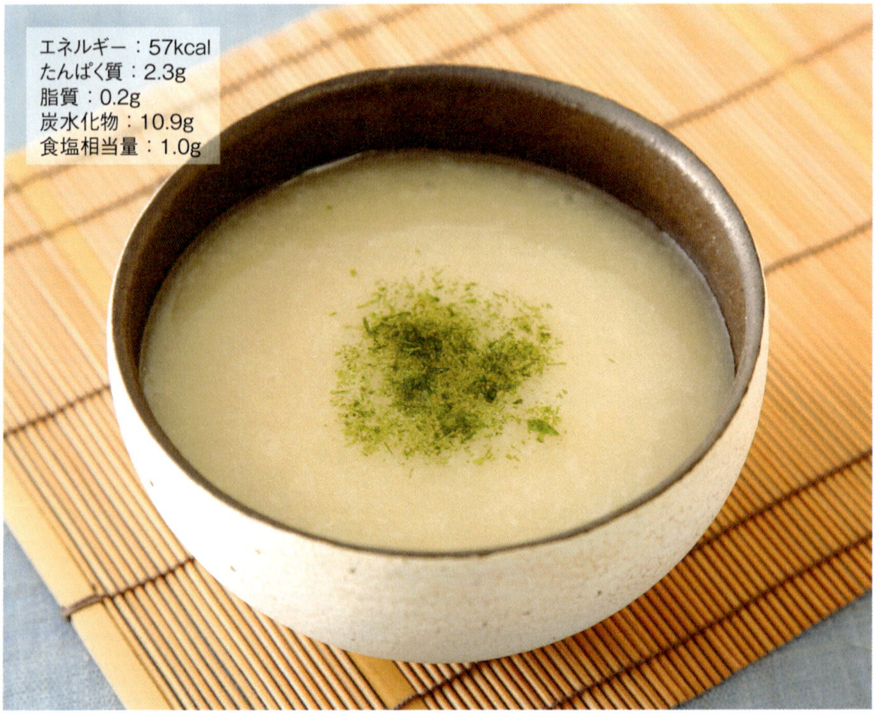

エネルギー：57kcal
たんぱく質：2.3g
脂質：0.2g
炭水化物：10.9g
食塩相当量：1.0g

ふわふわでおいしい

中華卵スープ

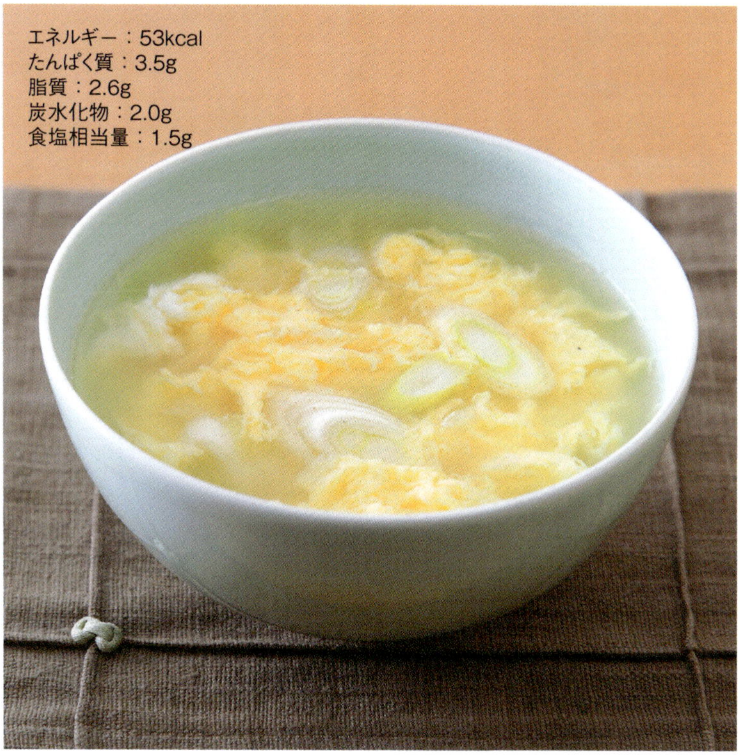

エネルギー：53kcal
たんぱく質：3.5g
脂質：2.6g
炭水化物：2.0g
食塩相当量：1.5g

材料（1人分）

ねぎ……………………………10g
卵……………………………½個
Ⓐ┌水……………………1カップ
　│中華スープのもと…小さじ½
　└酒……………………大さじ½
塩・こしょう………………各少々

作り方

❶ねぎは斜め薄切りにする。
❷なべにⒶを入れて煮立て、❶を入れる。弱火にし、塩・こしょうで調味する。
❸といた卵をなべの中央から外に向かって回し入れ、火を止める。

野菜のうまみたっぷり

ブロッコリーのポタージュ

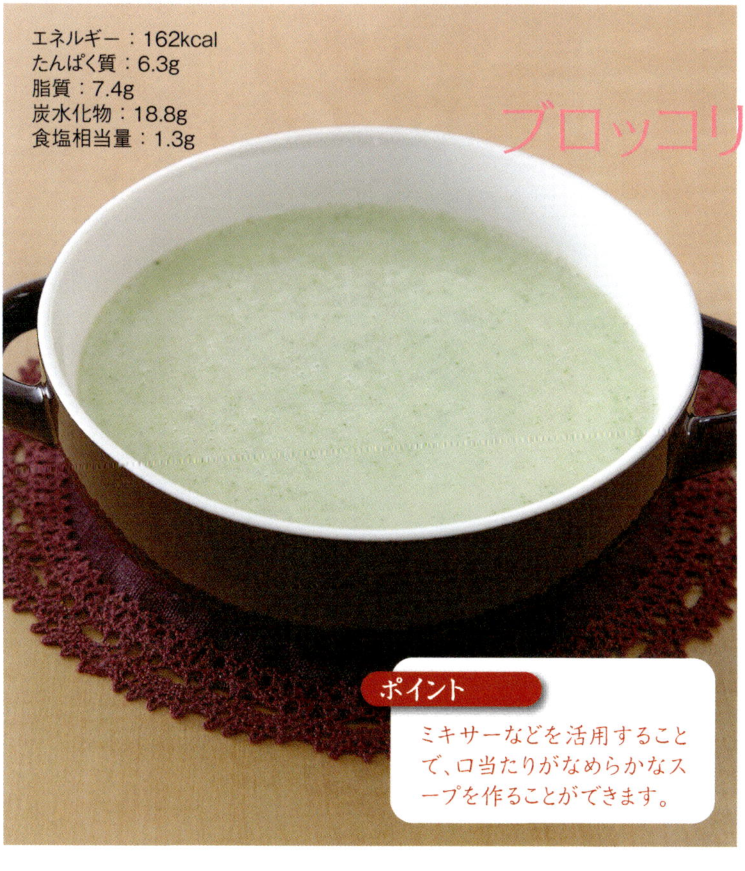

エネルギー：162kcal
たんぱく質：6.3g
脂質：7.4g
炭水化物：18.8g
食塩相当量：1.3g

ポイント

ミキサーなどを活用することで、口当たりがなめらかなスープを作ることができます。

材料（1人分）

ブロッコリー…………………………50g
じゃがいも……………中½個（50g）
玉ねぎ…………………中⅛個（25g）
Ⓐ┌水…………………………½カップ
　└固形スープのもと……………½個
バター……………………小さじ1（4g）
牛乳……………………………½カップ
塩・こしょう……………………各少々

作り方

❶ブロッコリーとじゃがいもはゆでて、あらく刻む。玉ねぎは薄切りにする。
❷なべにバターを熱し、玉ねぎをじっくり炒める。
❸❷にⒶと残りの❶を加え、やわらかくなるまで煮る。あら熱をとり、ミキサーにかける。
❹❸をなべにもどし、牛乳を加えてあたため、塩・こしょうで味をととのえる。

においが気になるときにもおすすめビシソワーズ

材料（1人分）

じゃがいも……………中½個（50g）
玉ねぎ…………………中⅛個（25g）
バター……………………小さじ1（4g）
Ⓐ水…………………………½カップ
Ⓐ固形スープのもと……………½個
牛乳…………………………½カップ
塩・こしょう……………………各少々

作り方

❶玉ねぎは薄切りにする。じゃがいもはゆで、あら熱がとれたらこまかく切る。
❷バターを熱し、❶をじっくり炒める。
❸❷にⒶを加えやわらかくなるまで煮る。あら熱をとり、ミキサーにかける。
❹❸をなべにもどし、牛乳を加えてあたため、塩・こしょうで味をととのえる。冷蔵庫で冷やす。

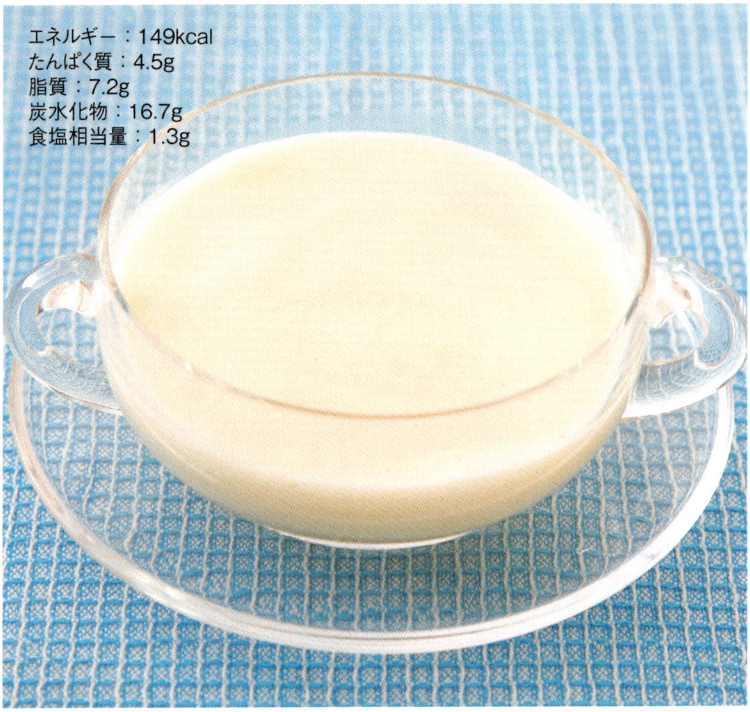

エネルギー：149kcal
たんぱく質：4.5g
脂質：7.2g
炭水化物：16.7g
食塩相当量：1.3g

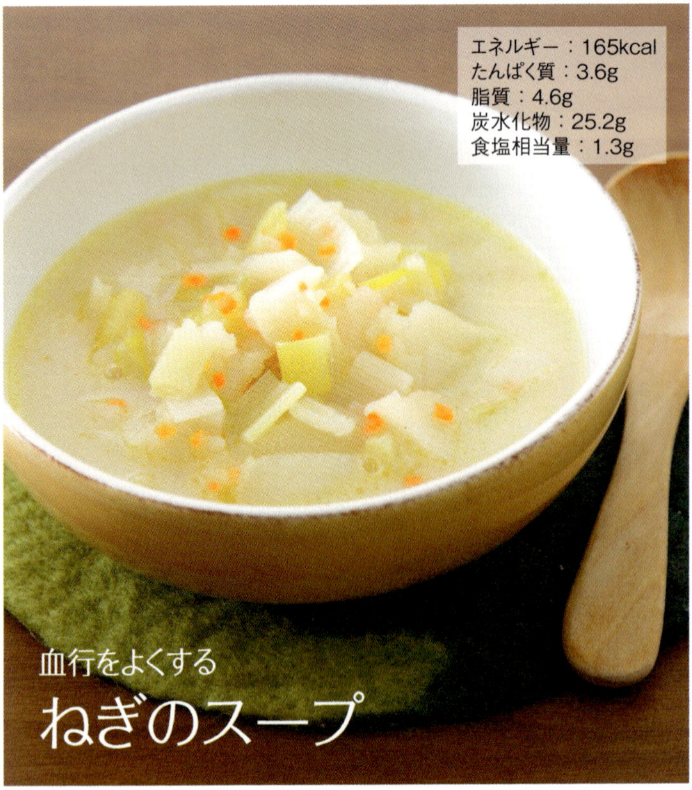

エネルギー：165kcal
たんぱく質：3.6g
脂質：4.6g
炭水化物：25.2g
食塩相当量：1.3g

血行をよくする ねぎのスープ

材料（1人分）

ねぎ（白い部分）…………½本（50g）
じゃがいも……………中1個（100g）
にんじん………………………………5g
バター…………………小さじ1（4g）
Ⓐ水…………………………1カップ
Ⓐ固形スープのもと……………½個
Ⓐ酒…………………………大さじ1
牛乳…………………………大さじ2
塩・こしょう……………………各少々

作り方

❶ねぎは縦半分にし、1㎝の長さに切る。じゃがいもは皮をむき薄い半月切り、にんじんはみじん切りにする。
❷なべにバターをとかして❶を炒める。バターが全体に回ったらⒶを加え、じゃがいもがくずれるまで煮る。
❸牛乳を加え、塩・こしょうで味をととのえる。

退院直後はどうしても一度で食べられる量が少なめになります。
無理をせずに、朝・昼・夕食に2回の間食を組み合わせて、1日に必要なエネルギーを摂ってください。
間食は嗜好的なおやつではなく、大事な栄養補給です。

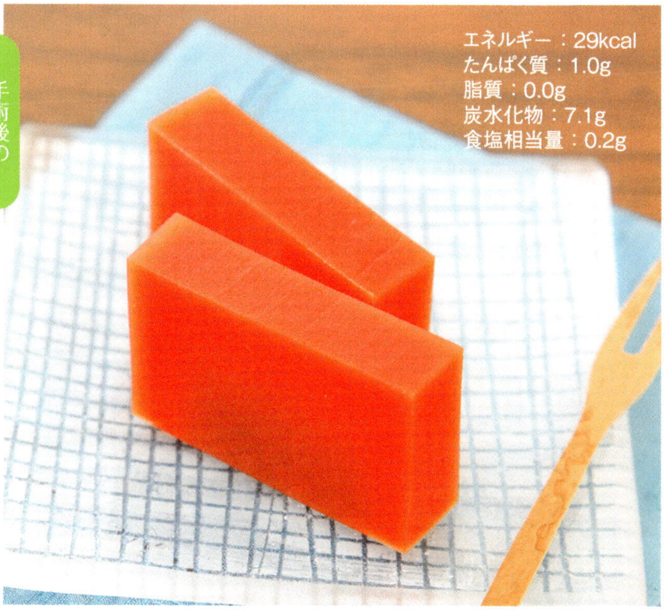
エネルギー：29kcal
たんぱく質：1.0g
脂質：0.0g
炭水化物：7.1g
食塩相当量：0.2g

つるんとしたのどごし

野菜ジュース寒天

材料（1人分）

野菜ジュース（市販品）……………………80g
水…………………………………………20㎖
粉寒天……………………………………1g

作り方

❶なべに材料をすべて入れよくかきまぜ、煮立たせて2分したら、容器に移す。
❷あら熱がとれたら冷蔵庫で冷やし固める。

食べ応えのある汁物

オニオングラタンスープ

材料（1人分）

玉ねぎ……………………………中½個（100g）
にんにく…………………………………¼かけ
バター…………………………小さじ1（4g）
Ⓐ 水……………………………………1カップ
Ⓐ 顆粒スープのもと…………………小さじ¼
塩・こしょう……………………………各少々
フランスパン…………………薄切り1枚（10g）
（食パンの場合は6枚切り¼枚）
スライスチーズ（とけるタイプ）………1枚（20g）
パセリ……………………………………少々

作り方

❶玉ねぎは薄切りにする。にんにくはみじん切りにする。
❷なべにバターとにんにくを熱し、香りがしてきたら玉ねぎを加えてあめ色になるまで弱火でじっくりと30〜40分かけて炒める。
❸❷にⒶを加えて煮て、塩・こしょうで味をととのえる。
❹器に❸を注ぎ、5㎜の厚さに切ったフランスパンとチーズをのせる。オーブントースターでチーズに焦げ目がつくくらいに焼き、みじん切りにしたパセリを散らす。

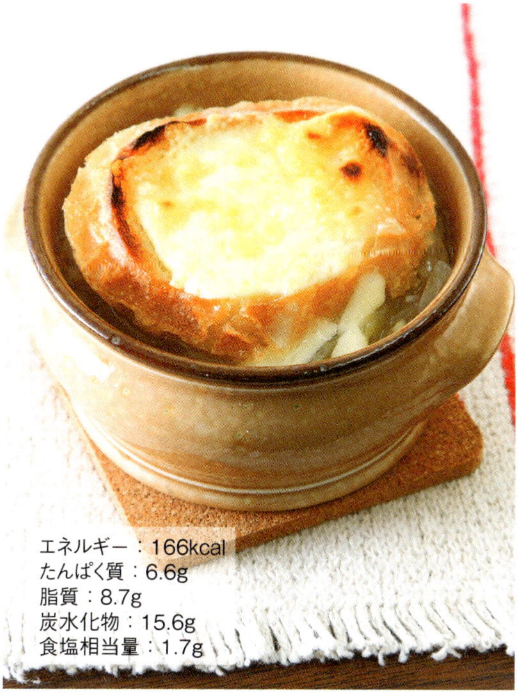
エネルギー：166kcal
たんぱく質：6.6g
脂質：8.7g
炭水化物：15.6g
食塩相当量：1.7g

甘くないおやつ チーズ蒸しパン

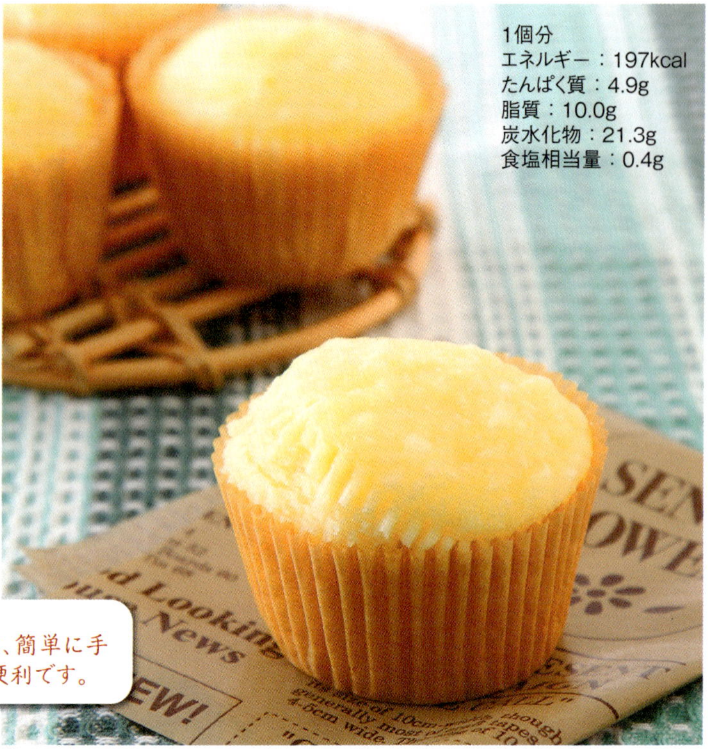

1個分
エネルギー：197kcal
たんぱく質：4.9g
脂質：10.0g
炭水化物：21.3g
食塩相当量：0.4g

材料　9号カップ6個分（1人分は1個）

クリームチーズ……………………100g
卵………………………………………1個
牛乳……………………………½カップ
ホットケーキミックス………………150g
砂糖…………………………………大さじ1
サラダ油……………………………大さじ1

作り方

❶卵はといておく。室温でやわらかくしたクリームチーズと卵をよくまぜ、牛乳と砂糖を加える。さらに、ホットケーキミックス、油を加えてムラなくよくまぜる。
❷❶の生地を紙カップに均等に分け入れる。
❸蒸気の上がった蒸し器に❷を入れ、強火で12分蒸す。竹ぐしを刺して生地がつかなかったらでき上がり。

ポイント　ホットケーキミックスは、簡単に手作りの間食を作ることができて、とても便利です。

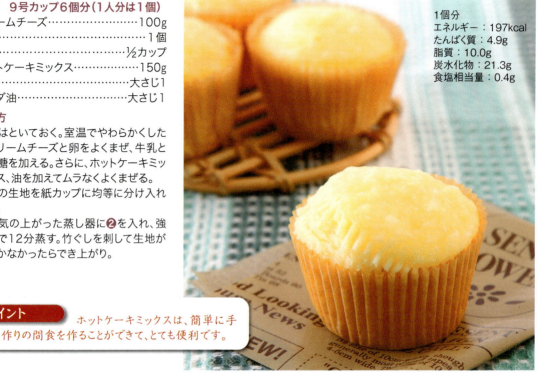

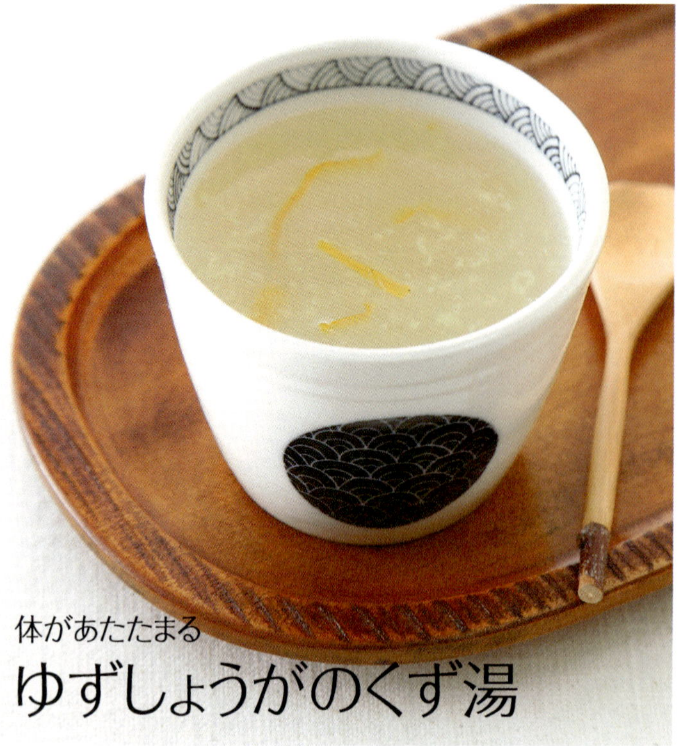

体があたたまる ゆずしょうがのくず湯

エネルギー：132kcal
たんぱく質：0.2g
脂質：0.1g
炭水化物：32.5g
食塩相当量：0.0g

材料（1人分）

くず粉……………………………………15g
水……………………………………1カップ
ゆずジャム………………………大さじ1½
おろししょうが…………⅓〜1かけ分

作り方

❶ボウルにくず粉を入れ、水を3回に分けて少しずつ加える。泡立て器でダマにならないようにまぜ、こし網を通しなべに移す。
❷❶のなべを中火にかけ、木べらでよくまぜる。少しずつ固まってきたら弱火にし、さらにねりまぜる。
❸ゆずジャムとしょうがを❷に加えて軽くまぜ、器に注ぐ。
※ゆずジャムのかわりにマーマレードを使っても。

しっかりエネルギー補給

一口おにぎり

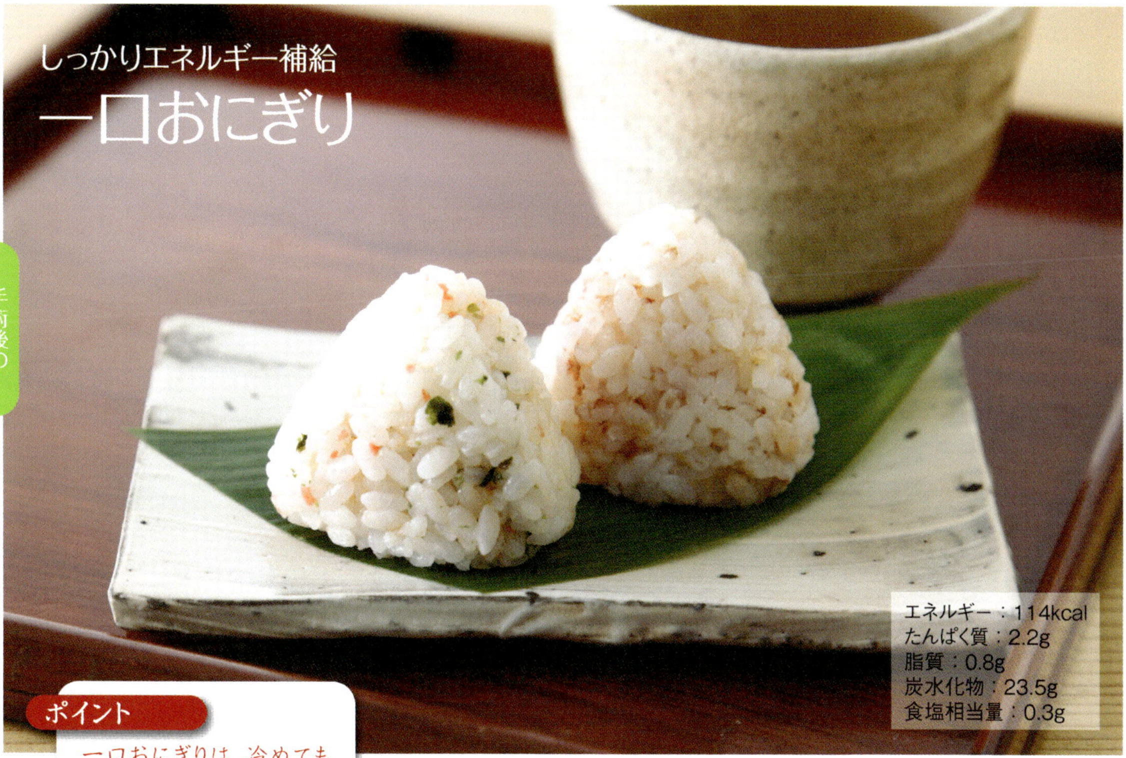

エネルギー：114kcal
たんぱく質：2.2g
脂質：0.8g
炭水化物：23.5g
食塩相当量：0.3g

ポイント

一口おにぎりは、冷めてもおいしく、作りおきがきくので、いろいろな味で小さめににぎっておくと便利です。

材料（1人分）

ごはん…………60g（2個分）
ふりかけ、おかか……各適量

作り方

❶ごはんにふりかけをまぜ、三角ににぎる。
❷ごはんにおかかをまぜ、三角ににぎる。

腸内バランスを整える

ヨーグルトパンケーキ

材料　8枚分（1人分は2枚）

ホットケーキミックス…………100g
ヨーグルト飲料………………75㎖
卵…………………………………½個

作り方

❶ボウルにヨーグルト飲料と卵を入れてまぜ、ホットケーキミックスを加えてまぜ合わせる。
❷フライパンにサラダ油少々（分量外）を熱し、❶を広げ両面を焼く。
❸皿に盛り、お好みでいちごジャム、バターをのせる。

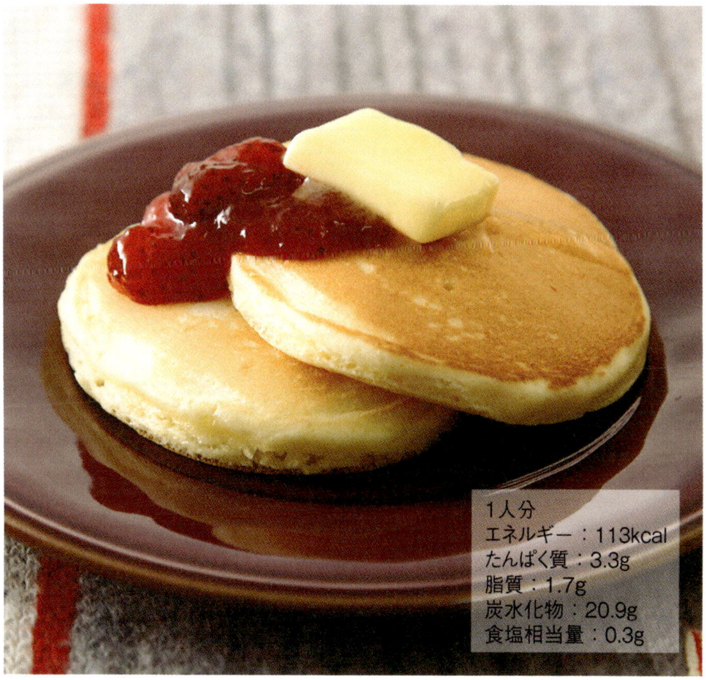

1人分
エネルギー：113kcal
たんぱく質：3.3g
脂質：1.7g
炭水化物：20.9g
食塩相当量：0.3g

ステップ❷

回復期で自分の食べ方を身につけた人のこれからのメニュー

体調が回復するにつれて食欲が増し、食事の量も増えてきます。
食べ急ぎ、食べ過ぎに注意して、少量をよく噛んで、ゆっくり食べる食事の基本は続けていきましょう。
根菜や油の多い食品はまだ控えめにするとよいでしょう。

献立例 1

朝食

消化のよい組み合わせで
バランスよく。油は控えめに

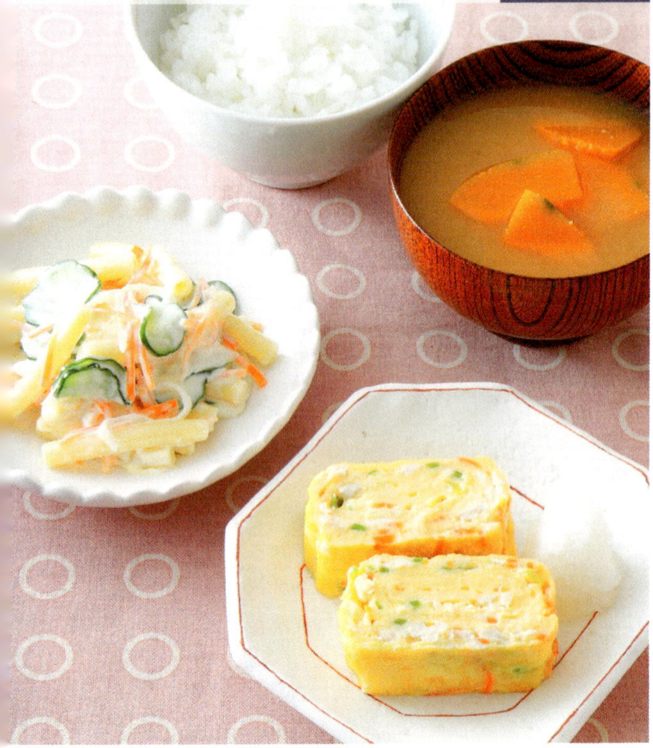

主食 やわらかく炊いたごはん（120g）

エネルギー：202kcal	炭水化物：44.5g
たんぱく質：3.0g	食塩相当量：0.0g
脂質：0.4g	

主菜 五目卵焼き

材料（1人分）

- にんじん……………5g
- ねぎ………………10g
- 絹さや………………5g
- 鶏ひき肉…………15g
- 卵…………………1個
- 塩…………………少々
- だし…………大さじ1
- Ⓐ だし………大さじ1
- Ⓐ 塩………………少々
- Ⓐ 砂糖………小さじ1
- サラダ油……小さじ1
- 大根おろし………40g

エネルギー：161kcal
たんぱく質：9.4g
脂質：11.0g
炭水化物：5.0g
食塩相当量：0.8g

作り方

❶にんじんはせん切りにし、ねぎと絹さやは斜め細切りにする。
❷フライパンに半量の油を熱し、ひき肉を炒め色が変わったら塩を加える。❶を入れて炒め、だしを加えていり煮にする。
❸卵を割りほぐし、Ⓐと冷ました❷を加えてまぜる。
❹フライパンか卵焼き器に残りの油を引き、❸を焼く。
❺食べやすく切って皿に盛り、大根おろしを添える。

副菜 マカロニサラダ

材料（1人分）

- マカロニ（乾燥）…20g
- きゅうり…………25g
- 玉ねぎ……………10g
- にんじん…………10g
- 塩…………………少々
- マヨネーズ……大さじ1
- 塩・こしょう……各少々

作り方

❶マカロニはゆでて湯をきる。きゅうりは薄い小口切り、玉ねぎは薄切りにして塩を振り、しんなりしたら水けをしぼる。
❷にんじんはせん切りにしてゆで、冷ます。
❸❶❷をマヨネーズ、塩・こしょうであえる。

エネルギー：169kcal
たんぱく質：3.2g
脂質：9.4g
炭水化物：17.4g
食塩相当量：0.8g

汁物 かぼちゃのみそ汁

材料（1人分）

- かぼちゃ………………30g
- だし………………¾カップ
- みそ………………大さじ½

作り方

❶かぼちゃは皮をむいてわたと種を除き、薄く切る。
❷だしで❶を煮て、やわらかくなったらみそをとき入れる。

エネルギー：35kcal
たんぱく質：2.1g
脂質：0.6g
炭水化物：5.7g
食塩相当量：1.3g

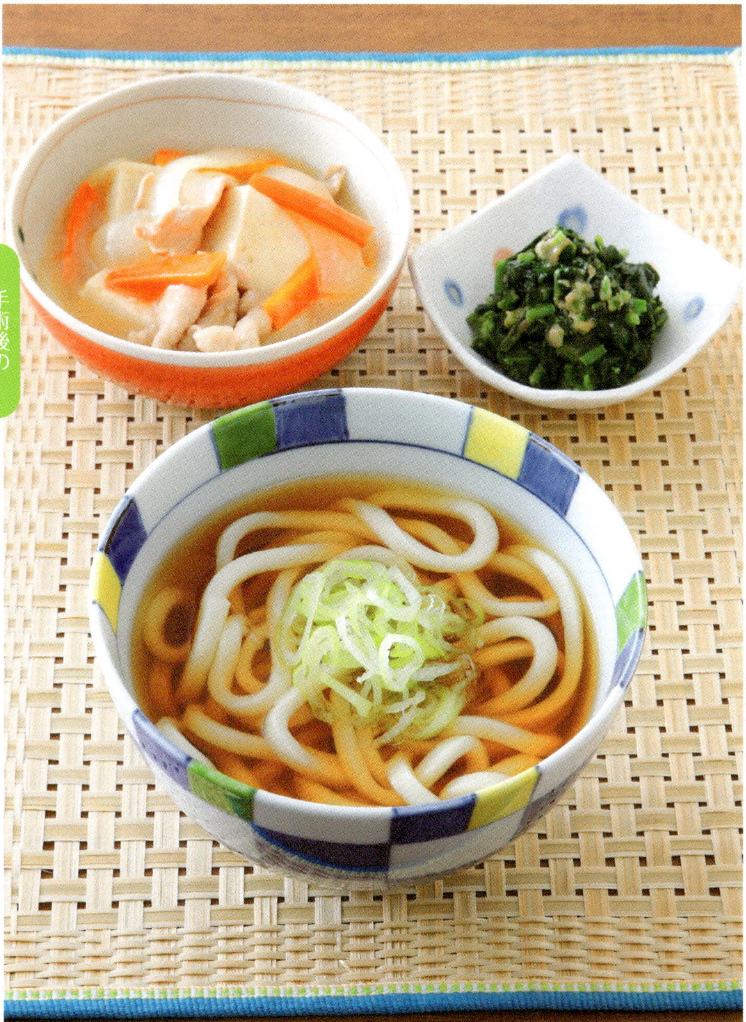

昼食

のどごしがよいうどんと栄養価の
高いとうふで、満足感のあるメニュー

主食 かけうどん

材料（1人分）

ゆでうどん……………1玉（200g）
ねぎ…………………………………10g
<つゆ>
めんつゆ（3倍濃縮タイプ）…大さじ2
水…………………………………250㎖

作り方

❶なべにつゆの材料を煮立てる。
❷うどんはゆで、湯をしっかりきり、器に盛る。
❸❷に❶のつゆをかけ、小口切りにしたねぎをのせる。

エネルギー：249kcal
たんぱく質：7.0g
脂質：0.8g
炭水化物：51.2g
食塩相当量：4.2g

主菜 肉どうふ

材料（1人分）

木綿どうふ……………⅓丁（100g）
豚ロース薄切り肉………………40g
玉ねぎ…………………中¼個（50g）
にんじん…………………………10g
サラダ油……………………小さじ1
だし…………………………½カップ
Ⓐ しょうゆ………………大さじ½
Ⓐ 砂糖……………………小さじ1
Ⓐ 酒………………………小さじ1
Ⓑ かたくり粉……………小さじ1
Ⓑ 水………………………大さじ1

作り方

❶とうふは食べやすい大きさに切り、豚肉は3㎝幅に切る。
❷玉ねぎは繊維に直角に1㎝の厚さに切り、にんじんは短冊切りにする。
❸なべに油を引き、❷を入れて炒め、しんなりしてきたら豚肉を加えてさらに炒める。
❹肉の色が変わってきたらだしを加え、煮立ったらⒶととうふを加え、弱火で10分ほど煮る。
❺Ⓑをまぜ合わせ、❹に回し入れ、とろみをつける。

エネルギー：271kcal
たんぱく質：15.9g
脂質：15.9g
炭水化物：13.8g
食塩相当量：1.6g

副菜 ほうれんそうのごまあえ

材料（1人分）

ほうれんそう…………………………3株（60g）
Ⓐ ねり白ごま……………………小さじ1
Ⓐ しょうゆ………………………小さじ½
Ⓐ 砂糖……………………………小さじ½

作り方

❶ほうれんそうは沸騰した湯でゆで、水にとって冷まし、水けをしぼって2㎝の長さに切る。
❷Ⓐをまぜ合わせ、❶をあえて味をなじませる。

エネルギー：52kcal
たんぱく質：2.5g
脂質：3.3g
炭水化物：4.4g
食塩相当量：0.4g

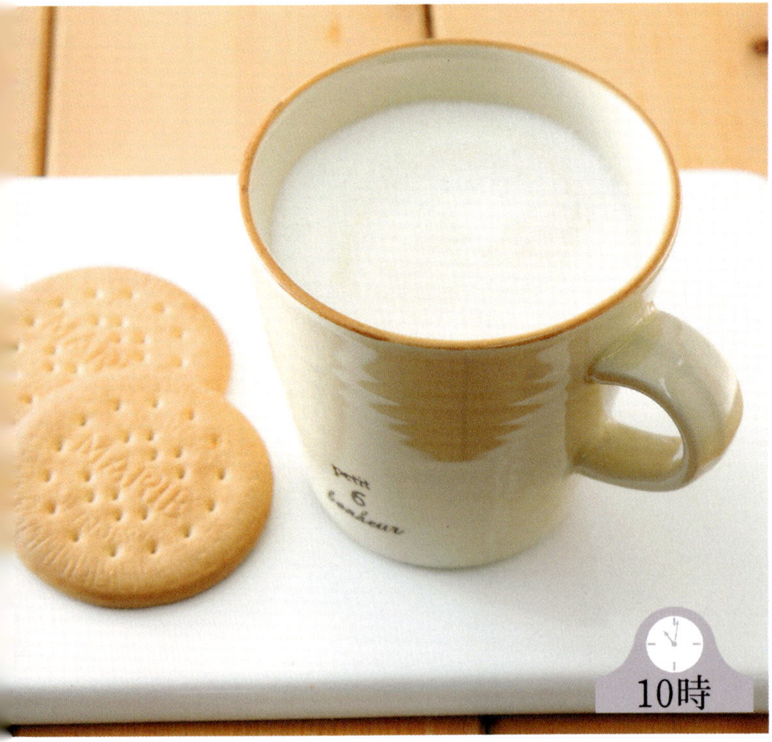

ほうじ茶ラテとビスケット

材料(1人分)

濃いめに入れたほうじ茶……大さじ2
成分無調整牛乳………………120mℓ
ビスケット(市販品)……………2枚

作り方

❶ほうじ茶をカップに注ぎ、牛乳を加えて電子レンジで1分あたためる。
❷ビスケットを添える。

エネルギー：167kcal
たんぱく質：5.5g
脂質：6.6g
炭水化物：21.4g
食塩相当量：0.3g

ポイント

クッキーより脂肪分の少ないビスケットのほうがおすすめです。

間食

冷やして固める間食は、前日から用意しておきます。
寒天よりゼラチンのほうが食物繊維が少なく消化がよいので
より腸にやさしい食品です

ヨーグルトゼリー

材料(1人分)

粉ゼラチン………………………5g
水…………………………大さじ2
プレーンヨーグルト(市販品)…250g
砂糖………………………大さじ3
ブルーベリージャム………小さじ1

作り方

❶粉ゼラチンに分量の水を加えてふやかす。
❷なべにヨーグルトと砂糖を入れてあたため、火を止めて❶を加えてまぜとかす。
❸あら熱をとった❷を器に入れ、冷蔵庫で冷やし固める。ブルーベリージャムを添える。

エネルギー：289kcal
たんぱく質：13.4g
脂質：7.5g
炭水化物：42.1g
食塩相当量：0.3g

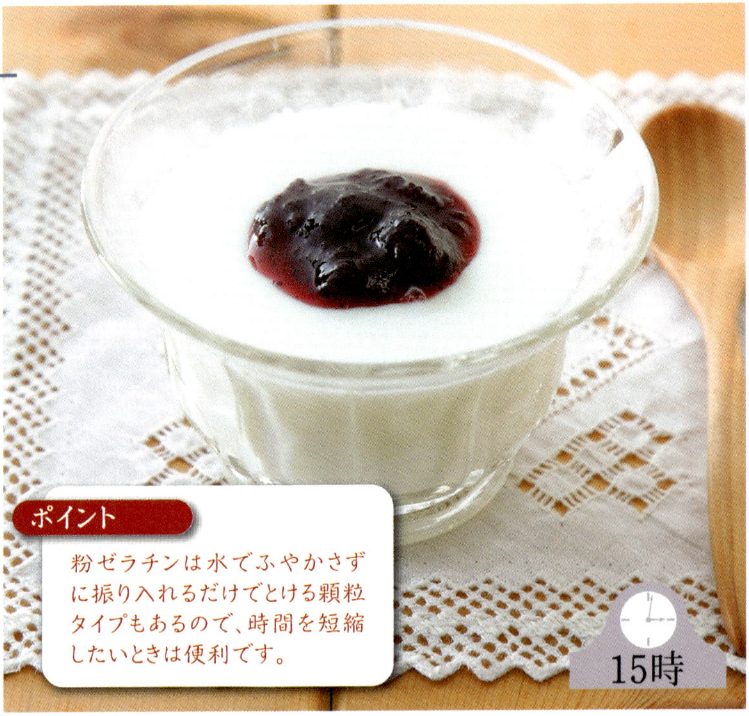

ポイント

粉ゼラチンは水でふやかさずに振り入れるだけでとける顆粒タイプもあるので、時間を短縮したいときは便利です。

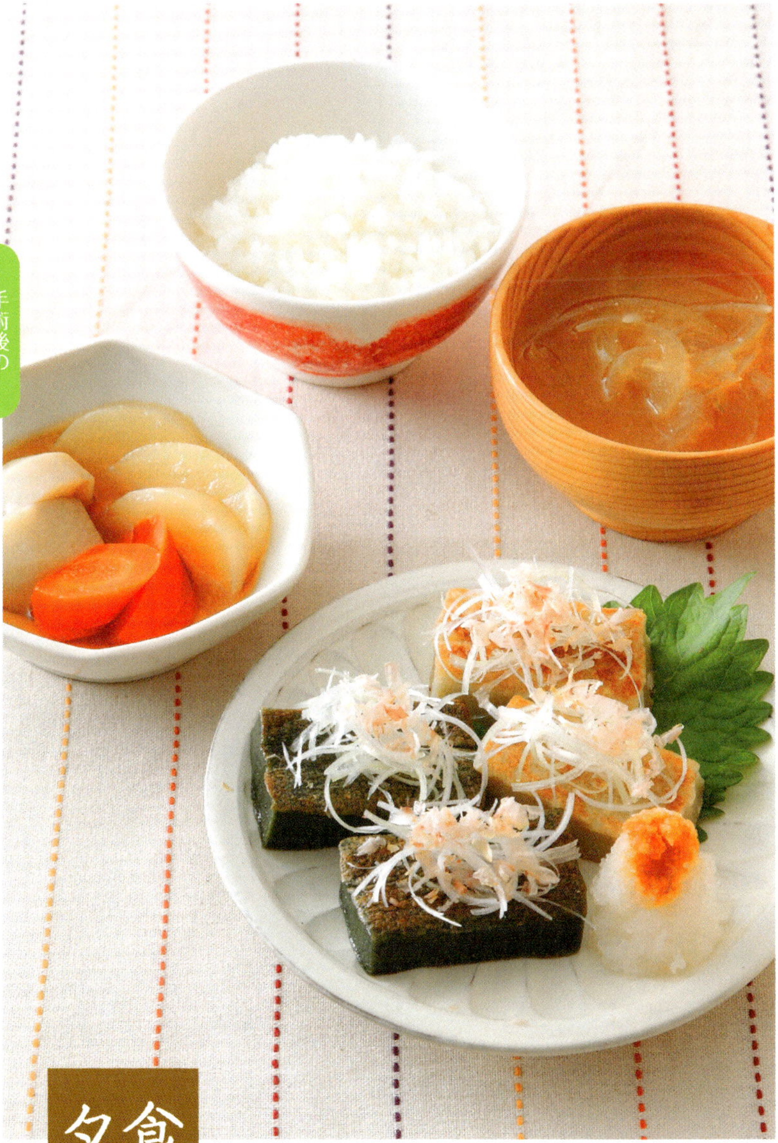

夕食

麩のもちもち食感が
新鮮。やわらかく煮た
根菜はよく噛んで

主食 やわらかく炊いたごはん（120g）

エネルギー：202kcal
たんぱく質：3.0g
脂質：0.4g
炭水化物：44.5g
食塩相当量：0.0g

主菜 生麸のステーキ

材料（1人分）

生麸……………………………60g
ねぎ……………………………3g
サラダ油………………小さじ1
青じそ……………………… 1枚
削り節………………………少々
大根おろし…………………40g
しょうゆ………………小さじ½

作り方

❶生麸は1㎝くらいの厚さに切り、ねぎはしらがねぎにする。
❷フライパンに油を引いて、❶の生麸の両面をこんがり焼く。
❸器に青じそを敷いて❷をのせ、ねぎ、削り節をかける。大根おろしを添えて、しょうゆをかける。

エネルギー：149kcal
たんぱく質：8.6g
脂質：4.5g
炭水化物：18.6g
食塩相当量：0.4g

汁物 玉ねぎのみそ汁

材料（1人分）

玉ねぎ……………中⅛個（25g）
だし………………………¾カップ
みそ……………………大さじ½

作り方

❶玉ねぎは繊維に直角に薄切りにする。
❷だしを煮立て、❶を煮る。火が通ったらみそをとき入れる。

エネルギー：30kcal
たんぱく質：1.8g
脂質：0.6g
炭水化物：4.6g
食塩相当量：1.3g

副菜 根菜の煮物

材料（1人分）

かぶ………………中¼個（20g）
にんじん……………………20g
里いも…………小1個（20g）
だし………………………¾カップ
Ⓐ┌砂糖………………小さじ½
　└しょうゆ……………小さじ1

作り方

❶かぶはくし形切り、にんじんは乱切りにする。里いもは半分（大きい場合は4つ）に切って軽くゆで、水で洗ってぬめりをとる。
❷なべにだしを煮立て、❶を入れる。Ⓐを加えて煮含める。

エネルギー：36kcal
たんぱく質：1.5g
脂質：0.1g
炭水化物：7.9g
食塩相当量：1.0g

コンソメで
野菜のうまみが引き立つ

朝食

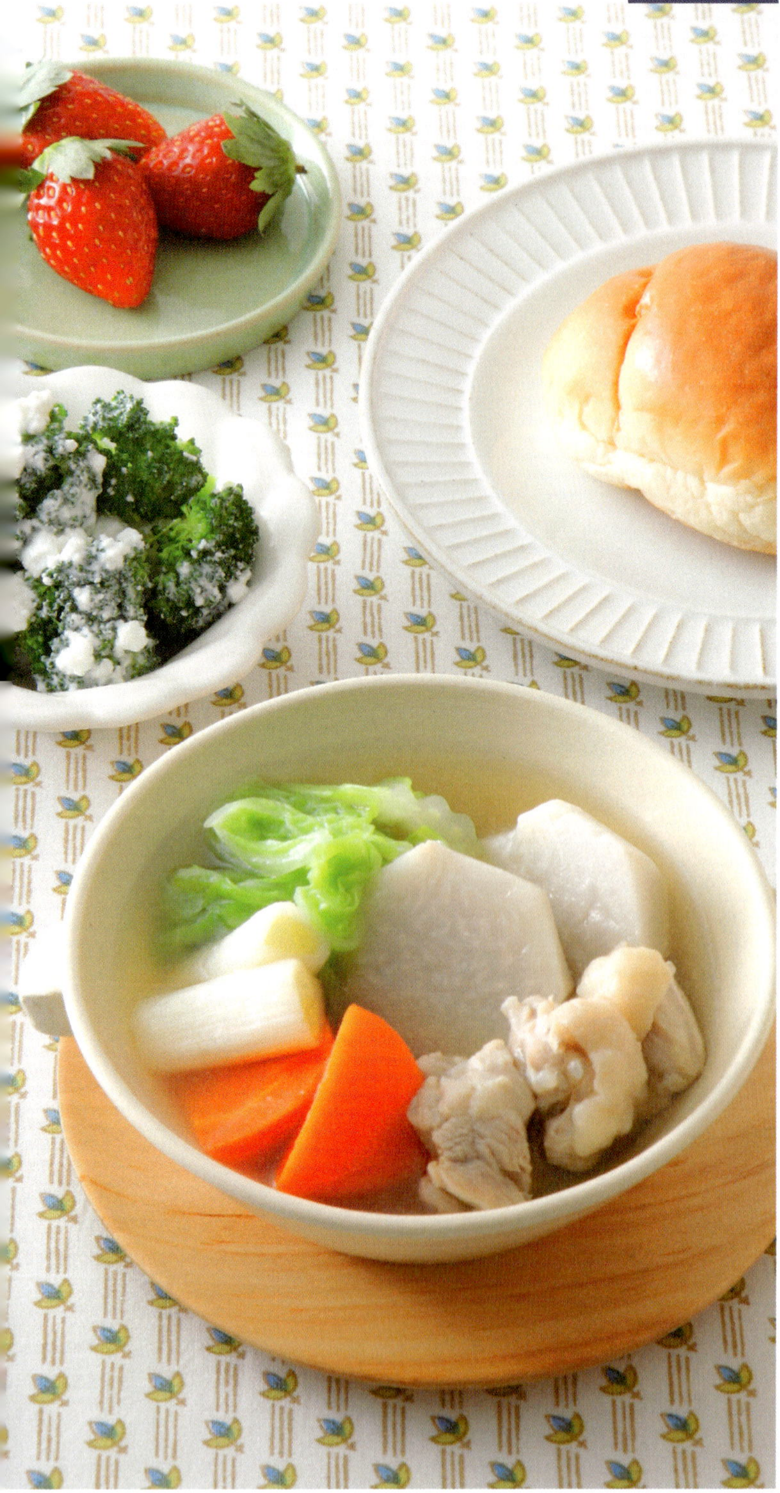

献立例
2

主食

ロールパン 1個(30g)

エネルギー：95kcal
たんぱく質：3.0g
脂質：2.7g
炭水化物：14.6g
食塩相当量：0.4g

主菜 和風ポトフ

材料(1人分)

里いも……………………大1個(40g)
にんじん……………………………20g
ねぎ…………………………………10g
白菜…………………………½枚(30g)
鶏もも肉……………………………40g
水…………………………………¾カップ
固形スープのもと………………½個
塩・こしょう……………………各少々

作り方

❶里いもは皮をむき、沸騰した湯でゆで、水洗いしてぬめりをとる。にんじんは一口大、ねぎは3㎝の長さに切る。白菜は3～4㎝の幅に切る。
❷鶏肉は一口大に切る。
❸なべに湯を沸かし、❶❷を入れ、火が通ったら固形スープのもとを加え煮て、塩・こしょうを振る。

エネルギー：124kcal
たんぱく質：7.9g
脂質：5.9g
炭水化物：9.6g
食塩相当量：1.3g

副菜 ブロッコリーのカッテージチーズあえ

材料(1人分)

ブロッコリー………………………50g
カッテージチーズ…………………10g
プレーンヨーグルト(市販品)…大さじ1(15g)
塩……………………………………少々

作り方

❶ブロッコリーは小房に分け、熱湯でゆで、冷ます。
❷カッテージチーズとヨーグルト、塩をまぜ、❶をあえる。

エネルギー：36kcal
たんぱく質：4.0g
脂質：1.2g
炭水化物：3.5g
食塩相当量：0.7g

デザート

いちご
3粒(30g)

エネルギー：10kcal
たんぱく質：0.3g
脂質：0.0g
炭水化物：2.6g
食塩相当量：0.0g

昼食 かば焼きの濃い味が食欲をそそる

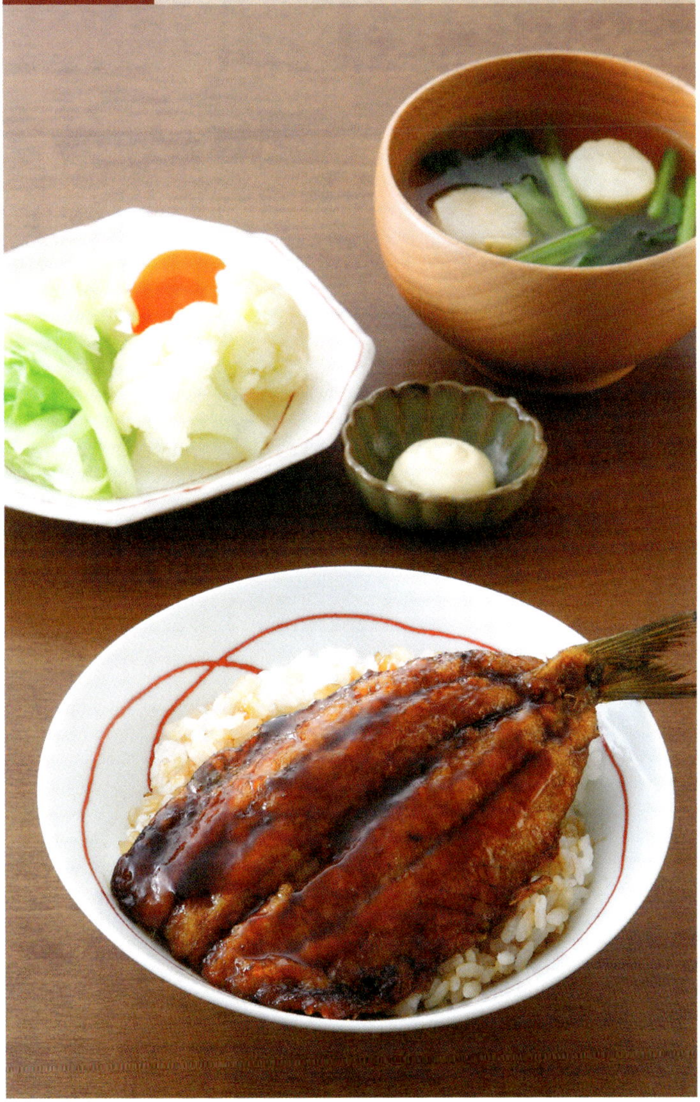

主食 いわしのかば焼き丼

材料（1人分）

いわし……………………小1尾（100g）
かたくり粉…………………小さじ1
サラダ油……………………小さじ1
Ⓐ
砂糖………………………大さじ½
しょうゆ……………………小さじ2
みりん………………………小さじ1
酒……………………………小さじ1
ごはん………………………150g

作り方

❶いわしは手開きにし、腹骨、背びれをとる。かたくり粉を両面にまぶす。
❷フライパンに油を熱し、いわしを身を下にして入れる。中火で焼き、焼き色がついたら裏返してもう片面も焼く。
❸❷のいわしをとり出し、フライパンの油をペーパータオルでふきとり、Ⓐを入れて中火にかけながらかきまぜる。ふつふつしてきたら、いわしを身を下にして入れ、たれをからめ、裏返して火を止める。
❹丼にごはんを盛り、❸のいわしをのせ、その上からたれをかける。

エネルギー：513kcal
たんぱく質：23.9g
脂質：13.7g
炭水化物：66.8g
食塩相当量：1.9g

副菜 温野菜のサラダ

材料（1人分）

カリフラワー………………40g
キャベツ……………………40g
にんじん……………………10g
マヨネーズ…………………大さじ1

作り方

❶カリフラワーは小房に分けてゆでる。キャベツはざく切り、にんじんは輪切りにして、それぞれゆでる。
❷❶を器に盛って、マヨネーズを添える。

エネルギー：106kcal
たんぱく質：2.1g
脂質：9.1g
炭水化物：5.1g
食塩相当量：0.3g

汁物 小松菜と麩のみそ汁

材料（1人分）

小松菜………1株（20g）
焼き麩………………2個
だし……………¾カップ
みそ……………大さじ½

作り方

❶小松菜は3㎝長さに切る。麩は水につけてもどす。
❷だしを煮立て、❶の小松菜を入れ、火が通ったらみそをとき入れる。最後に❶の麩を加える。

エネルギー：27kcal
たんぱく質：2.1g
脂質：0.6g
炭水化物：3.5g
食塩相当量：1.3g

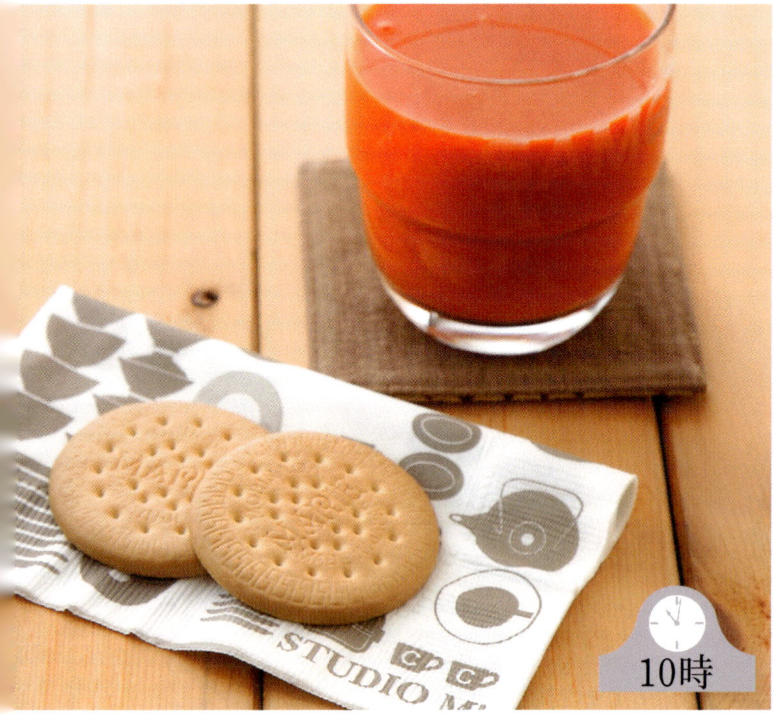

ビスケットと野菜ジュース

材料(1人分)
ビスケット(市販品)……………2枚
野菜ジュース(市販品)………200mℓ

エネルギー：154kcal
たんぱく質：3.9g
脂質：2.0g
炭水化物：31.3g
食塩相当量：0.2g

ポイント

市販の野菜ジュースは補助食品として便利ですが、それだけでは1日に必要な栄養素を摂ることはできません。栄養補助食品(20〜21ページ参照)も上手に利用しましょう。

間食 おなかによい市販品を上手にとり入れて。小腹がすいてもカップめんは厳禁

こづゆ風

エネルギー：98kcal
たんぱく質：6.0g
脂質：0.3g
炭水化物：14.9g
食塩相当量：1.3g

材料(1人分)
干し貝柱…1個(5g)
里いも…中1個(50g)
大根……………20g
にんじん…………15g
豆麩(もしくは手毬麩)…5g
水……………1カップ
Ⓐ酒…………大さじ½
Ⓐみりん……小さじ1
Ⓐ薄口しょうゆ…小さじ½
Ⓐ塩………………少々

作り方
❶ぬるま湯程度の温度の分量の水に干し貝柱を一晩つけておき、手でほぐす。もどし汁はとっておく。豆麩は水でもどし、水けをしぼる。
❷里いもは皮をむき1.5㎝厚さの半月切りにする。塩(分量外)でもみ、熱湯でさっとゆでてぬめりをとる。大根、にんじんは5㎜の厚さのいちょう切りにする。
❸なべに❶の貝柱のもどし汁を煮立て、残りの❶と❷、Ⓐを入れ野菜がやわらかくなるまで煮る。

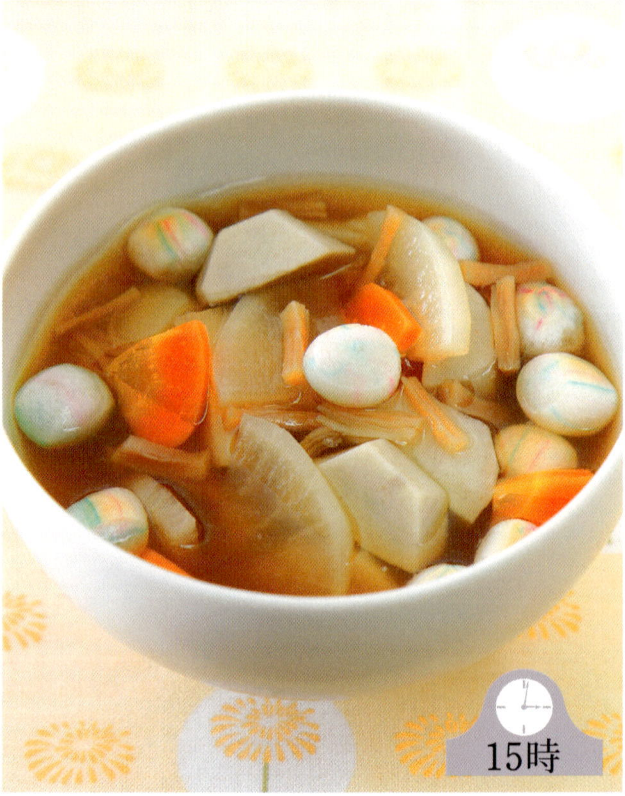

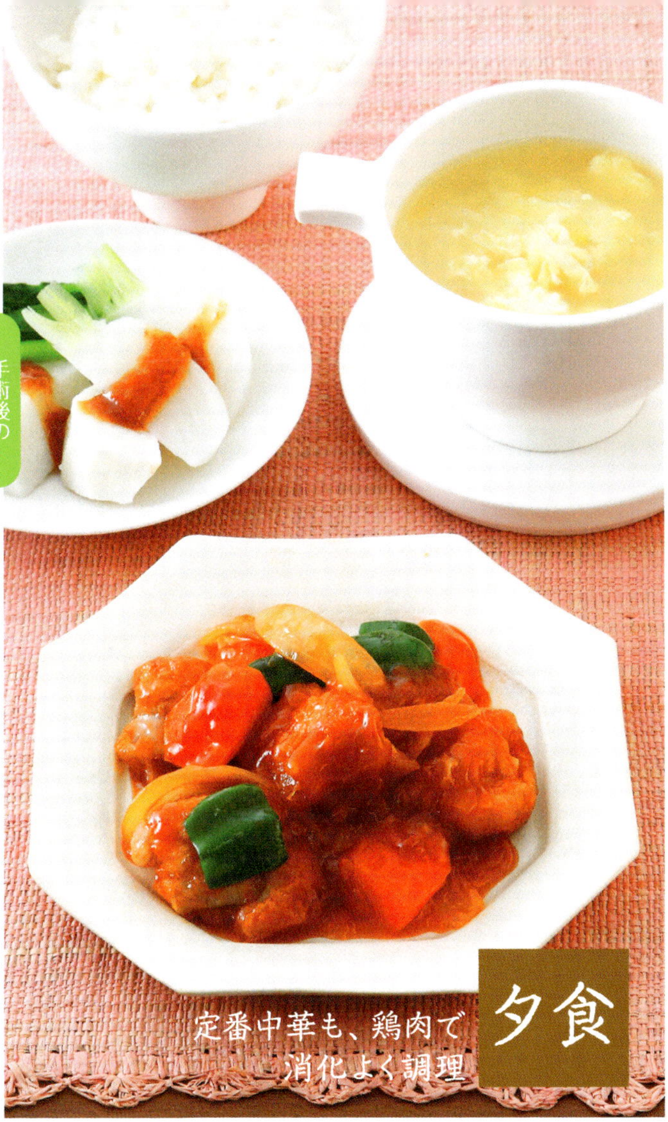

主食 ごはん (150g)

エネルギー：252kcal
たんぱく質：3.8g
脂質：0.5g
炭水化物：55.7g
食塩相当量：0.0g

主菜 酢豚風

材料(1人分)

鶏もも肉(皮なし)……50g
Ⓐ しょうが汁……小さじ½
Ⓐ しょうゆ……小さじ½
Ⓐ 酒……小さじ½
玉ねぎ……中⅛個(25g)
にんじん……20g
ピーマン……¼個(10g)
Ⓑ 砂糖……小さじ1
Ⓑ しょうゆ……小さじ1
Ⓑ 塩……少々
Ⓑ トマトケチャップ……大さじ1
Ⓑ 水……80mℓ
サラダ油……小さじ1
Ⓒ かたくり粉……小さじ1
Ⓒ 水……大さじ1

作り方

❶鶏肉は2㎝角に切り、まぜ合わせたⒶを振り下味をつける。10分くらいつけ込んだら、かたくり粉大さじ½(分量外)をまぶす。
❷玉ねぎはくし形切り、にんじんは乱切り、ピーマンは角切りにする。
❸フライパンに油を熱し❶を炒める。肉の色が変わったら❷を加えてさらに炒める。
❹❸にまぜ合わせたⒷを加え全体に味をなじませ、まぜ合わせたⒸを加えとろみをつける。

エネルギー：174kcal
たんぱく質：12.5g
脂質：6.5g
炭水化物：15.2g
食塩相当量：2.3g

汁物 たまごスープ

材料(1人分)

玉ねぎ……中⅛個(25g)
卵……½個
鶏ガラスープのもと……小さじ½
水……¾カップ
塩・こしょう……各少々

作り方

❶玉ねぎは繊維に直角に薄切りにする。
❷なべに分量の水と鶏ガラスープのもとを入れて煮立て、❶を入れる。玉ねぎに火が通ったら、といた卵を加えまぜる。
❸塩・こしょうで調味する。

エネルギー：50kcal
たんぱく質：3.5g
脂質：2.6g
炭水化物：2.8g
食塩相当量：1.3g

副菜 蒸し野菜のみそがけ

材料(1人分)

かぶ……中⅓個(25g)
かぶの葉……10g
里いも……小2個(40g)
Ⓐ みそ……小さじ1
Ⓐ 砂糖……小さじ½
Ⓐ みりん……小さじ½

作り方

❶かぶはくし形に切る。葉は3㎝の長さに切る。里いもは一口大に切って水洗いしてぬめりをとる。
❷❶を蒸し器で蒸す。
❸Ⓐをなべで加熱しながらまぜ合わせる。器に盛った❷にかける。

エネルギー：55kcal
たんぱく質：1.7g
脂質：0.4g
炭水化物：10.9g
食塩相当量：0.8g

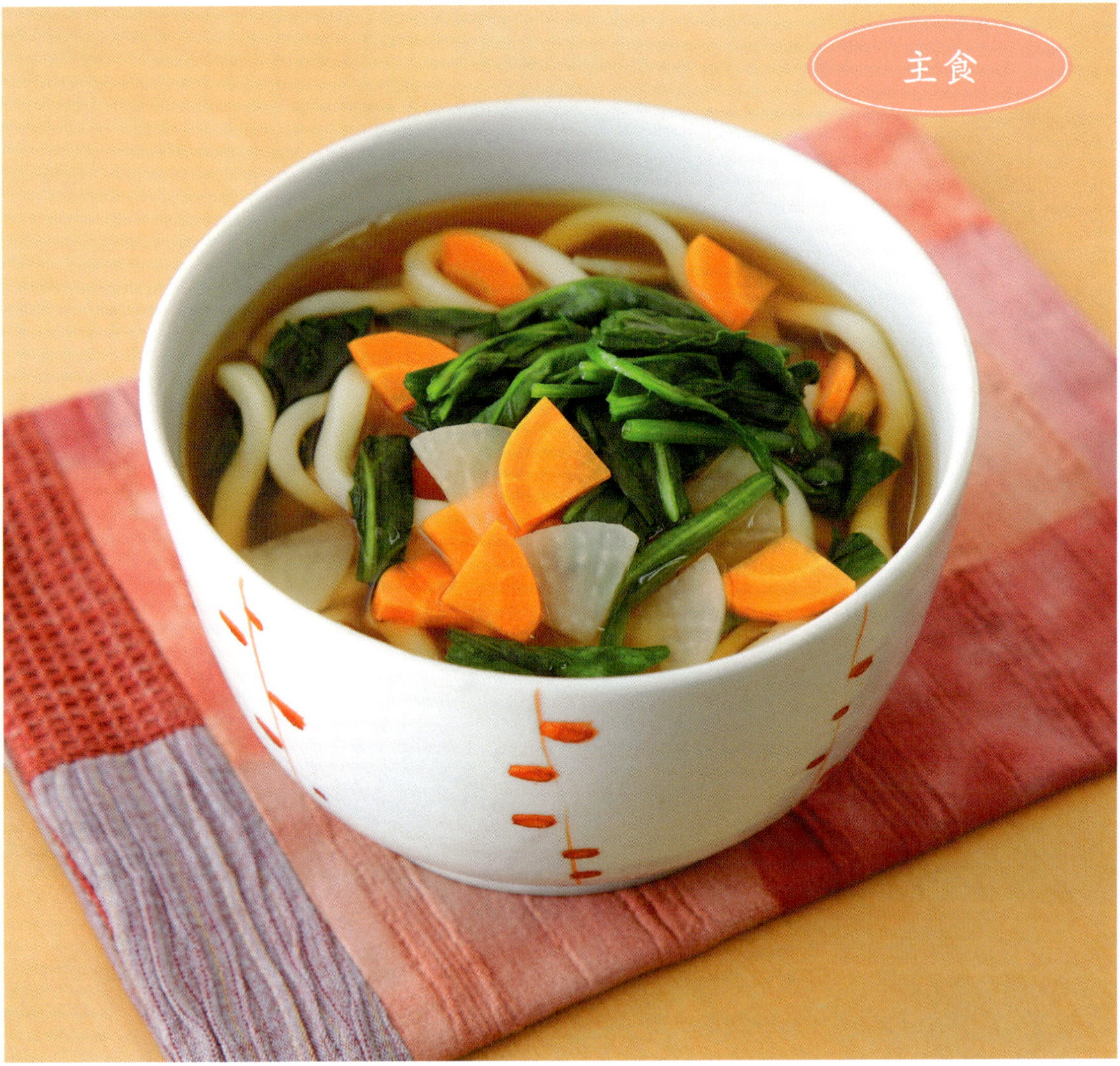

野菜も一緒に摂れる

けんちんうどん

エネルギー：262kcal
たんぱく質：7.7g
脂質：1.0g
炭水化物：53.9g
食塩相当量：4.2g

ポイント

のどごしのよい食品でも、飲み込まずに、よく噛むことは忘れずに。

材料（1人分）

ゆでうどん……………………1玉（200g）
大根………………………………………20g
にんじん…………………………………20g
ほうれんそう………………1½株（30g）
Ⓐ めんつゆ（3倍濃縮タイプ）…大さじ2
Ⓐ 水……………………………………250㎖

作り方

❶大根、にんじんは薄いいちょう切りにする。
❷ほうれんそうは熱湯でゆで、冷水にとって冷まし、3㎝の長さに切る。
❸なべにⒶを煮立て、❶を入れて煮る。野菜が透き通ってきたらうどんを入れる。
❹うどんがやわらかくなったら、❷を入れる。

脂肪控えめで外食気分

ピザトースト

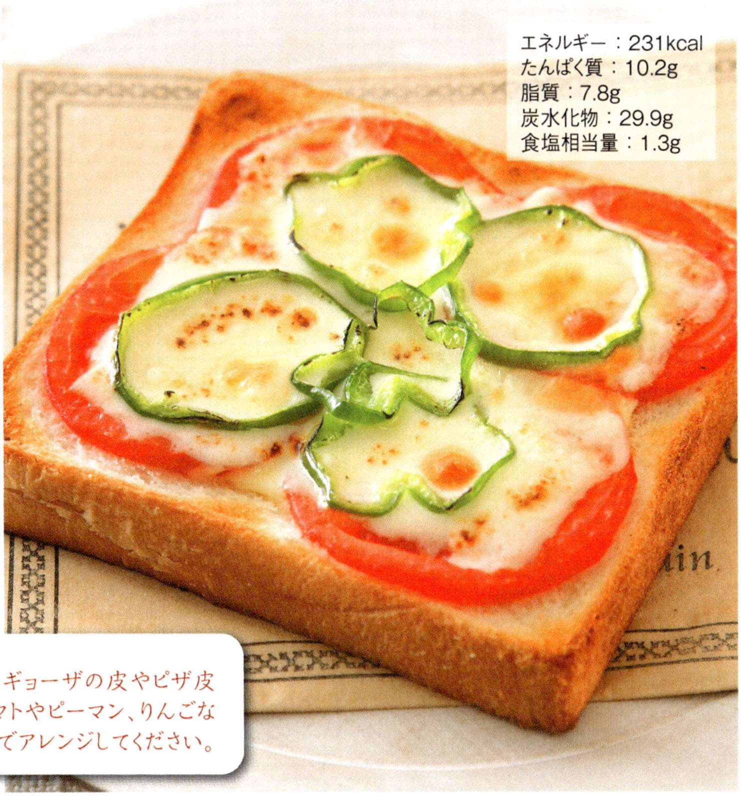

エネルギー：231kcal
たんぱく質：10.2g
脂質：7.8g
炭水化物：29.9g
食塩相当量：1.3g

材料（1人分）

食パン（6枚切り）…………1枚
スライスチーズ（とけるタイプ）…1枚（20g）
ピーマン……………………5g
トマト……………中1/6個（30g）

作り方

❶トマトは湯むきして皮と種をとり、薄くスライスする。
❷ピーマンは種をとり、薄い輪切りにする。
❸パンの上に❶、チーズ、❷をのせ、オーブントースターでチーズがとけるくらいまで焼く。

ポイント

ピザ風の料理は、ギョーザの皮やピザ皮で手軽に作ることができます。トマトやピーマン、りんごなどと組み合わせて、ご自分の好みでアレンジしてください。

保存しておいたソースを使って

ニョッキのミートソース

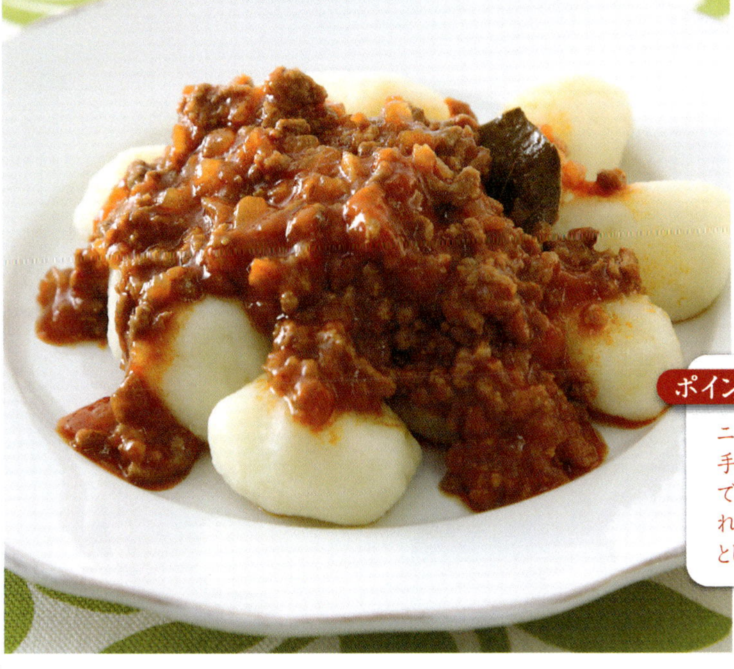

材料（1人分・中8個）

基本のニョッキ（28ページ参照）…中8個
基本のミートソース（25ページ参照）…70g

作り方

❶基本のニョッキを器に盛り、あたためたミートソースをかける。

エネルギー：316kcal
たんぱく質：11.2g
脂質：9.8g
炭水化物：44.3g
食塩相当量：1.3g

ポイント

ニョッキはじゃがいもと粉から作る手作りパスタですが、意外と手軽にできます。イタリアでは日常的に作られる定番の家庭料理です。モチッとした食感を楽しんで。

主菜

くせがなく栄養価も高い
さわらの梅照り焼き

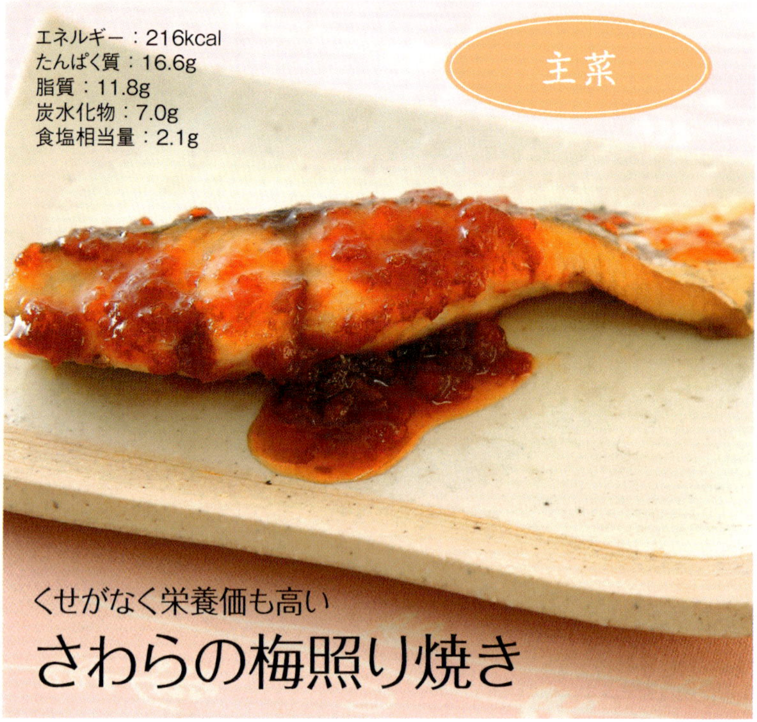

エネルギー：216kcal
たんぱく質：16.6g
脂質：11.8g
炭水化物：7.0g
食塩相当量：2.1g

材料(1人分)

さわら…………………1切れ(80g)
梅干し………½個(種をとって5g)
サラダ油……………………小さじ1
Ⓐ みりん……………………小さじ1
Ⓐ 酒…………………………小さじ1
Ⓐ しょうゆ…………………小さじ1
Ⓐ 砂糖………………………小さじ1

作り方

❶さわらに塩をひとつまみ(分量外)振りかけ、10分おく。水けが出てきたらペーパータオルでふきとる。
❷梅干しは種をとり除き、こまかく刻む。
❸フライパンに油を熱し、❶を両面こんがり焼く。
❹❸のさわらをいったんとり出し、フライパンの汚れをふきとる。
❺❹のフライパンにⒶを入れて中火にし、煮立てる。さわらをもどし入れ、❷を加え、たれをさわらにからませる。

おなかにやさしい洋食マカロニグラタン

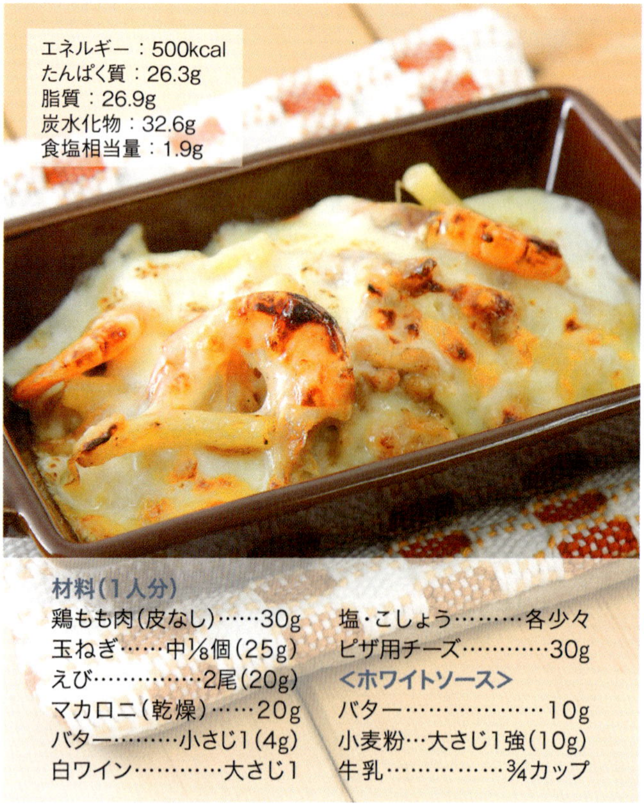

エネルギー：500kcal
たんぱく質：26.3g
脂質：26.9g
炭水化物：32.6g
食塩相当量：1.9g

材料(1人分)

鶏もも肉(皮なし)……30g
玉ねぎ……中⅛個(25g)
えび……………2尾(20g)
マカロニ(乾燥)……20g
バター………小さじ1(4g)
白ワイン…………大さじ1
塩・こしょう………各少々
ピザ用チーズ…………30g

<ホワイトソース>

バター…………………10g
小麦粉…大さじ1強(10g)
牛乳……………¾カップ

作り方

❶鶏肉は1㎝角に切る。玉ねぎは5㎜厚さの薄切りにする。えびは殻と尾をとる。
❷マカロニはゆで、ざるに上げて水けをきっておく。
❸フライパンにバターを熱し、中火で❶の玉ねぎを炒める。透き通ってきたら、❶の鶏肉、えびを加えて火を通し、白ワインを加えてアルコールをとばし、塩・こしょうを振ってとり出す。
❹ホワイトソースを作る。大きめの耐熱ボウルに材料をすべて入れ、適当にまぜ、ラップフィルムをせずに電子レンジで3分加熱する。一度とり出してまぜ、さらに電子レンジで3分加熱してよくまぜる。
❺❷と❸、❹のホワイトソースをまぜる。
❻❺を耐熱皿に入れてチーズを散らし、オーブントースターで焼き色がつくまで7～8分焼く。

ポイント
マカロニやスパゲッティなどのパスタは、食物繊維が多いので、1度に食べる量を控えめに。

エネルギー：150kcal
たんぱく質：13.0g
脂質：5.3g
炭水化物：12.2g
食塩相当量：0.9g

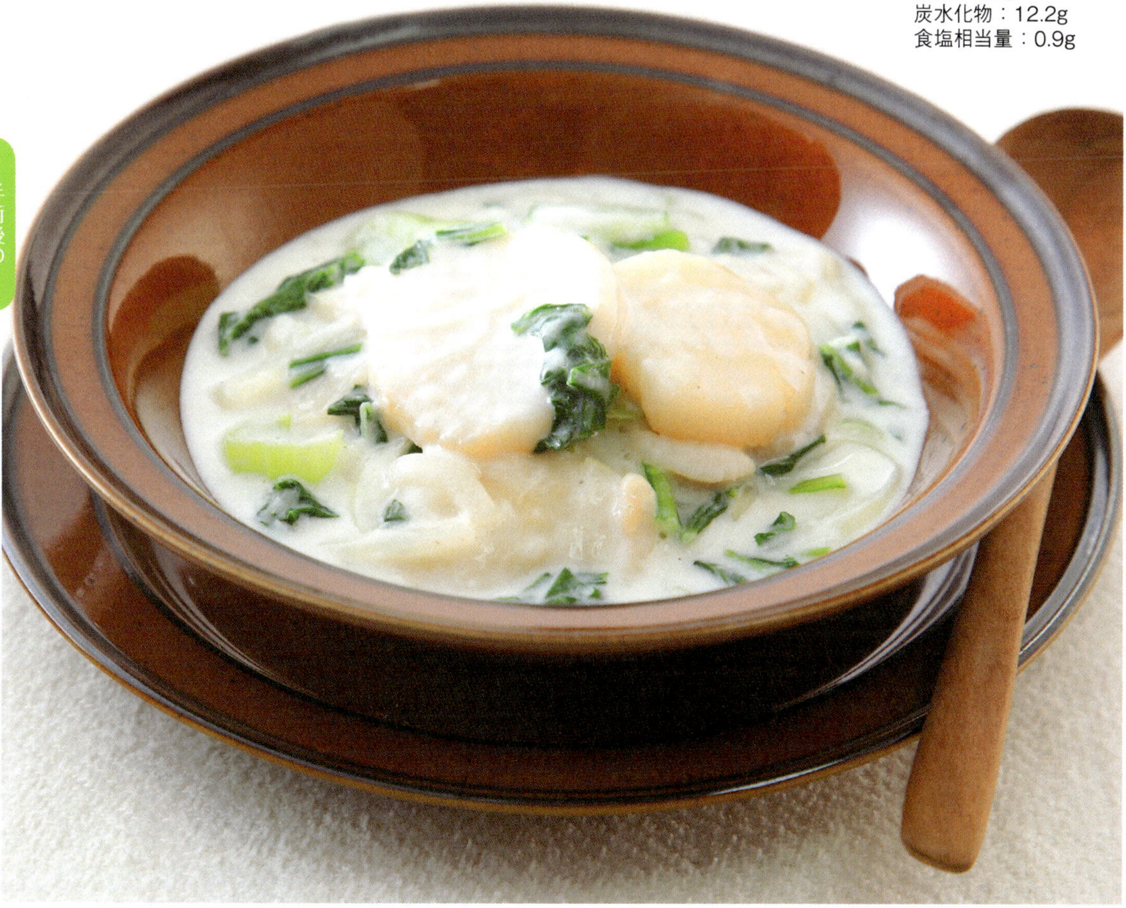

ほたて貝柱のうまみと野菜の甘みがいっぱい

ほたてクリーム煮

材料（1人分）

ほたて貝柱…………小3個（60g）
玉ねぎ…………………………20g
チンゲンサイ…………½株（50g）
バター………………小さじ1（4g）
水…………………………大さじ2
牛乳………………………¼カップ
塩・こしょう…………………各少々
Ⓐ かたくり粉……………大さじ½
Ⓐ 水………………………大さじ1

作り方

❶ほたては厚みを2等分にスライスする。
❷玉ねぎは繊維に直角に薄切りにする。チンゲンサイは1㎝幅に切る。
❸なべにバターをとかし、❶の両面を軽く焼き、一度とり出す。
❹❸のなべに❷を入れて炒め、分量の水を加える。
❺野菜がやわらかくなったら牛乳を加えて一煮立ちさせ、❸のほたてをもどし入れて塩・こしょうで味をととのえる。
❻一度火を止め、まぜ合わせたⒶを加えてとろみをつける。

ポイント

ほたては、加熱しすぎると風味が落ちるので注意が必要です。また、牛乳を加えてからは、とろみをつけてさっと仕上げることがコツです。

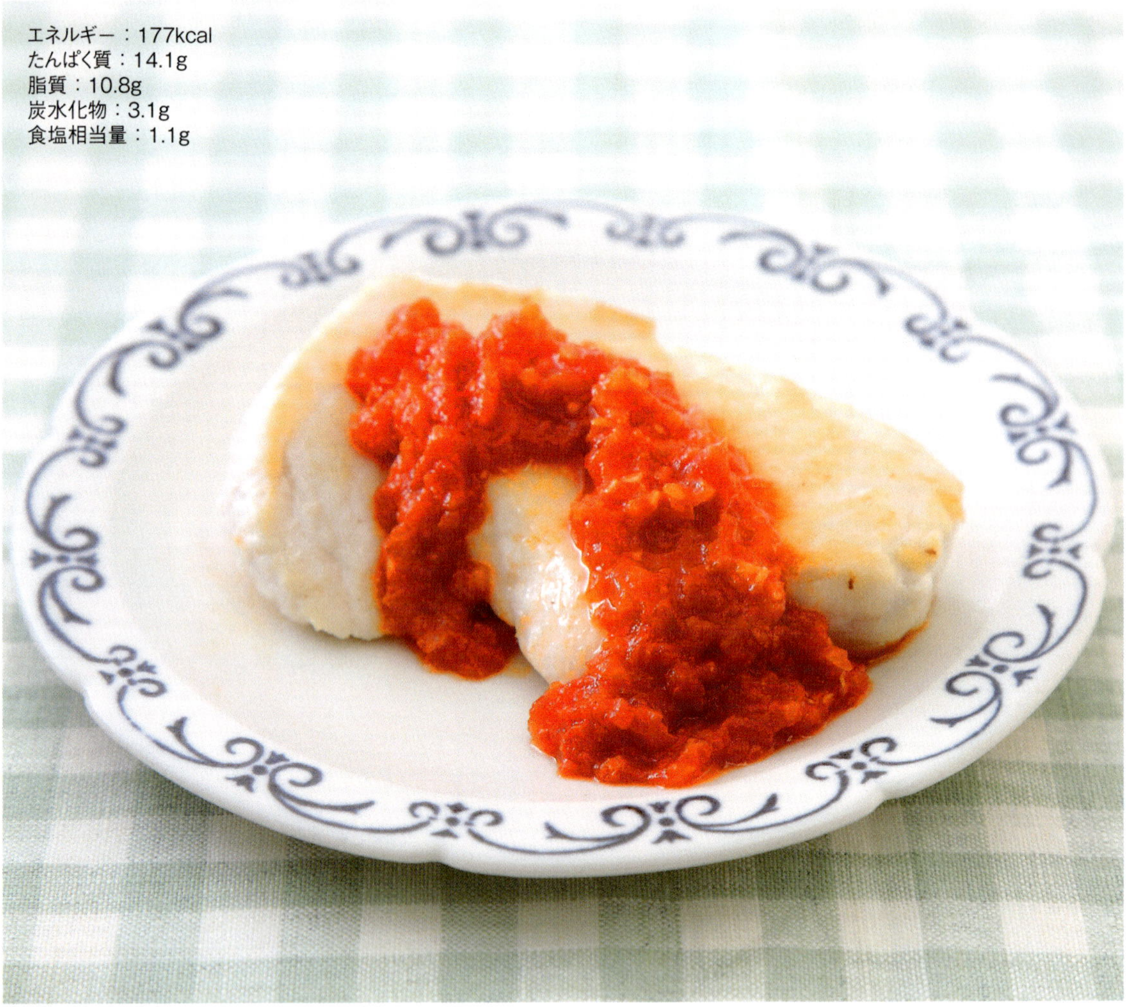
エネルギー：177kcal
たんぱく質：14.1g
脂質：10.8g
炭水化物：3.1g
食塩相当量：1.1g

高たんぱく・低脂肪のかじきを酸味のきいたソースで

かじきのソテー

材料（1人分）

かじき……………………………………1切れ（70g）
塩・こしょう……………………………………各少々
白ワインまたは酒…………………………大さじ½
オリーブ油…………………………………小さじ1
基本のトマトソース（24ページ参照）……大さじ2

作り方

❶かじきは2つにそぎ切りにする。塩・こしょうと白ワイン（または酒）を振って下味をつける。
❷フライパンに油を熱し、❶を両面焼き、皿に盛る。
❸❷のフライパンにトマトソースを入れてあたため、❷のかじきにかける。

ポイント

かじきは高たんぱく・低脂肪で、ミネラルやビタミンもバランスよく含んでいます。特にカリウムが多いのが特徴で、ナトリウムの排泄を促し、高血圧の予防にも効果的。かじきは、透明感があって身がしまっているものを選びましょう。

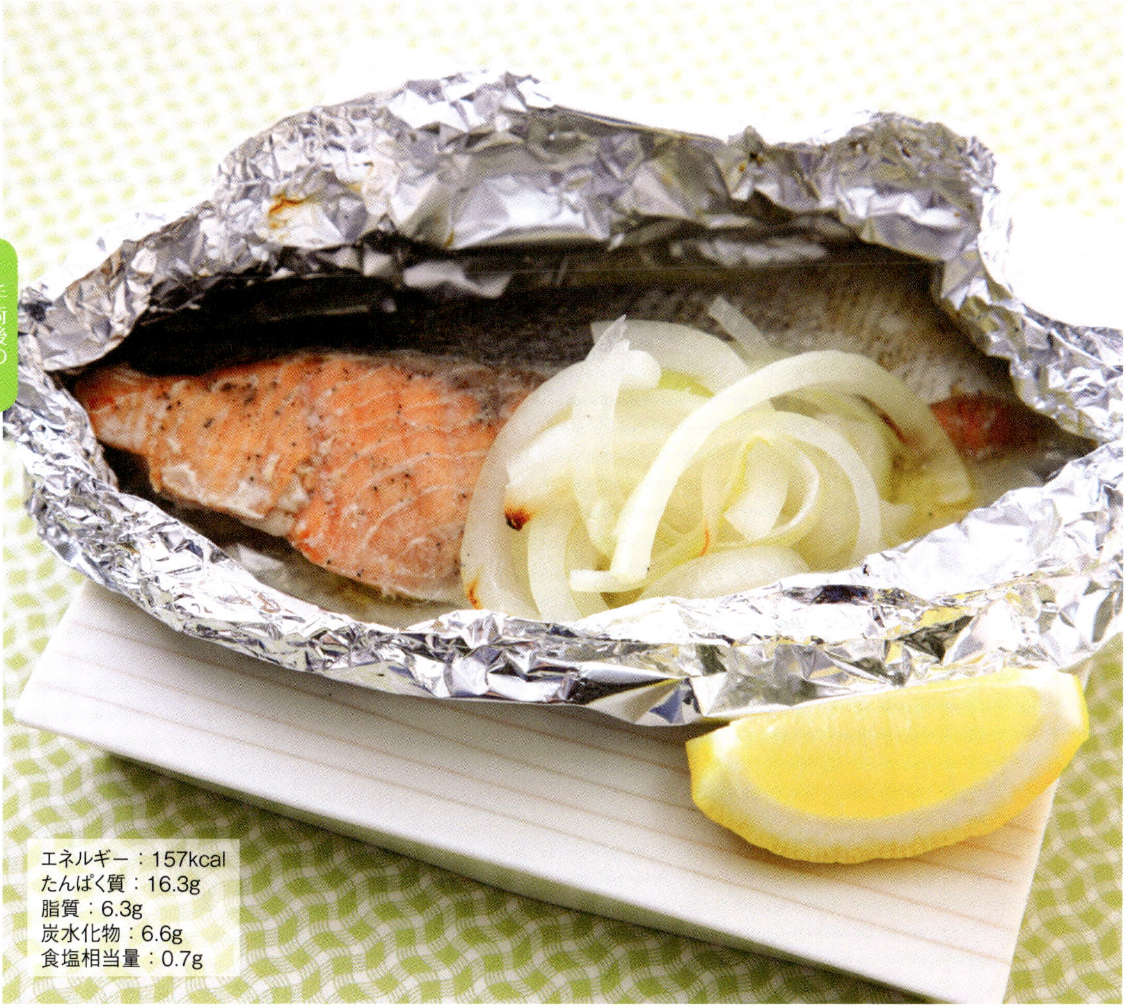

エネルギー：157kcal
たんぱく質：16.3g
脂質：6.3g
炭水化物：6.6g
食塩相当量：0.7g

手軽にできる主菜おかず

鮭のアルミホイル焼き

材料(1人分)

生鮭……1切れ(70g)
Ⓐ 塩……………少々
Ⓐ こしょう………少々
Ⓐ 白ワイン…小さじ1
玉ねぎ…中¼個(50g)
バター…小さじ1(4g)
白ワイン……小さじ1
レモン…………⅛個

作り方

❶鮭にⒶを振り、下味をつけて、10分ほどおく。
❷玉ねぎは薄切りにする。バターは小さく切っておく。
❸アルミホイルを広げて、❶と❷の玉ねぎをおく。その上にバターをのせ、ワインをかけてアルミホイルの口を閉じる。
❹❸をグリルで20分焼く。皿に盛り、くし形に切ったレモンを添える。

ポイント

日本人に親しまれている鮭には、抗酸化作用があり、免疫力を高めるほか、血行を改善し、悪玉(LDL)コレステロールがたまるのを防ぐ働きがあります。

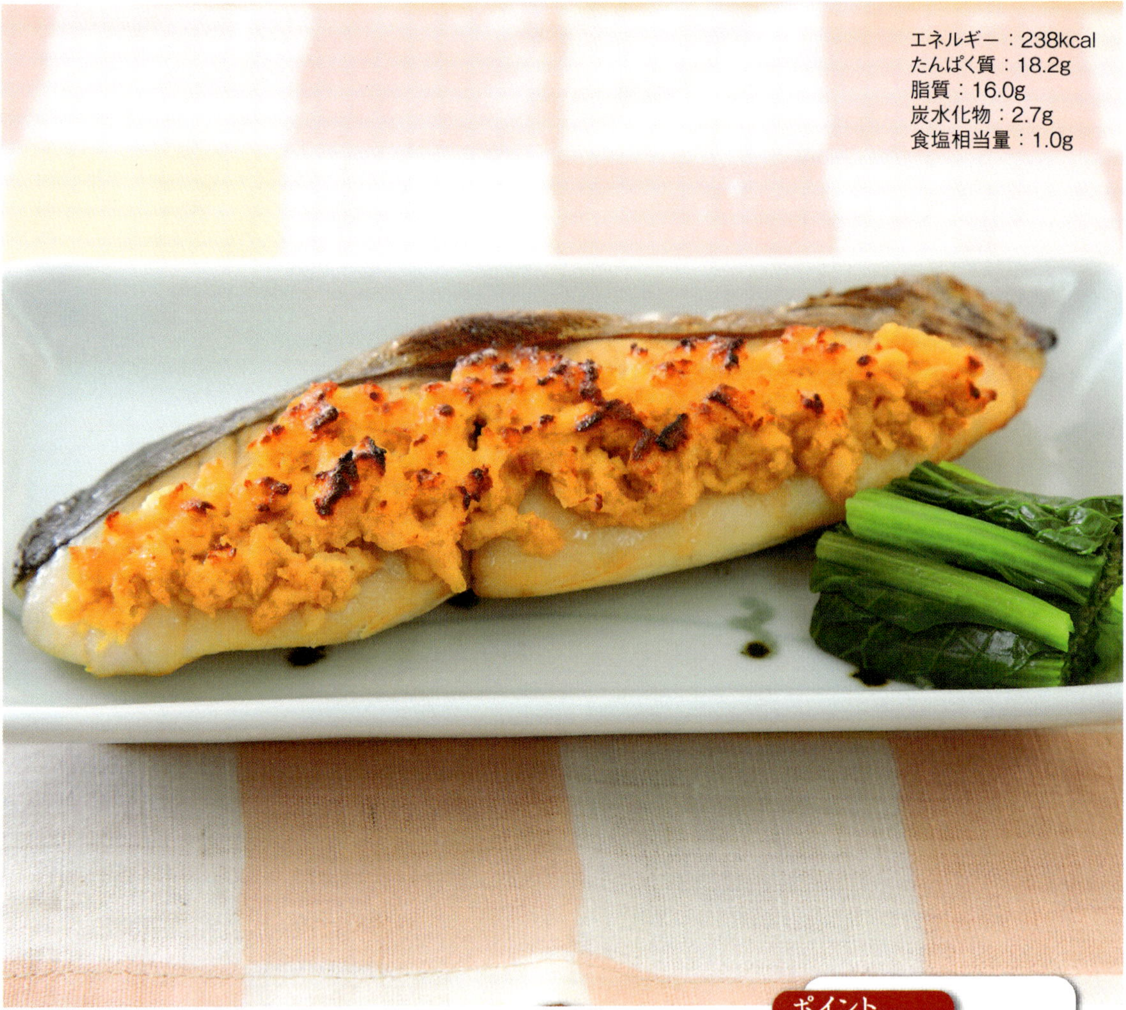
エネルギー：238kcal
たんぱく質：18.2g
脂質：16.0g
炭水化物：2.7g
食塩相当量：1.0g

エネルギー・たんぱく質が補給できる

さわらの菜種焼き

材料（1人分）

さわら…………1切れ（70g）

Ⓐ 酒………………小さじ½
　しょうゆ…………小さじ½

ほうれんそう……1株（20g）

卵………………………½個

Ⓑ 砂糖……………小さじ⅓
　マヨネーズ………大さじ½
　みそ……………小さじ⅓

サラダ油……………小さじ½

作り方

❶さわらにⒶを振り10分おいて下味をつける。

❷ほうれんそうは熱湯でゆで、冷水にとって水けをきり、4〜5㎝の長さに切っておく。

❸卵を割りほぐし、まぜ合わせたⒷを加えさらにまぜる。油を引いたフライパンでやわらかめのいり卵を作る。

❹ペーパータオルで❶の水けをふき、グリルで両面を焼き、焼けたら表面に❸をのせ、薄く焼き色がつくくらいにさらに焼く。

❺皿に盛り、❷を添える。

ポイント

付け合わせはほうれんそうのほか、小松菜など季節の青菜を使ってもおいしくできます。マヨネーズに含まれるリジンは、穀物には少ない必須アミノ酸の一種で、体の組織をつくり、さまざまな機能を円滑にする働きがあります。カルシウムの吸収を助け、骨や歯の強化に効果があり、ブドウ糖の代謝を高めることで、よりエネルギーになりやすくしてくれます。

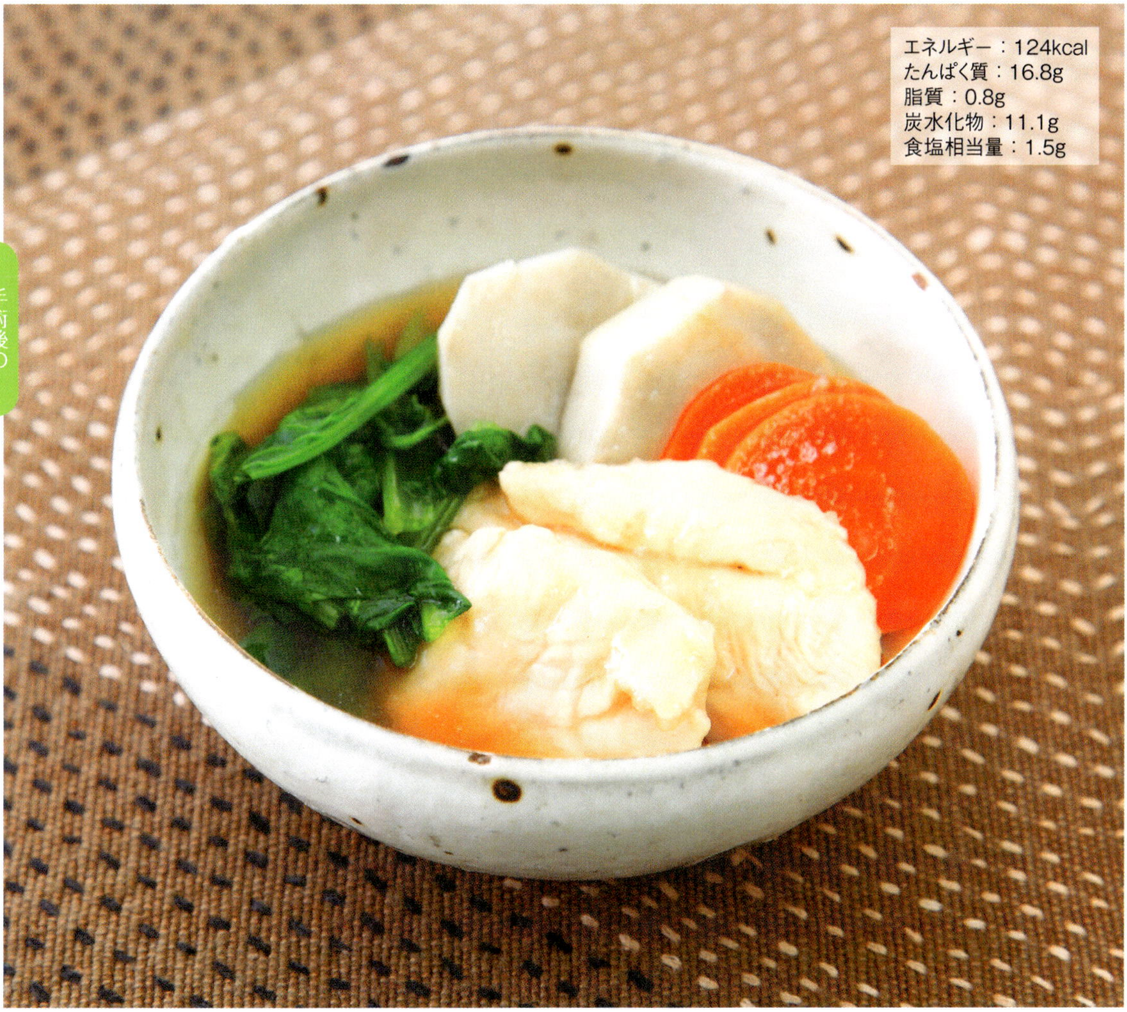
エネルギー：124kcal
たんぱく質：16.8g
脂質：0.8g
炭水化物：11.1g
食塩相当量：1.5g

とろみがあり食べやすい、金沢の郷土料理

鶏の治《じ》部《ぶ》煮《に》

材料（1人分）

鶏ささ身……………1本（60g）
里いも……………小2個（40g）
にんじん……………………10g
小松菜………………1株（20g）
だし………………………120㎖
Ⓐ
- 酒……………………小さじ1
- しょうゆ……………大さじ½
- 砂糖…………………小さじ1

作り方

❶ささ身は5㎝長さのそぎ切りにしてかたくり粉少々（分量外）をまぶす。
❷里いもは皮をむいて半分に切り、塩でもみ、水洗いしてぬめりをとる。にんじんは5㎜厚さの輪切りにする。
❸小松菜は3〜4㎝長さに切る。
❹なべにだしとⒶ、❷を入れ煮立て、アクをとり、ふたをして里いもがやわらかくなるまで10分ほど煮る。❶を入れ火が通ったら、❸を入れ一煮する。

ポイント

金沢の郷土料理の治部煮は、本来、野鳥の肉に粉をまぶしてうまみを閉じ込めた煮物として、古くから親しまれてきた一品です。金沢特産の麩を入れても。また、わさびをつけて食べるのも特徴ですが、しばらくの間は香辛料は控えたほうがよいでしょう。

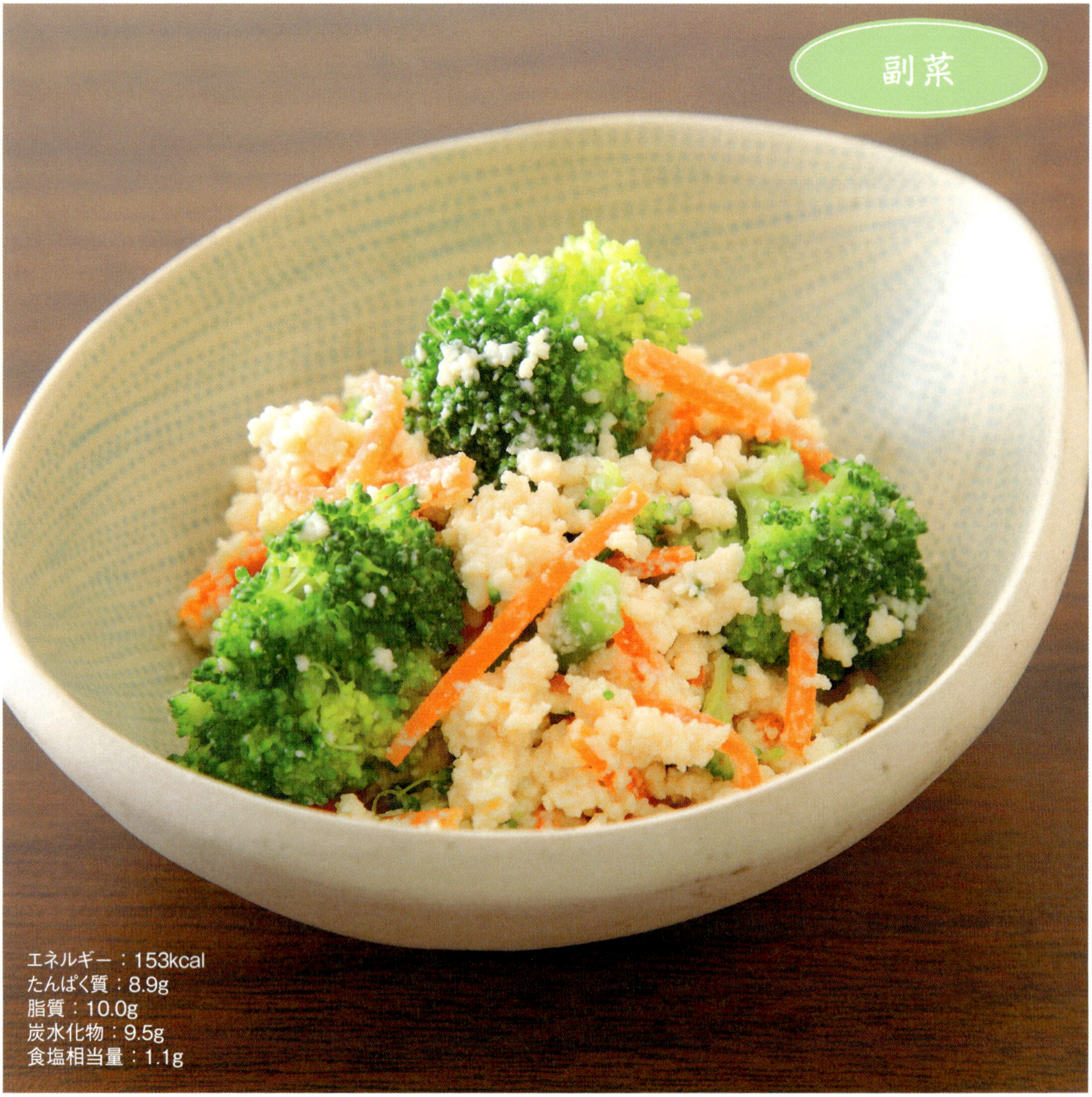
副菜
エネルギー：153kcal
たんぱく質：8.9g
脂質：10.0g
炭水化物：9.5g
食塩相当量：1.1g

ごまのかわりにピーナッツの風味で

ブロッコリーとにんじんの白あえ

ポイント

栄養価の高いピーナッツ。料理の隠し味に使うと、グルタミン酸のうまみで味に深みが出ます。

材料（１人分）

ブロッコリー……………………40g
にんじん…………………………10g
木綿どうふ……………⅙丁（50g）
Ⓐ ピーナッツペースト…………15g
Ⓐ 砂糖……………………小さじ１
Ⓐ 塩……………………ひとつまみ
Ⓐ 顆粒だしのもと……………少々

作り方

❶ブロッコリーは小房に分け、にんじんは細いせん切りにする。それぞれ、やわらかくなるまでゆでる。
❷とうふは水きりして、ボウルに入れてほぐし、Ⓐを加えなめらかになるまでよくまぜる。
❸❷に❶を入れ、全体をあえる。

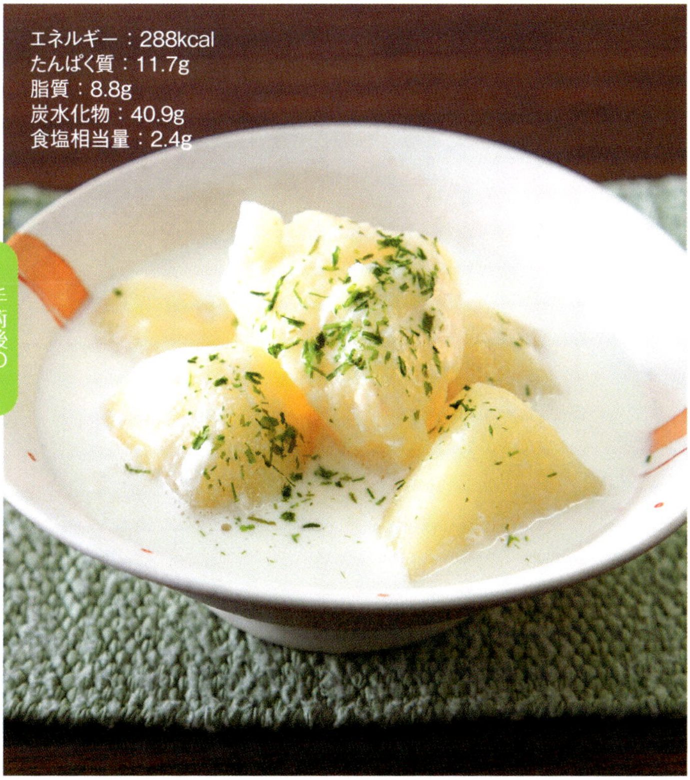

エネルギー：288kcal
たんぱく質：11.7g
脂質：8.8g
炭水化物：40.9g
食塩相当量：2.4g

定番料理をさらにおいしくアレンジ

じゃがいもの白みそミルク炊き

材料（1人分）

じゃがいも…………………中1個（100g）
牛乳…………………………………1カップ
白みそ…………………………………大さじ2
青のり…………………………………適宜

作り方

❶じゃがいもは皮をむき、4等分し、ラップフィルムに包んで電子レンジで2分加熱する。
❷なべに牛乳を入れ火にかけ、みそをとかしながら弱火にかける。
❸❷に❶を入れて、3分ほど煮る。器に盛ってお好みで青のりを散らす。

良質のたんぱく質が摂れる

アスパラのタルタルサラダ

材料（1人分）

グリーンアスパラガス………3本（45g）
<タルタルソース>
ゆで卵…………………………………$\frac{1}{2}$個
玉ねぎのみじん切り……大さじ1（10g）
きゅうりのピクルス……………………5g
マヨネーズ…………………………大さじ1

作り方

❶アスパラガスは根元のかたい部分を切り落とし、塩少々（分量外）を加えた湯でゆでる。長さを3等分に切る。
❷ゆで卵、ピクルスはそれぞれみじん切りにし、玉ねぎ、マヨネーズとまぜる。
❸器に❶を並べ、上から❷のソースをかける。

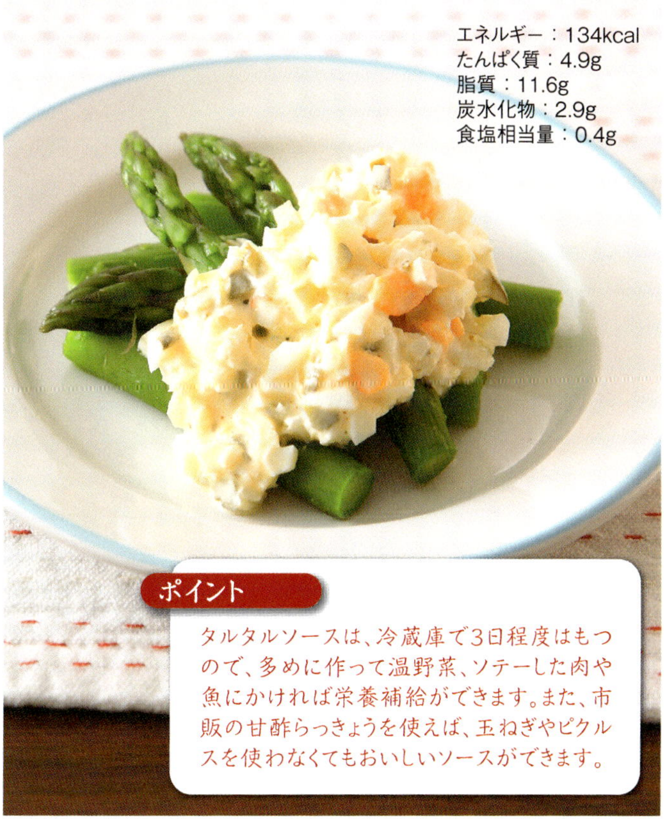

エネルギー：134kcal
たんぱく質：4.9g
脂質：11.6g
炭水化物：2.9g
食塩相当量：0.4g

ポイント

タルタルソースは、冷蔵庫で3日程度はもつので、多めに作って温野菜、ソテーした肉や魚にかければ栄養補給ができます。また、市販の甘酢らっきょうを使えば、玉ねぎやピクルスを使わなくてもおいしいソースができます。

エネルギー：24kcal
たんぱく質：0.2g
脂質：0.1g
炭水化物：5.7g
食塩相当量：0.5g

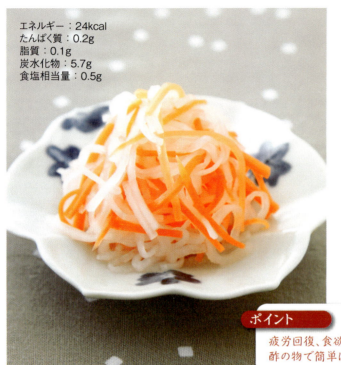

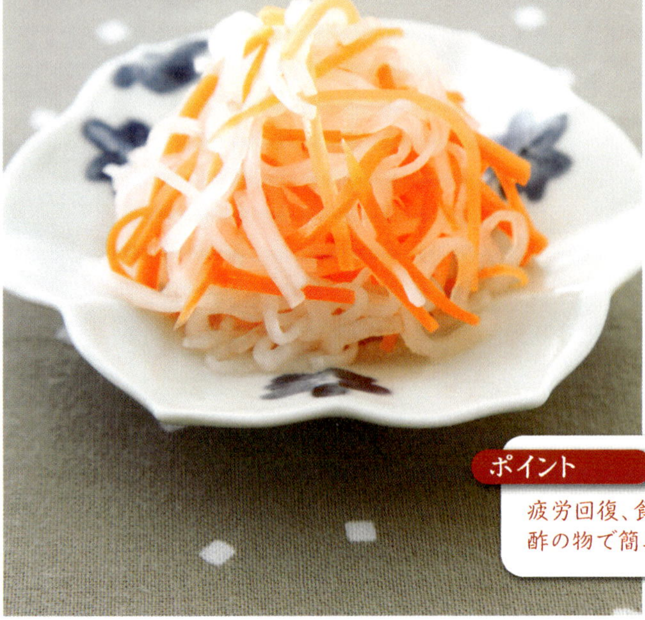

さっぱりと

なます

材料（1人分）

大根……………………………………40g
にんじん………………………………10g
塩………………………………………少々
Ⓐ┌酢…………………………………大さじ½
　│砂糖………………………………小さじ1
　└塩………………………………………少々

作り方

❶大根、にんじんはせん切りにする。塩を振り、しんなりしたら水洗いしてしぼる。
❷Ⓐで合わせ酢を作り、❶にかけてあえる。

ポイント

疲労回復、食欲増進などの効果がある酢は、酢の物で簡単に摂るのが一番のおすすめ。

体があたたまる

かぶのかにあんかけ

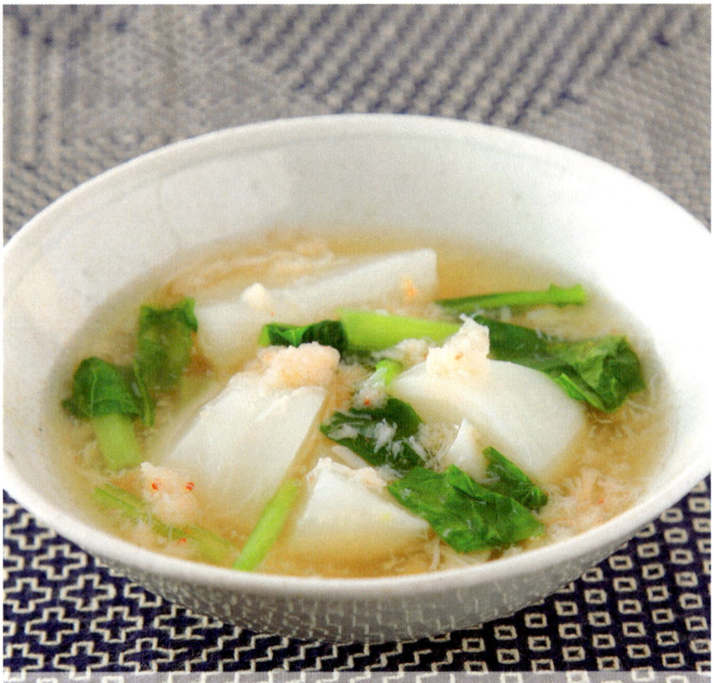

材料（1人分）

かぶ…………………………中1個（80g）
かぶの葉…………………………………10g
だし……………………………… 1カップ
かに（缶詰）…………………¼缶（15g）
Ⓐ┌しょうゆ……………………小さじ½
　└みりん………………………小さじ½
Ⓑ┌かたくり粉…………………小さじ1
　└水…………………………………大さじ1

作り方

❶かぶは皮をむいて4等分のくし形に切る。かぶの葉はゆでて水けをしぼり2〜3cmの長さに切る。
❷なべにだしを煮立て、❶のかぶを入れてやわらかくなるまで煮たら、かぶをとり出し、かにとⒶを加えて一煮立ちさせ、まぜ合わせたⒷを回し入れてとろみをつける。
❸器に❷のかぶと❶のかぶの葉を盛り、上から❷のあんをかける。

エネルギー：53kcal
たんぱく質：4.0g
脂質：0.2g
炭水化物：8.9g
食塩相当量：0.9g

簡単でうまみがいっぱい

玉ねぎのスープ煮

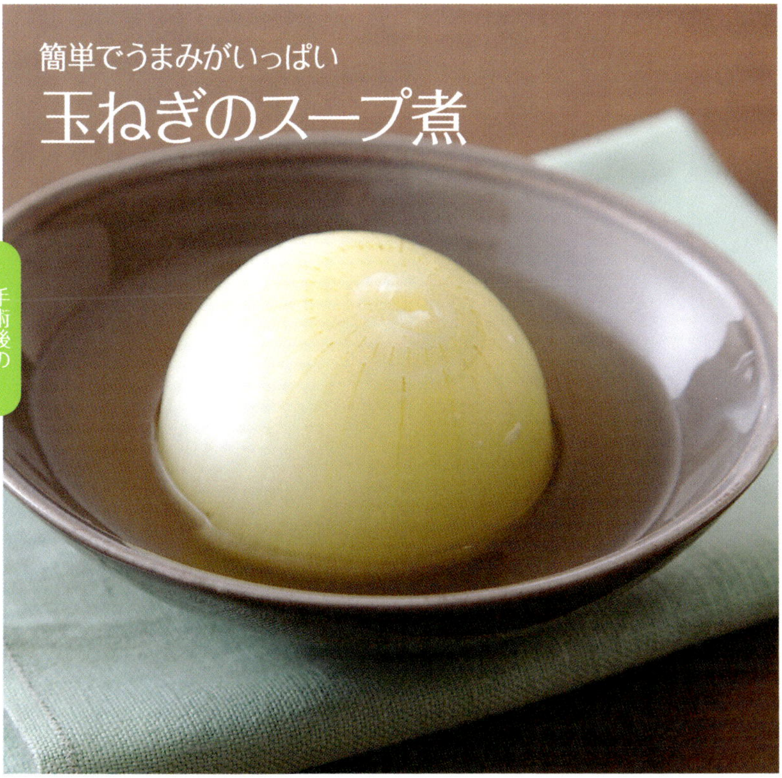

材料(1人分)

玉ねぎ……………中1個(200g)

Ⓐ
- 水…………………………3カップ
- 顆粒スープのもと……小さじ2
- 塩・こしょう……………各少々
- 酒………………………大さじ2

作り方

❶玉ねぎの皮をむく。
❷小なべに❶を入れ、Ⓐを加える。
❸中火で加熱し、沸騰したら弱火にし、ふたをして50分ほど煮る。

玉ねぎとスープ150㎖分
エネルギー：95kcal
たんぱく質：2.2g
脂質：0.3g
炭水化物：19.1g
食塩相当量：1.1g

お弁当にも

かぼちゃ茶巾

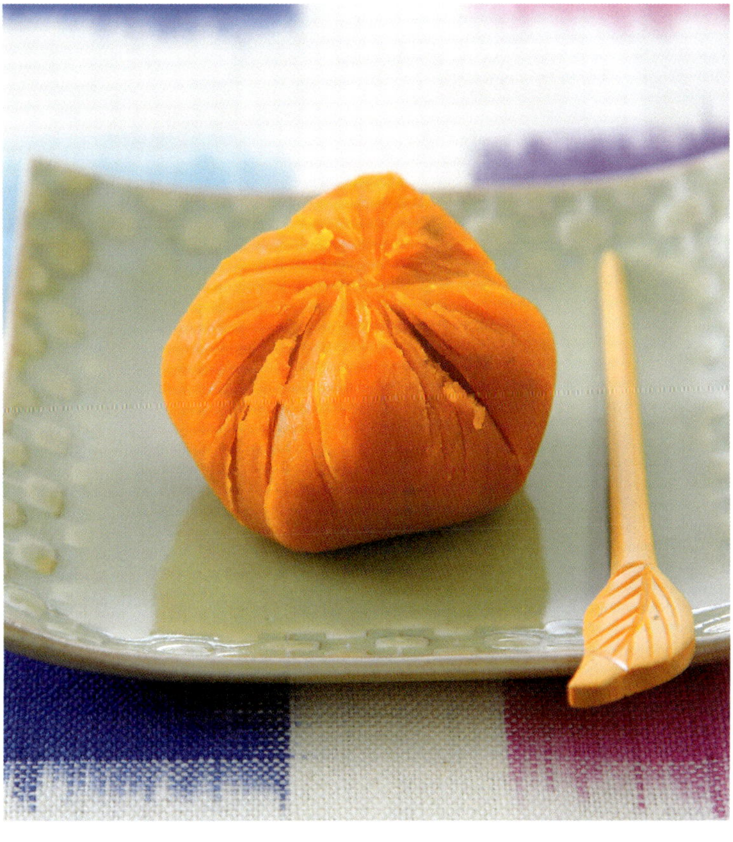

材料(1人分)

かぼちゃ……………………………60g
砂糖…………………………小さじ½
バター……………………小さじ½(2g)

作り方

❶かぼちゃは皮と種とわたをとり、3㎝角に切る。ラップフィルムをかけて、電子レンジで2分加熱する。
❷❶が熱いうちにフォークでつぶし、バターと砂糖をまぜる。ラップフィルムに包み、上をしぼって形を整える。

エネルギー：75kcal
たんぱく質：1.2g
脂質：1.8g
炭水化物：13.9g
食塩相当量：0.0g

動脈硬化予防に

いわしのつみれ汁

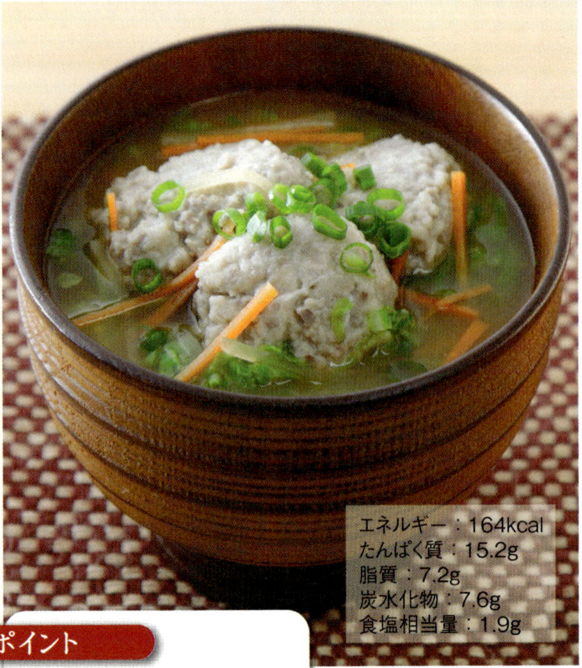

エネルギー：164kcal
たんぱく質：15.2g
脂質：7.2g
炭水化物：7.6g
食塩相当量：1.9g

材料（1人分）

いわし…………………小2尾分（すり身で60g）
Ⓐ とき卵・かたくり粉…………………各大さじ½
　 おろししょうが・酒…………………各小さじ1
だし……………………………………1カップ
大根……………………………………10g
にんじん………………………………10g
白菜…………………………………½枚（30g）
みそ……………………………………小さじ2
万能ねぎ………………………………適量

作り方

❶いわしは三枚におろし、身を包丁でこまかくなるまでたたく。
❷大根、にんじん、白菜はせん切りにする。
❸ボウルに❶とⒶを入れて粘りけが出るまでよくねる。
❹なべにだしを入れ、煮立ったら❷を入れる。
❺野菜がやわらかく煮えたら❸を3個のだんごになるようにスプーンですくって入れる。だんごに火が通ったら火を止めてみそをとき入れる。器に盛り、小口切りにしたねぎを散らす。

ポイント

つみれは多めに作って、冷凍保存しておくと便利です。ただし、できるだけ短期間に食べるようにしてください。また、面倒なときは、市販のつみれを使ってもかまいません。

吸い物の定番

はんぺんの吸い物

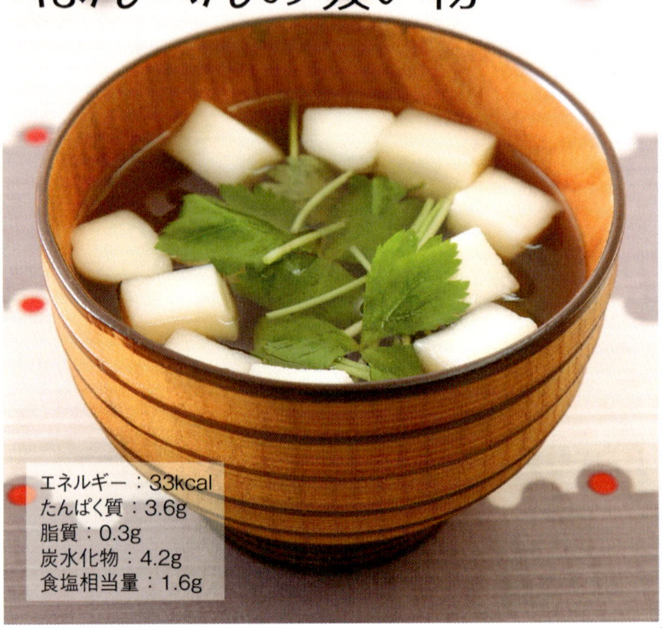

エネルギー：33kcal
たんぱく質：3.6g
脂質：0.3g
炭水化物：4.2g
食塩相当量：1.6g

材料（1人分）

はんぺん…………………………¾枚（45g）
三つ葉……………………………………適量
Ⓐ だし………………………………1カップ
　 塩………………………………ひとつまみ
　 しょうゆ…………………………小さじ½

作り方

❶はんぺんは1㎝角のさいの目に切る。
❷なべにⒶを煮立て、❶を入れて一煮立ちさせる。
❸器に盛って刻んだ三つ葉を散らす。

たんぱく質と食物繊維

コーン卵スープ

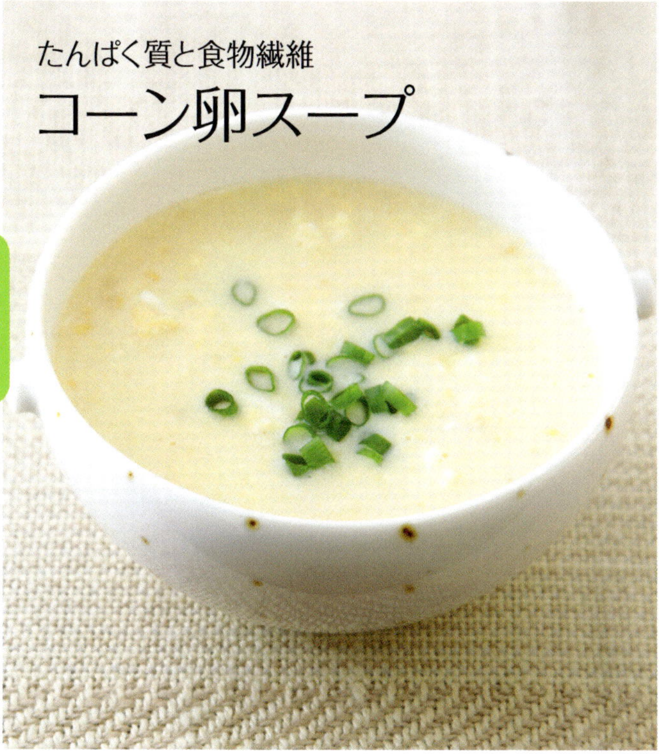

材料（2人分）

クリームコーン（缶詰）……………½缶（90g）
固形スープのもと…………………………½個
水…………………………………½カップ
牛乳………………………………½カップ
卵…………………………………………1個
塩・こしょう………………………各少々
万能ねぎ……………………………………少々

作り方

❶なべにクリームコーンと固形スープのもと、分量の水を入れて火にかける。卵はといておく。
❷❶が煮立ったら弱火にして牛乳を加え、塩・こしょうで調味し、くつくつとしてきたらとき卵を入れてかきまぜる。
❸器に盛り、小口切りにしたねぎを散らす。

1人分
エネルギー：113kcal
たんぱく質：5.7g
脂質：4.8g
炭水化物：11.5g
食塩相当量：1.1g

肉のかわりに高たんぱくのえびを使用

えびワンタンスープ

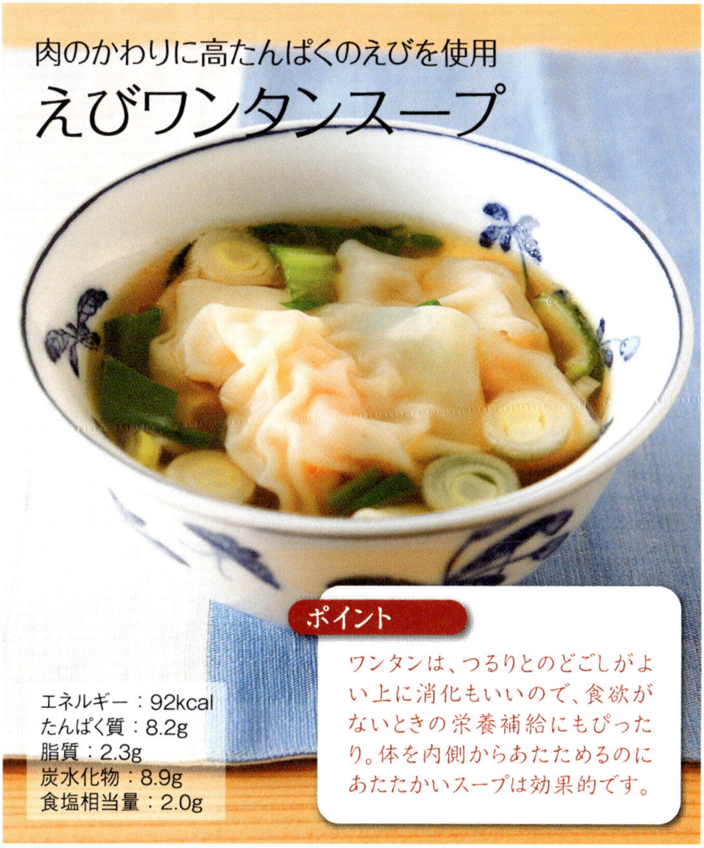

材料（1人分）

むきえび……………………3尾（30g）
Ⓐ ごま油…………………小さじ½
　 塩・こしょう……………各少々
ワンタンの皮……………………3枚
ねぎ……………………………………5g
チンゲンサイ……………2枚（15g）
Ⓑ 水……………………………¾カップ
　 鶏ガラスープのもと……小さじ½
　 しょうゆ…………………小さじ½
塩・こしょう……………………各少々

作り方

❶えびはこまかく刻み、Ⓐとまぜる。ワンタンの皮にのせ、縁に水をつけてとめる。
❷ねぎは小口切りにし、チンゲンサイはざく切りにする。
❸なべにⒷを入れて中火で煮立て、❷を入れる。野菜がやわらかくなったら❶のワンタンを加え、透き通るまで煮て、やわらかくなったら塩・こしょうで味をととのえる。

エネルギー：92kcal
たんぱく質：8.2g
脂質：2.3g
炭水化物：8.9g
食塩相当量：2.0g

ポイント

ワンタンは、つるりとのどごしがよい上に消化もいいので、食欲がないときの栄養補給にもぴったり。体を内側からあたためるのにあたたかいスープは効果的です。

間食やデザートは、エネルギーや各栄養素を確保できるものを摂りましょう。
仕事などで出かける人は、サンドイッチやおにぎりなどがおすすめです。

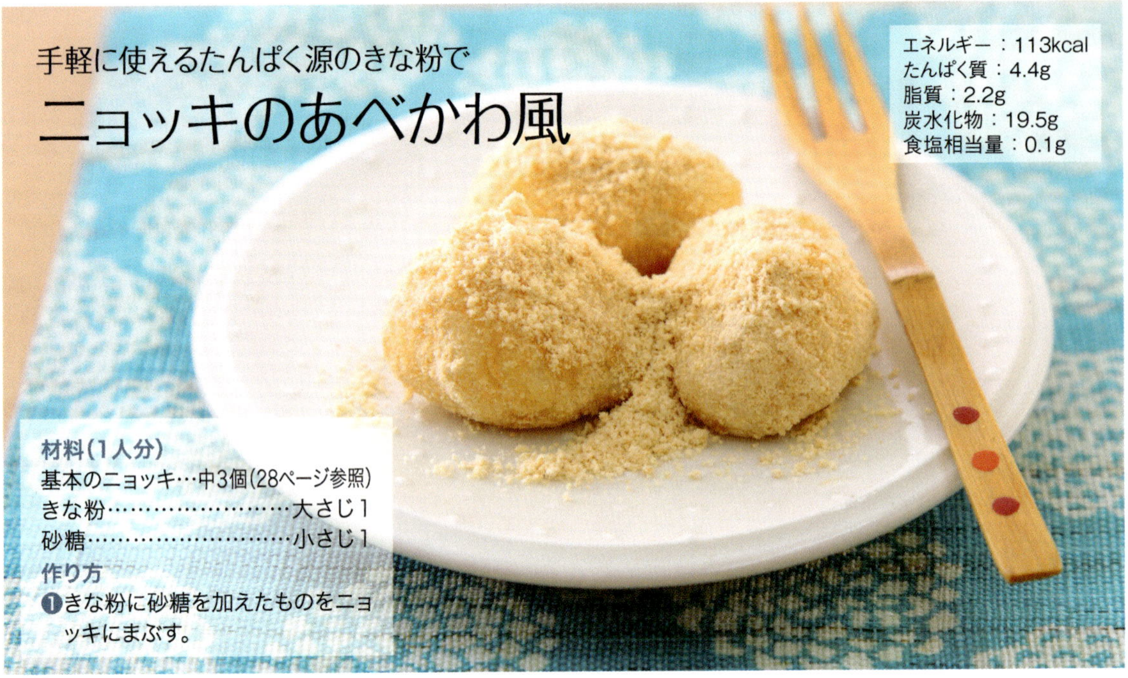

手軽に使えるたんぱく源のきな粉で

ニョッキのあべかわ風

エネルギー：113kcal
たんぱく質：4.4g
脂質：2.2g
炭水化物：19.5g
食塩相当量：0.1g

材料（1人分）

基本のニョッキ…中3個（28ページ参照）
きな粉……………………大さじ1
砂糖………………………小さじ1

作り方

❶きな粉に砂糖を加えたものをニョッキにまぶす。

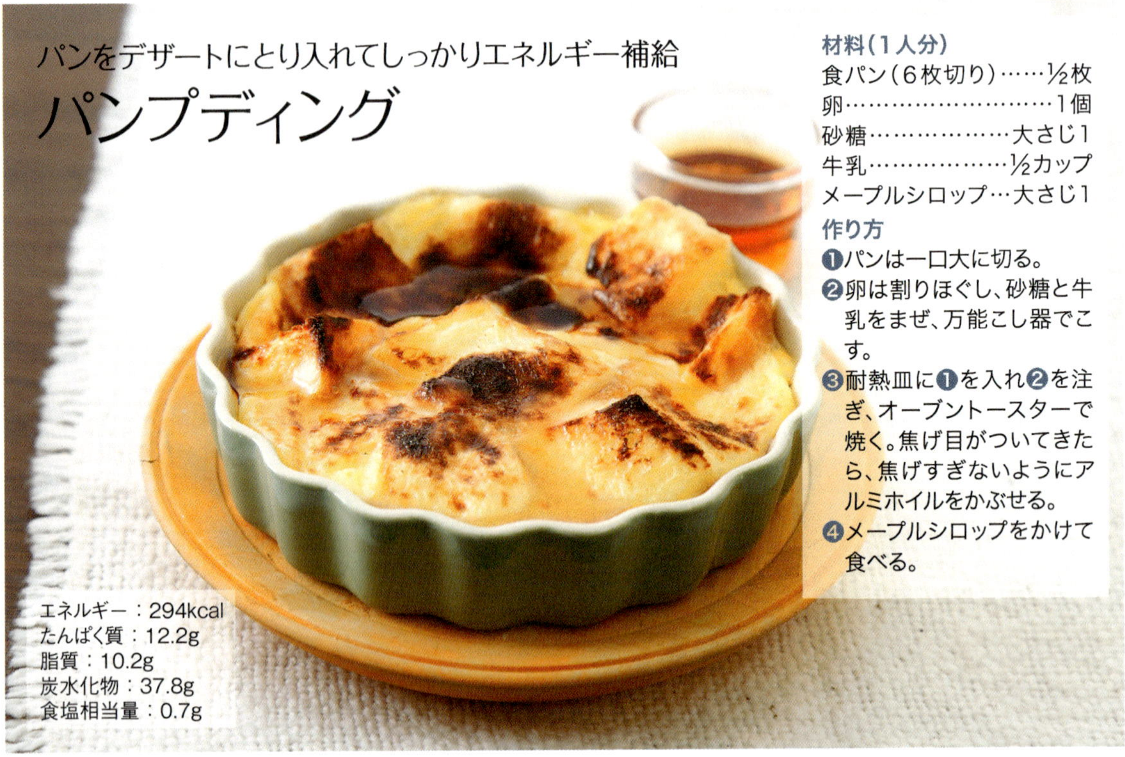

パンをデザートにとり入れてしっかりエネルギー補給

パンプディング

材料（1人分）

食パン（6枚切り）……½枚
卵…………………………1個
砂糖………………大さじ1
牛乳………………½カップ
メープルシロップ…大さじ1

作り方

❶パンは一口大に切る。
❷卵は割りほぐし、砂糖と牛乳をまぜ、万能こし器でこす。
❸耐熱皿に❶を入れ❷を注ぎ、オーブントースターで焼く。焦げ目がついてきたら、焦げすぎないようにアルミホイルをかぶせる。
❹メープルシロップをかけて食べる。

エネルギー：294kcal
たんぱく質：12.2g
脂質：10.2g
炭水化物：37.8g
食塩相当量：0.7g

油を使わない
ミニアメリカンドッグ

材料　4本分（1人分は1本）

ホットケーキミックス…100g　牛乳…………………60mℓ
卵……………………1個　ウインナソーセージ（皮なし）…4本（80g）

作り方

❶ボウルに卵と牛乳を入れときほぐす。そこにホットケーキミックスを加えてまぜ合わせ、ゴムべらで返しながら粉っぽさがなくなるまで生地をまぜる。
❷アルミホイルを広げ、サラダ油（分量外）を薄くぬり、❶の¼量をのせてソーセージをおきキャンディ包みにする。これを4本作る。
❸❷を蒸気の上がった蒸し器で10分蒸して、串を刺す。

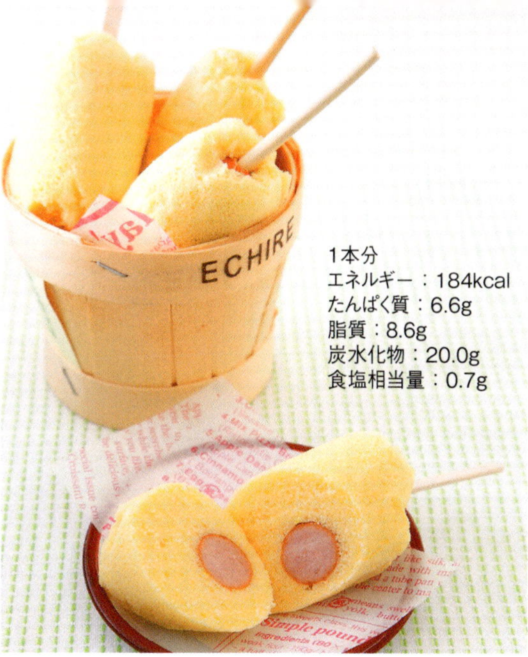

1本分
エネルギー：184kcal
たんぱく質：6.6g
脂質：8.6g
炭水化物：20.0g
食塩相当量：0.7g

エネルギーが摂れる汁物
おくずかけ

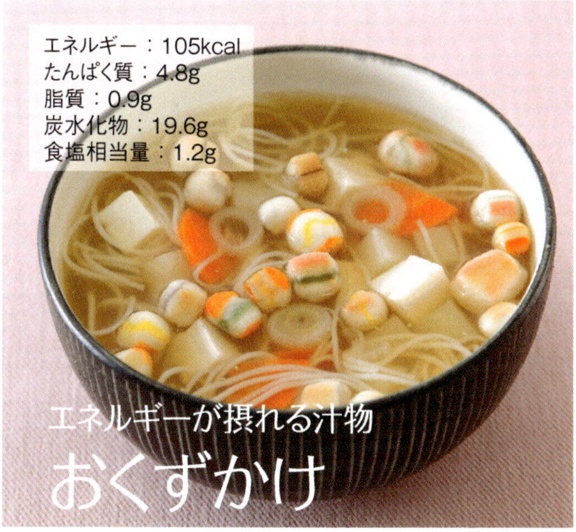

エネルギー：105kcal
たんぱく質：4.8g
脂質：0.9g
炭水化物：19.6g
食塩相当量：1.2g

材料（1人分）

そうめん………………10g　豆麩（もしくは手毬麩）…3g
にんじん………………5g　だし……………1½カップ
ねぎ……………………10g　しょうゆ…………小さじ1
じゃがいも……………40g　かたくり粉………小さじ½
絹ごしどうふ…………20g　水…………………小さじ1

作り方

❶にんじんはいちょう切り、ねぎは小口切り、じゃがいもととうふは1cm角にそれぞれ切っておく。
❷豆麩は水でもどし、水けをしぼる。
❸だしをなべであたため、❶の野菜を入れて中火で煮る。
❹別のなべに湯を沸かし、そうめんを2分程度でかためにゆで、ざるに上げ水けをきる。
❺❸にしょうゆを加え、❹、とうふも加えて弱火で煮る。
❻かたくり粉を分量の水でとき、❺に加えてとろみをつける。
❼❷を加えて、すぐに火を止める。

鹿児島名物の抹茶バージョン
抹茶かるかん

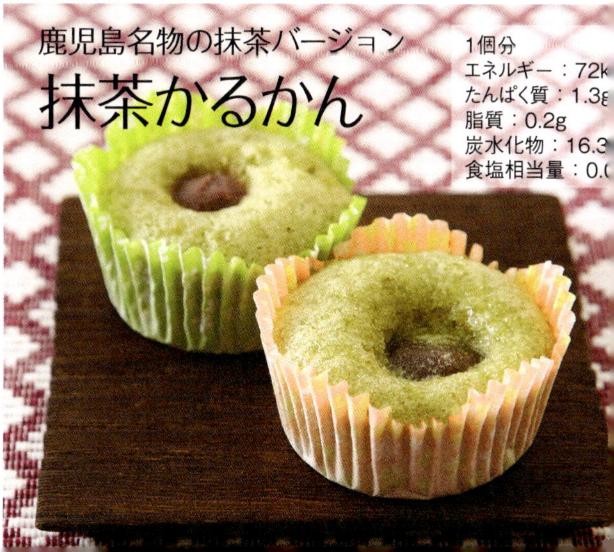

1個分
エネルギー：72k
たんぱく質：1.3g
脂質：0.2g
炭水化物：16.3
食塩相当量：0.0

材料　アルミカップ8個分（1人分は1個）

こしあん（市販品）…60g　水…………………大さじ2
長いも…………………50g　上新粉…………………60g
砂糖……………………60g　抹茶……………小さじ½

作り方

❶こしあんは8等分にして直径1cmの丸形にし、1個ずつアルミカップに入れる。
❷長いもはすりおろす。少しずつ砂糖を加えながらまぜ、さらに分量の水を少しずつ加えまぜる。上新粉と抹茶を合わせて加え、木べらで均一になるまでまぜる。
❸❶に❷を⅛量ずつ入れ、蒸気の上がった蒸し器に並べ、20分蒸し、くしを刺して何もついてこなくなったらでき上がり。

食べたい料理にひと工夫

手術や食物の変化、生活の変化、精神的な要因などによって、便通が乱れやすくなるので、できるだけ腸に負担をかけず、腸閉塞の原因になる消化の悪い食材は控えます。とはいえ、もともと和食より洋食や中華が好きな人には、物足りない面もあるかもしれません。そこで、油をできるだけ控えながらひと工夫して、体に負担をかけず気持ちが満足できるメニューをご紹介します。

主食

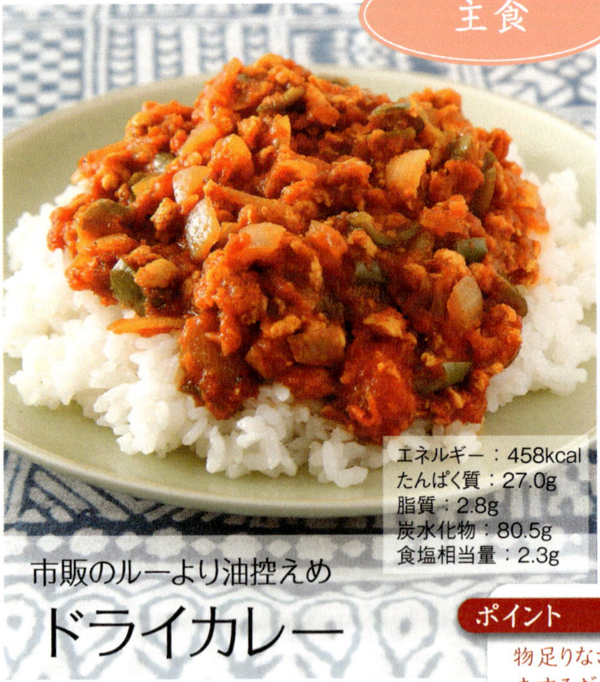

エネルギー：458kcal
たんぱく質：27.0g
脂質：2.8g
炭水化物：80.5g
食塩相当量：2.3g

市販のルーより油控えめ

ドライカレー

材料（1人分）

鶏胸ひき肉……80g
ピーマン…1個（40g）
にんじん…中⅙本（30g）
玉ねぎ…中½個（100g）
カレー粉……小さじ2
トマト水煮缶（ホール）……½缶（200g）
しょうゆ……小さじ2
塩・こしょう…各少々
ローリエ………1枚
ごはん…………150g

作り方

❶ピーマンと玉ねぎは1cmの角切りにする。にんじんはすりおろす。
❷フライパンに水（分量外）を入れ、沸騰したらひき肉をほぐしながら入れ、❶を入れる。カレー粉も入れ、全体になじむ程度に煮る。
❸❷にトマトの水煮をつぶしながら加える。野菜が全部つかるくらいに水（分量外）を足す。ローリエに切り込みを入れて加え、野菜に火が通るまで中火で煮込む。
❹❸にしょうゆを加え2～3分煮る。適度に煮詰まったら、塩・こしょうで調味する。
❺器にごはんを盛り、❹をかける。

ポイント　食事はおなかがいっぱいになるだけでは、物足りなさが残ります。好物の中にも、調理の仕方をひと工夫するだけで、手術後も無理なく食べられるものもあるので、いろいろと試してみましょう。ただし、久しぶりに口にする食品は、おなかの具合と相談しながら少しずつにします。

手作りで油控えめ

ミートソーススパゲッティ

材料（1人分）

基本のミートソース（25ページ参照）……………………………大さじ2
スパゲッティ（乾燥）………………60g

作り方

❶沸騰した湯に塩少々（分量外）を入れ、スパゲッティをゆでる。ゆで上がったらざるに上げて水けをきる。
❷器に盛った❶にあたためたミートソースをかける。

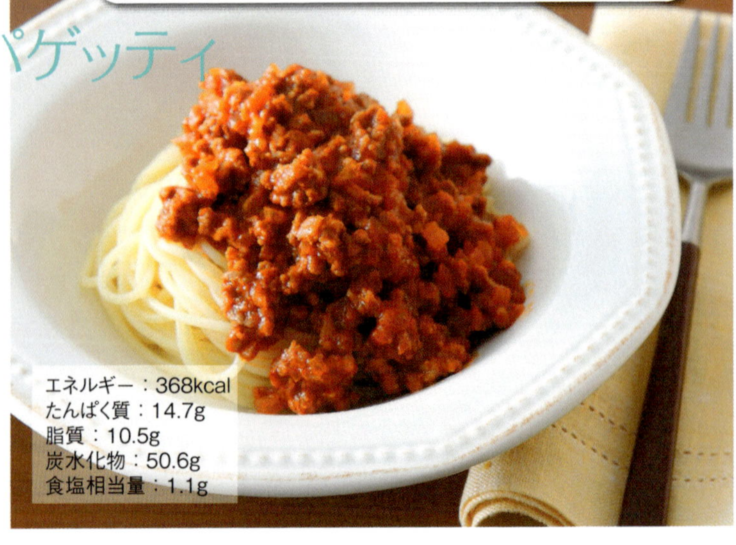

エネルギー：368kcal
たんぱく質：14.7g
脂質：10.5g
炭水化物：50.6g
食塩相当量：1.1g

炊飯器で作る

チャーハン

材料(4人分)

米……………………1½合
焼き豚(市販品)…80g
ねぎ…………………20g
Ⓐ 中華スープのもと…大さじ1
しょうゆ…大さじ1
ごま油……小さじ1
しょうが汁…小さじ1
卵…………………1個
グリンピース(冷凍)…適宜

作り方

❶米は洗ってざるに上げておく。
❷焼き豚は5㎜角に切る。ねぎはみじん切りにする。
❸炊飯器に❶とⒶを入れ、水を炊飯器の目盛りよりも少なめのところまで入れる。❷を加えて炊く。
❹炊き上がったらといた卵を全体に流し、5分くらい蒸らす。スイッチを切り、全体をよくまぜる。お好みでグリンピースをまぜる。

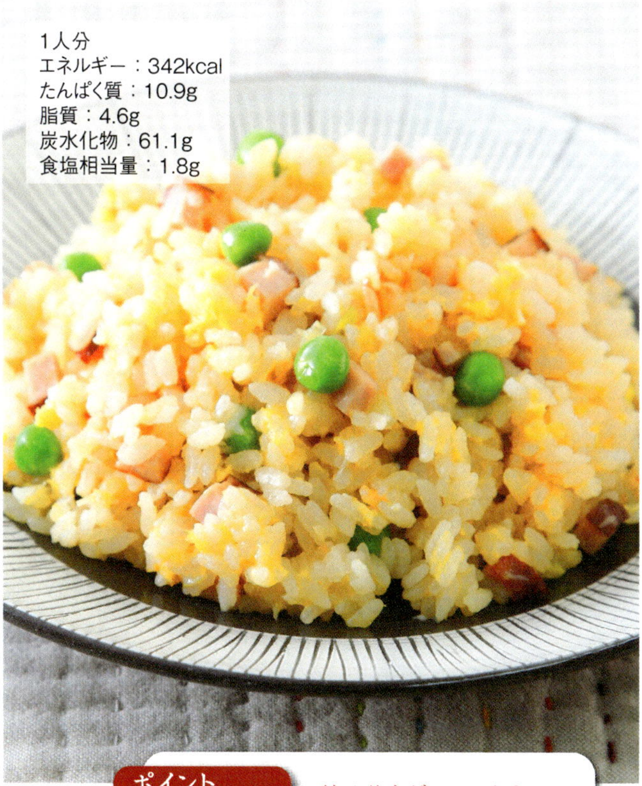

1人分
エネルギー：342kcal
たんぱく質：10.9g
脂質：4.6g
炭水化物：61.1g
食塩相当量：1.8g

ポイント
炒め物などのフライパンは、大きいほうが便利です。広いところで少量の食材を大きく動かせば少量の油でもまんべんなくなじみ、火の通りが早くなります。

主菜

揚げずにヘルシー

みそだれカツ

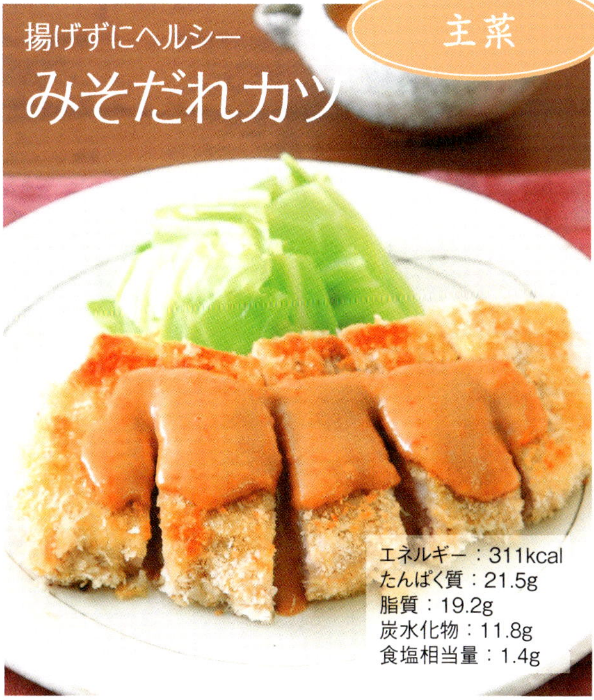

エネルギー：311kcal
たんぱく質：21.5g
脂質：19.2g
炭水化物：11.8g
食塩相当量：1.4g

材料(1人分)

豚ロース厚切り肉
…………1枚(80g)
塩・こしょう…各少々
薄力粉………小さじ1
とき卵………¼個分
パン粉………大さじ1
キャベツ…………1枚
サラダ油……小さじ1
Ⓐ みそ………小さじ1
ねり白ごま…大さじ1
砂糖………小さじ1
湯…………小さじ1

作り方

❶豚肉は筋を切り、脂身を除いて両面に塩・こしょうをする。薄力粉、とき卵、パン粉の順に衣をまぶす。
❷キャベツはゆでて、水けをしぼりざく切りにする。
❸フライパンに油を引き、❶の両面を焼く。
❹❸を食べやすく切り皿に盛り、まぜたⒶをかけ、❷を添える。

副菜

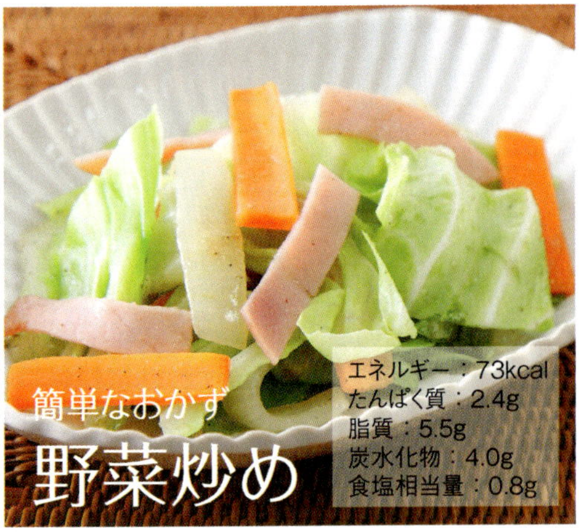

簡単なおかず
野菜炒め
エネルギー：73kcal
たんぱく質：2.4g
脂質：5.5g
炭水化物：4.0g
食塩相当量：0.8g

材料(1人分)

キャベツ………………40g
にんじん………………5g
玉ねぎ…………………15g
ロースハム……………1枚
サラダ油…………小さじ1
塩・こしょう…………各少々

作り方

❶キャベツはざく切り、にんじん、ハムは短冊切りにする。玉ねぎは1㎝厚さに切る。

❷フライパンに油を熱して、❶を入れて炒め、火が通ったら水大さじ1(分量外)を回し入れ、ふたをして蒸し焼きにする。塩・こしょうを振って味をととのえる。

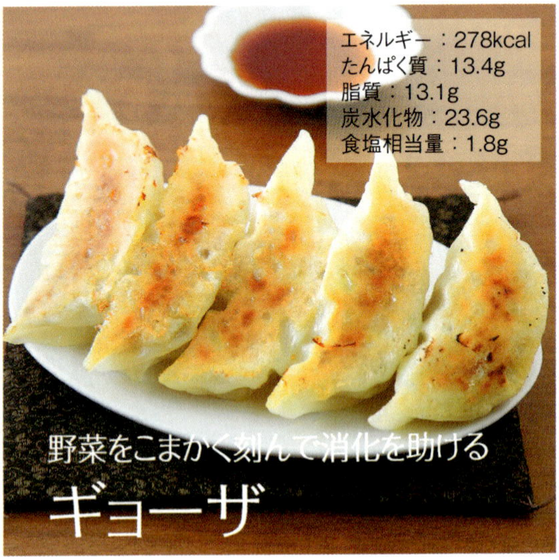

エネルギー：278kcal
たんぱく質：13.4g
脂質：13.1g
炭水化物：23.6g
食塩相当量：1.8g
野菜をこまかく刻んで消化を助ける
ギョーザ

材料(1人分)

ギョーザの皮…5枚(30g)
豚赤身ひき肉…………50g
白菜……………½枚(30g)
しいたけ………………1枚
ねぎ……………………5g
┌しょうが汁……小さじ½
└酒………………小さじ1

Ⓐしょうゆ………小さじ1
　ごま油…………小さじ1
　かたくり粉……小さじ1

<たれ>

酢…………………小さじ2
しょうゆ…………小さじ1

作り方

❶白菜はさっとゆでて水けをしぼり、みじん切りにする。しいたけ、ねぎもみじん切りにする。

❷ボウルにひき肉、❶、Ⓐを入れてまぜる。まざったら、ギョーザの皮で包む。

❸フライパンに油小さじ1(分量外)を引き強火で熱し、❷を並べて焼き色がつくまで焼く。水大さじ2(分量外)を回しかけ、ふたをして1分ほど蒸し焼きにする。

❹焼き上がったら皿に盛り、たれをつけて食べる。

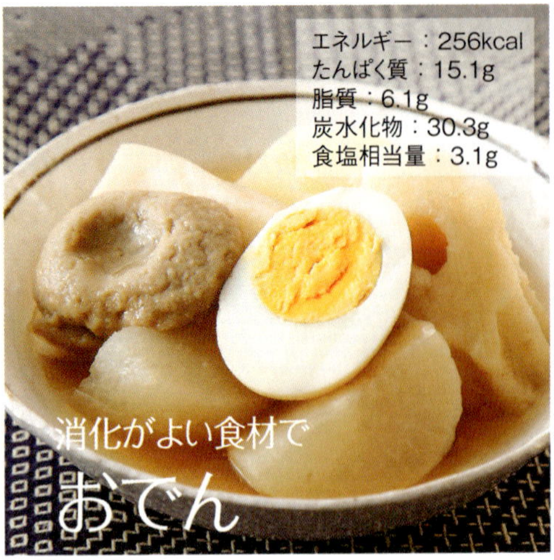

エネルギー：256kcal
たんぱく質：15.1g
脂質：6.1g
炭水化物：30.3g
食塩相当量：3.1g
消化がよい食材で
おでん

材料(1人分)

卵……………………1個
大根…………………80g
じゃがいも…中½個(50g)
はんぺん………½枚(30g)
つみれ…………1個(10g)
ちくわぶ……………20g
Ⓐ┌だし……………2カップ
　│みりん…………小さじ2
　│薄口しょうゆ……小さじ2
　└酒………………大さじ½

作り方

❶卵はゆでて殻をむいておく。ちくわぶは食べやすい大きさに切る。

❷大根は3㎝厚さの輪切りにし、さらに半分に切る(半月切り)。皮をむき、面とりする。じゃがいもは丸ごと皮をむき、変色しないよう水につけておく。はんぺんは三角になるように切る。

❸なべにⒶを入れ煮立て、じゃがいもとはんぺん以外の具を入れ、弱めの中火で煮る。大根がやわらかくなってきたら、じゃがいも、はんぺんを加えてさらに15分ほど煮る。

間食・デザート

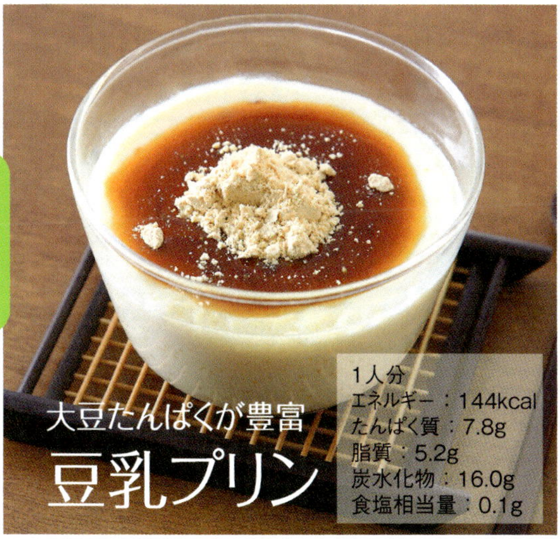
大豆たんぱくが豊富
豆乳プリン
1人分
エネルギー：144kcal
たんぱく質：7.8g
脂質：5.2g
炭水化物：16.0g
食塩相当量：0.1g

材料(2人分)

卵…………………………1個
砂糖………………大さじ2
無調整豆乳………240ml
黒みつ………………適量
きな粉………………適量

作り方

❶ボウルに卵と砂糖を入れ、泡立て器で泡が立たないようにまぜる。
❷豆乳を電子レンジで30秒あたため、❶に加えて砂糖をよくとかす。ざるでこし、器に流し入れる。
❸❷を蒸気の上がった蒸し器に入れ、ふたをして5分ほど強火で熱し、その後中火にしてさらに5分加熱する。火を止めて10分放置し、とり出してあら熱がとれたら冷蔵庫で冷やす。
❹❸に上から黒みつときな粉をかける。

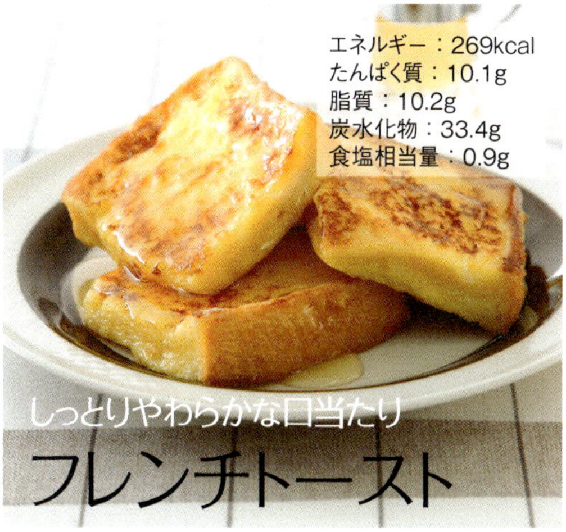
エネルギー：269kcal
たんぱく質：10.1g
脂質：10.2g
炭水化物：33.4g
食塩相当量：0.9g
しっとりやわらかな口当たり
フレンチトースト

材料(1人分)

食パン(6枚切り)……………………………1枚
卵……………………………………………½個
Ⓐ牛乳……………………………………50ml
Ⓐ砂糖……………………………………小さじ1
バター……………………………………小さじ1(4g)

作り方

❶バットに卵をほぐし、Ⓐを加えてよくまぜる。
❷パンを4等分に切り、❶の中に入れて、ときどき上下を返しながら15分ほどひたす。
❸熱したフライパンにバターをとかし、❷の両面をこんがりと焼く。
❹器に盛ってお好みで、砂糖、はちみつ、メープルシロップをかける。

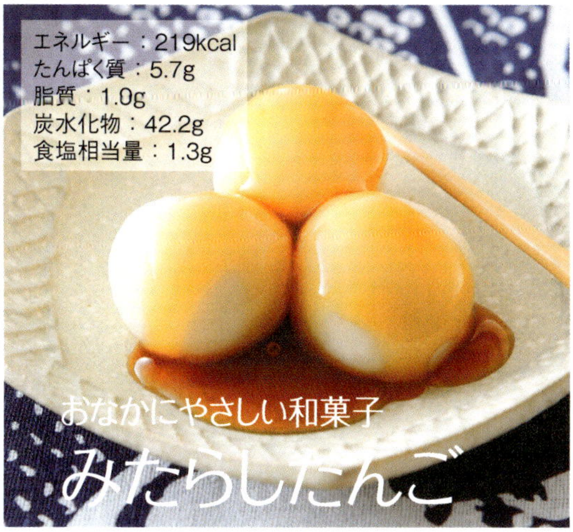
エネルギー：219kcal
たんぱく質：5.7g
脂質：1.0g
炭水化物：42.2g
食塩相当量：1.3g
おなかにやさしい和菓子
みたらしだんご

材料　6個分(1人分は3個)

白玉粉……………………40g
絹ごしどうふ…⅙丁(50g)
水……………………25ml

<たれ>

しょうゆ……………大さじ½
砂糖……………………20g
みりん………………小さじ1
かたくり粉…………小さじ½
水……………………小さじ1

作り方

❶ボウルに白玉粉ととうふを入れて手でこねる。白玉粉ととうふをよく合わせ、まとまらなかったらとうふ(分量外)を追加してこねる。
❷まとまったら、6等分にして小さいだんごにする。
❸なべに湯を沸かし、❷を入れて浮いてくるまでゆでる。
❹氷水を用意し、浮き上がった❸を氷水にとって冷ます。
❺なべにたれの材料(しょうゆ、砂糖、みりん)を入れて煮立て、水どきかたくり粉でとろみをつける。
❻器に❹のだんごを盛り、❺のたれをかける。

ストーマ(人工肛門)をつけている人の食事

高血圧や糖尿病などの持病があって医師から食事制限を指導されている以外は、基本的に食事の制限はありません。消化の悪い食品を一度にたくさん摂ると、腸管の出口にあたるストーマ直前で詰まってしまうことがあるので、消化のよい食品を摂るように。また、便やおならのにおいが強くなったと感じることがよくあります。便のにおいが強くなりやすい食品は控えるようにしましょう。

主食

外はパリッと、中はもちっと

ベーグルサンドイッチ

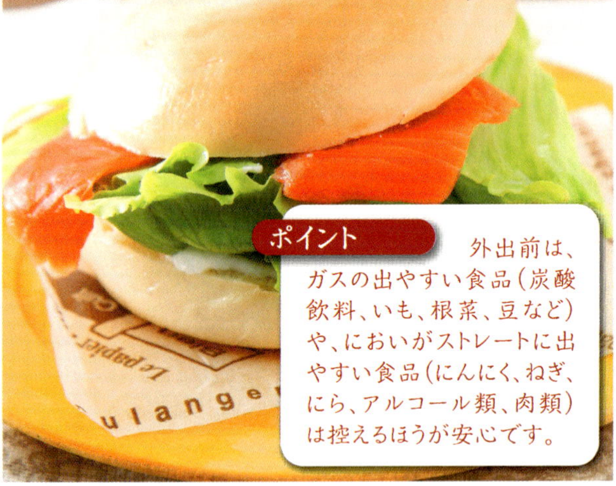

ポイント 外出前は、ガスの出やすい食品(炭酸飲料、いも、根菜、豆など)や、においがストレートに出やすい食品(にんにく、ねぎ、にら、アルコール類、肉類)は控えるほうが安心です。

材料(1人分)

プレーンベーグル……………………………1個
プレーンヨーグルト(市販品)…50g(水きりしたもので20g)
スモークサーモン……………20g(10g×2枚)
レタス…………………………………………1枚
こしょう………………………………………少々

作り方

❶(前日の準備)ボウルの上にざるをのせ、ガーゼに包んだプレーンヨーグルトをざるに入れ、水分が落ちてクリーム状になるまで一晩おく。
❷ベーグルは横に半分に切り、軽くトーストする。
❸❷の両面に❶をぬり、片面にスモークサーモンをのせ、こしょうを振る。レタスを上にのせ、もう1切れの❷ではさむ。

エネルギー：312kcal
たんぱく質：15.6g
脂質：4.4g
炭水化物：51.9g
食塩相当量：1.9g

香ばしい香りが食欲をそそる

焼きうどん

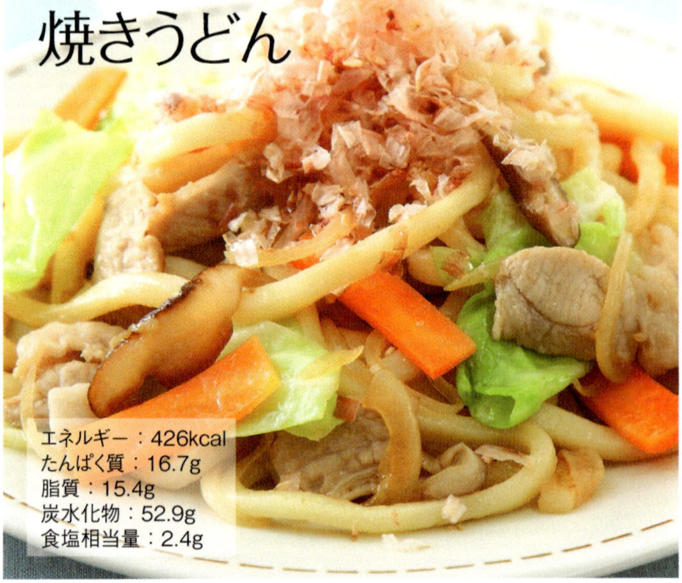

材料(1人分)

ゆでうどん…1玉(200g)
豚もも薄切り肉…40g
キャベツ………40g
にんじん………10g
玉ねぎ…中⅛個(25g)
しいたけ………1枚
サラダ油…大さじ1
削り節………少々
めんつゆ(3倍濃縮タイプ)…………大さじ1

作り方

❶豚肉は一口大に切る。キャベツはざく切り、にんじんは短冊切り、玉ねぎとしいたけは薄切りにする。
❷フライパンに油を引き、豚肉を炒める。肉の色が変わったら残りの❶を入れて、火が通るまで炒める。
❸うどんをほぐしながら加え、さらに炒める。
❹めんつゆを回しかけ、味つけをする。
❺器に盛り、削り節をかける。

エネルギー：426kcal
たんぱく質：16.7g
脂質：15.4g
炭水化物：52.9g
食塩相当量：2.4g

におい が出にくいとうふを使ってボリュームアップ

しゅうまい

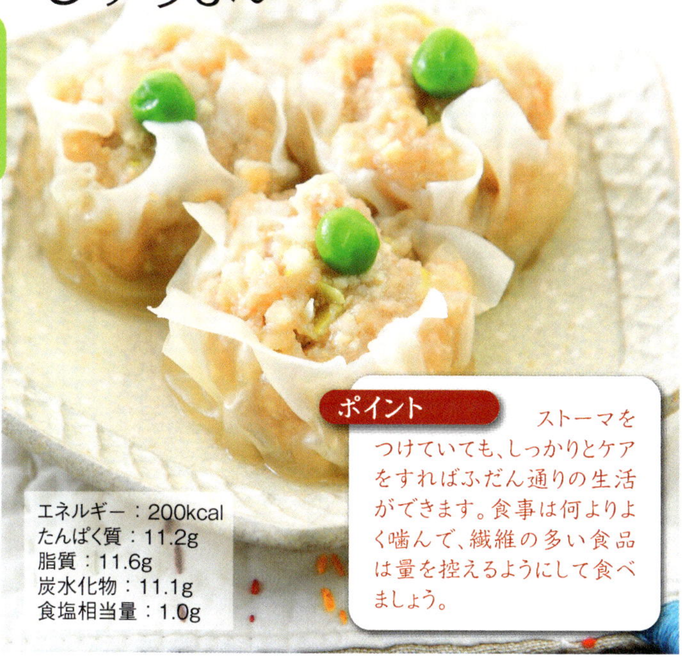

エネルギー：200kcal
たんぱく質：11.2g
脂質：11.6g
炭水化物：11.1g
食塩相当量：1.0g

ポイント

ストーマをつけていても、しっかりとケアをすればふだん通りの生活ができます。食事は何よりよく噛んで、繊維の多い食品は量を控えるようにして食べましょう。

材料（1人分）

豚赤身ひき肉……50g
木綿どうふ……20g
ねぎ……10g
かたくり粉……大さじ⅔
Ａ しょうが汁……小さじ½
Ａ しょうゆ……小さじ½
Ａ 塩……ひとつまみ
Ａ ごま油……小さじ½
しゅうまいの皮……3枚
グリンピース……3粒

作り方

❶とうふは電子レンジで加熱し、水けをきる。ねぎはみじん切りにし、かたくり粉とまぜる。
❷ひき肉に❶とⒶをまぜてよくねり、3等分にする。
❸❷の具をしゅうまいの皮で包み、ひだを寄せるようにして形を整え、上にグリンピースをのせる。同様に3個作る。
❹蒸気の上がった蒸し器で❸を10分ほど蒸す。

たんぱく質と食物繊維がしっかり摂れる一品

とうふの五目あんかけ

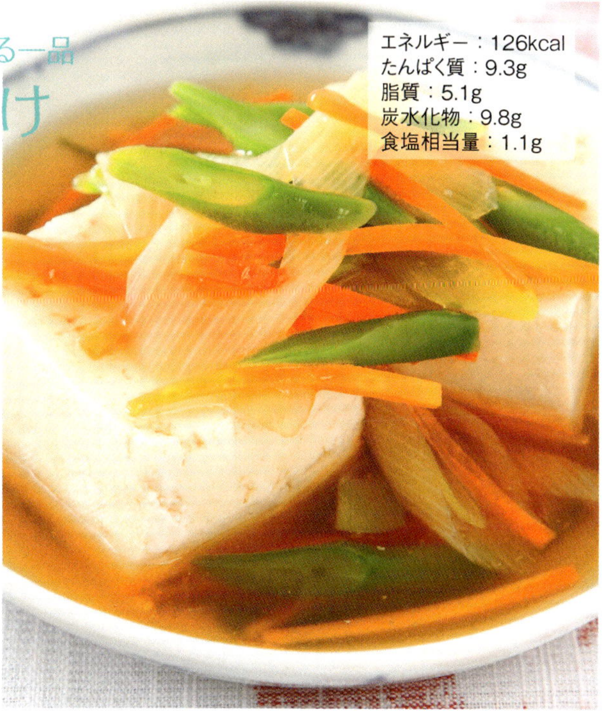

エネルギー：126kcal
たんぱく質：9.3g
脂質：5.1g
炭水化物：9.8g
食塩相当量：1.1g

材料（1人分）

木綿どうふ……120g
にんじん……5g
ねぎ……10g
さやいんげん……10g
だし……1カップ
Ａ しょうゆ…小さじ1
Ａ みりん……小さじ1
Ｂ かたくり粉…小さじ1
Ｂ 水……大さじ1

作り方

❶にんじんはせん切り、ねぎは斜め薄切りにする。いんげんは熱湯でゆでて、斜め薄切りにする。
❷なべにだしを煮立て、❶を入れて煮る。火が通ってきたら半分に切ったとうふとⒶを加えて3分煮る。
❸火を止め、まぜ合わせたⒷを全体に回し入れ、とろみをつける。

整腸作用のあるりんごを主役に

白菜とりんごのサラダ

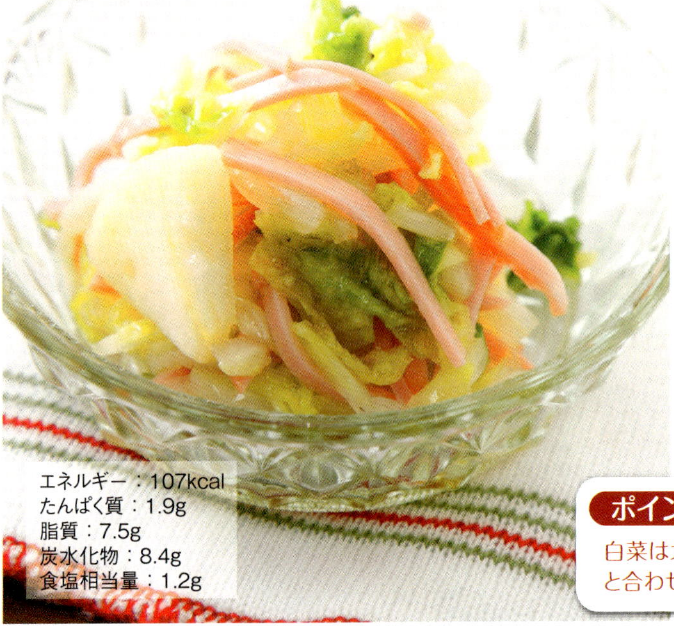

エネルギー：107kcal
たんぱく質：1.9g
脂質：7.5g
炭水化物：8.4g
食塩相当量：1.2g

副菜

材料（1人分）

白菜……………………………½枚（30g）
りんご…………………………⅛個（40g）
ロースハム…………………………1枚

<ドレッシング>

オリーブ油……………………大さじ½
酢……………………………………小さじ1
塩…………………………………ひとつまみ
砂糖………………………………ひとつまみ

作り方

❶白菜は5㎝長さの細切りにし、塩少々（分量外）を振ってしばらくおき、水けをしぼる。
❷りんごは皮をむき、いちょう切りにする。ハムは半分に切って細切りにする。
❸ドレッシングの材料をまぜ合わせ、❶❷をあえる。

ポイント

白菜はガスやにおいが出にくい食材です。りんごと合わせると胃腸の調子を整えることができます。

ガスやにおいが出にくいにんじんを使った一品

にんじんきんぴら

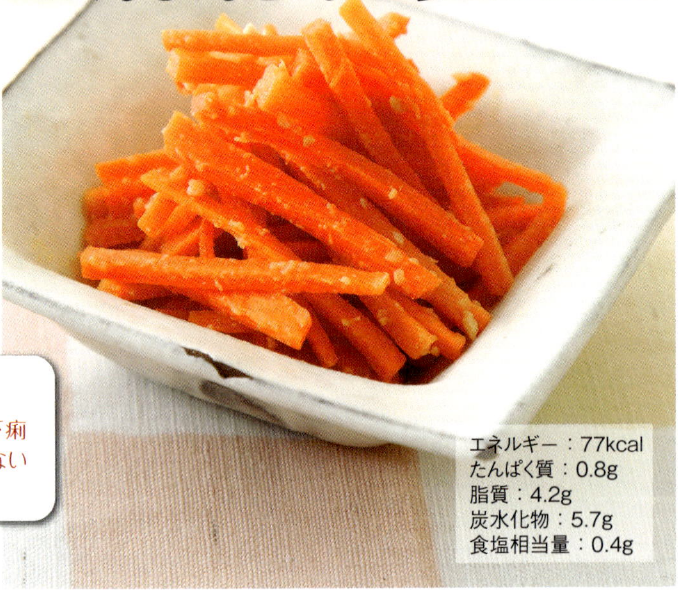

エネルギー：77kcal
たんぱく質：0.8g
脂質：4.2g
炭水化物：5.7g
食塩相当量：0.4g

材料（1人分）

にんじん………………………中¼本（50g）
ごま油……………………………小さじ1
Ⓐ┌酒………………………………大さじ1
　└みそ……………………………小さじ½

作り方

❶にんじんは皮をむき、細切りにする。
❷フライパンにごま油を熱し、❶を炒める。Ⓐをまぜて回し入れる。焦げないように炒め、全体に味が回ったら火を止める。

ポイント

ごぼうやれんこんが主役のきんぴらですが、下痢などのトラブルが心配な方は食物繊維の少ない野菜をかわりに使ってみましょう。

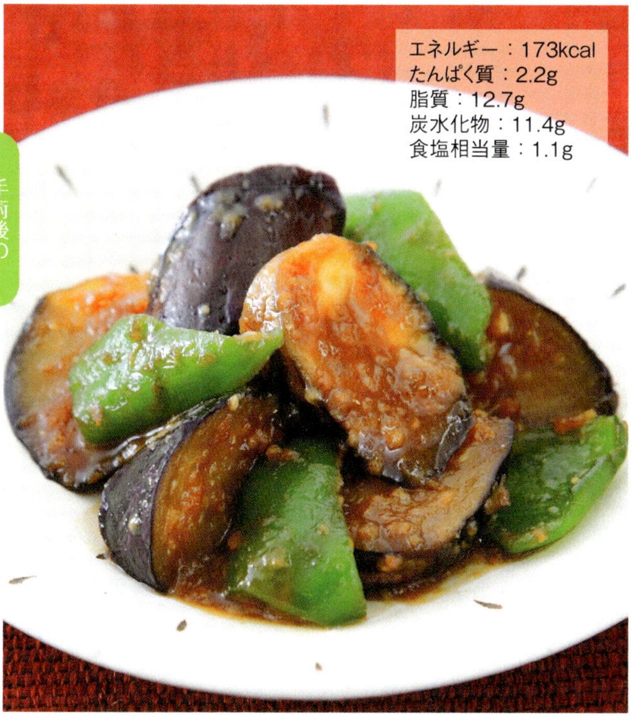

エネルギー：173kcal
たんぱく質：2.2g
脂質：12.7g
炭水化物：11.4g
食塩相当量：1.1g

味がしっかりとしみておいしい

なすのみそ炒め

材料（1人分）

なす……大½本（50g）
ピーマン…½個（20g）
ごま油………大さじ1

Ⓐ
- みそ………大さじ½
- 酒…………大さじ½
- 砂糖………大さじ½
- だし………大さじ1

作り方

❶なすとピーマンは一口大の乱切りにする。
❷フライパンにごま油を熱し、なすを入れて炒める。Ⓐを加えしんなりするまで炒める。
❸❷にピーマンを入れて、火が通ったら器に盛る。

ポイント

ガスやにおいの出にくい野菜を使用した安心な一品。味を濃いめにつけることで常備菜としても活躍します。

栄養価が高い

青菜と厚揚げの炒め物

材料（1人分）

小松菜……………………………4株（80g）
厚揚げ…………………………………50g
ごま油……………………………小さじ½

Ⓐ
- だし…………………………………大さじ2
- しょうゆ…………………………大さじ½
- みりん……………………………大さじ½

作り方

❶小松菜は根の部分を切り落とし、3㎝の長さに切る。
❷厚揚げは熱湯を回しかけて油抜きをし、一口大に切る。
❸フライパンにごま油を熱し、❷を炒める。火が通ったら❶を加えてさらに炒める。Ⓐを回しかけ、味がなじんだら火を止める。

ポイント

厚揚げはとうふの栄養価がギュッと詰まっています。揚げたての新しいもの以外は、表面の酸化した油を除き味をしみ込みやすくするために、熱湯をかけるか熱湯にくぐらせるかして、油抜きしてから調理をしましょう。

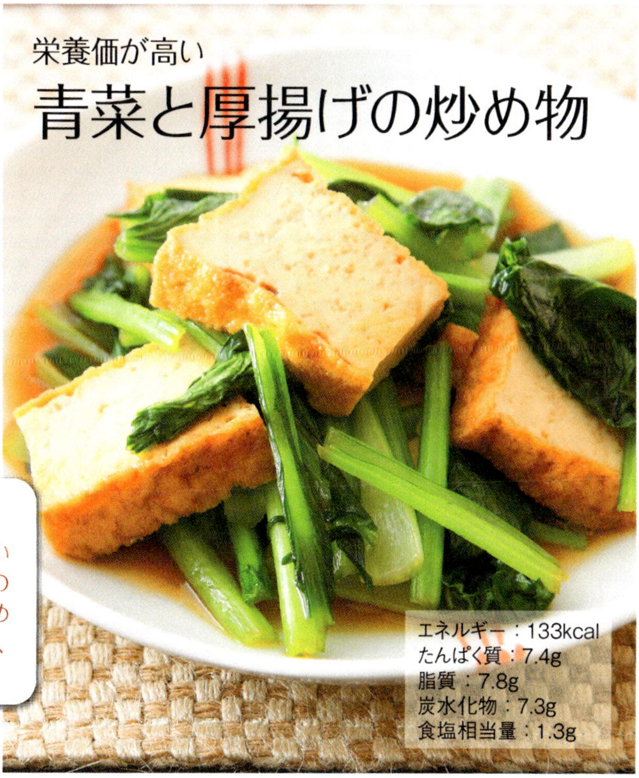

エネルギー：133kcal
たんぱく質：7.4g
脂質：7.8g
炭水化物：7.3g
食塩相当量：1.3g

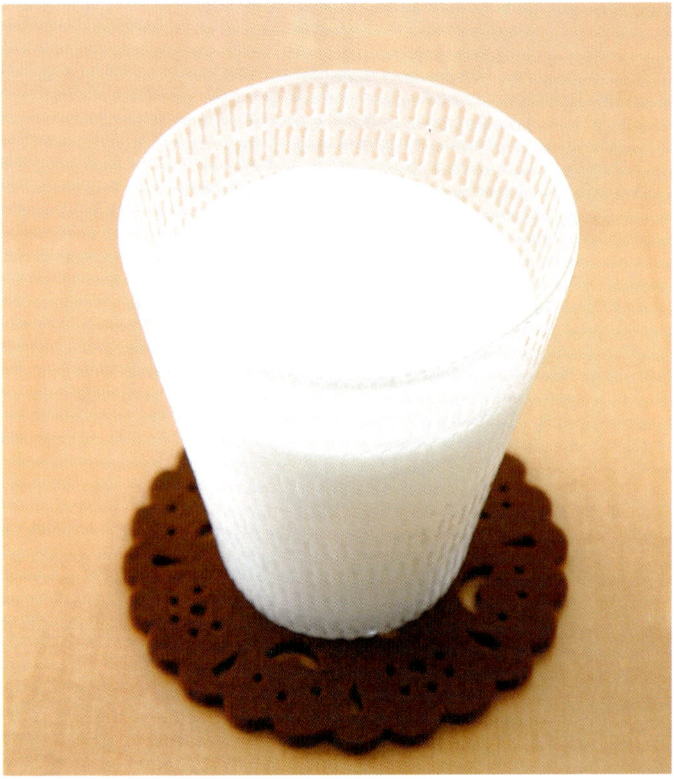

においの発生を抑える

ラッシー

材料（1人分）

プレーンヨーグルト（市販品）…½カップ
牛乳……………………………½カップ
はちみつ………………………大さじ1

作り方

❶ヨーグルトと牛乳をまぜ、はちみつをとかす。

エネルギー	190kcal
たんぱく質	7.0g
脂質	6.8g
炭水化物	26.1g
食塩相当量	0.2g

フレッシュな果物を使って

フルーツヨーグルト

材料（1人分）

プレーンヨーグルト………120g
いちご………………3粒（30g）
キウイ………………⅓個（30g）
パイナップル…………………30g

作り方

❶器にヨーグルトを盛り、一口大に切ったフルーツをのせる。

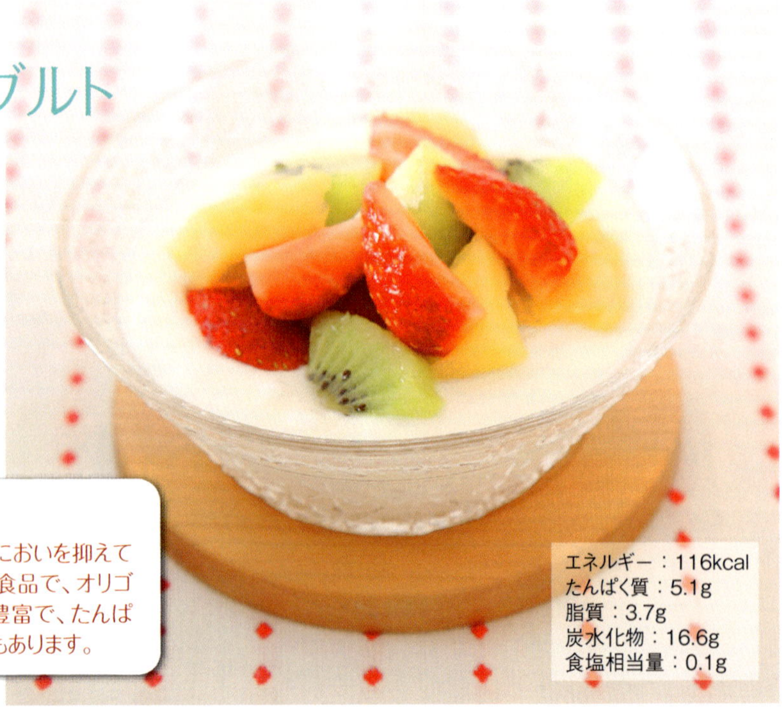

ポイント

ヨーグルトは、ガスの発生や便のにおいを抑えてくれる食品です。生菌を含む発酵食品で、オリゴ糖も含んでいます。カルシウムも豊富で、たんぱく質が吸収されやすいという特徴もあります。

エネルギー	116kcal
たんぱく質	5.1g
脂質	3.7g
炭水化物	16.6g
食塩相当量	0.1g

整腸作用のあるりんごを使って

りんごのコンポート

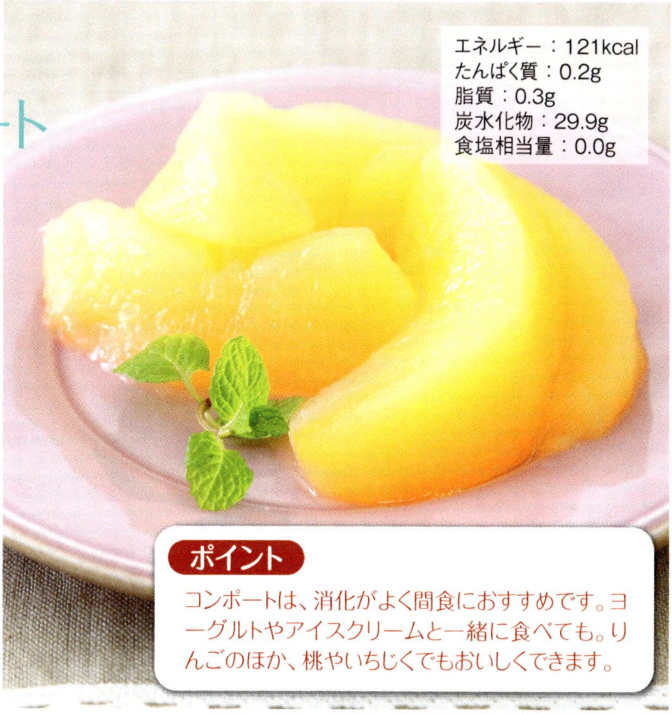

エネルギー：121kcal
たんぱく質：0.2g
脂質：0.3g
炭水化物：29.9g
食塩相当量：0.0g

材料(1人分)

りんご……………………½個(150g)

Ⓐ
- 砂糖……………………………小さじ2
- 白ワイン………………………大さじ1
- レモン汁………………………小さじ1
- 水………………………………大さじ2

ミントの葉…………………………1枚

作り方

❶りんごは皮をむいてくし形切りにする。

❷耐熱皿に❶とⒶを入れてまぜる。

❸❷にラップフィルムをかけて電子レンジで約5分加熱する。りんごがやわらかくなったらでき上がり。器に盛ってミントの葉を添える。

ポイント

コンポートは、消化がよく間食におすすめです。ヨーグルトやアイスクリームと一緒に食べても。りんごのほか、桃やいちじくでもおいしくできます。

香りがさわやか

桃のフローズンドリンク

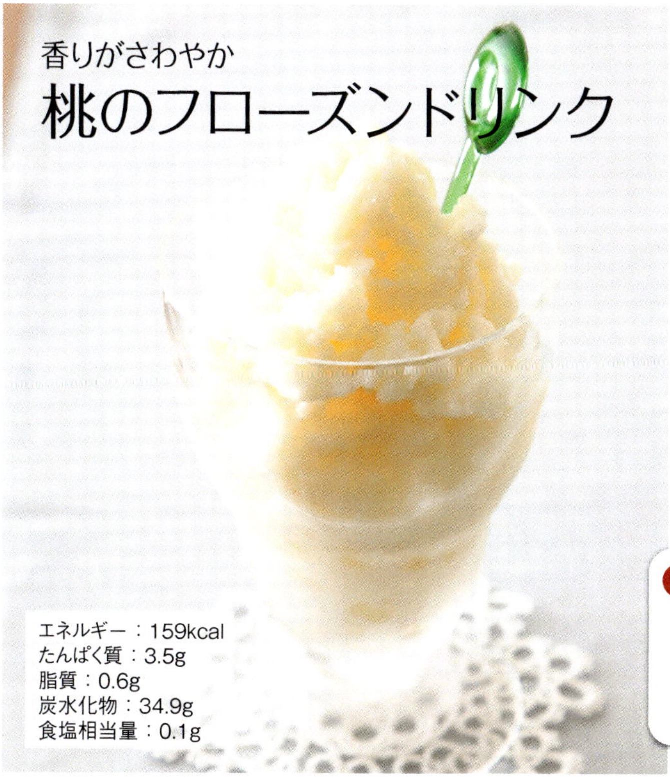

エネルギー：159kcal
たんぱく質：3.5g
脂質：0.6g
炭水化物：34.9g
食塩相当量：0.1g

材料(1人分)

濃縮乳酸菌飲料(カルピスなど)……大さじ1
白桃(缶詰)………………………………50g
缶詰の汁…………………………¼カップ
ヨーグルト飲料(市販品)…………½カップ

作り方

❶桃の果肉はこまかく刻む。密封できる保存袋に刻んだ桃、缶詰の汁、濃縮乳酸菌飲料を入れて口を閉じ、つぶすようにもみながらまぜる。

❷❶を冷凍庫に入れ、2時間ほど凍らせる。

❸冷凍庫からとり出し、ふきんに包んで割るように軽くもむ。

❹袋の口を開けてヨーグルト飲料を注ぎ、全体をもんでまぜ、器に移す。

ポイント

冷たいものは下痢がちのときは×ですが、ヨーグルトは下痢がちのときもおなかの調子を整えます。ヨーグルトは便のにおいが気になるときや、便秘のときにも効果的です。

手作りのお弁当レシピ

職場復帰した人の昼食は、まずは手作りのお弁当からスタート。
体のリズムができるまでは、無理をして食べ過ぎないように、おかずをシンプルにして量も控えめに。

おかかのおにぎり

材料（1人分）

ごはん……………………………150g
削り節……………………………少々

作り方

❶あたたかいごはんに削り節をまぜ、おにぎりを2個作る。

エネルギー：254kcal
たんぱく質：4.1g
脂質：0.5g
炭水化物：55.7g
食塩相当量：0.0g

厚焼き玉子

材料（1人分）

卵………………………………1個
┌だし………………………大さじ1
Ⓐ砂糖……………………小さじ½
└塩………………………………少々
サラダ油……………………小さじ½

作り方

❶ボウルに卵を割り、Ⓐを加えまぜる。
❷卵焼き器またはフライパンに油を引き火にかけ、❶の卵液を流し入れ、手前に向かって巻く。
❸❷を2つに切る。

エネルギー：100kcal
たんぱく質：6.2g
脂質：7.2g
炭水化物：1.7g
食塩相当量：0.7g

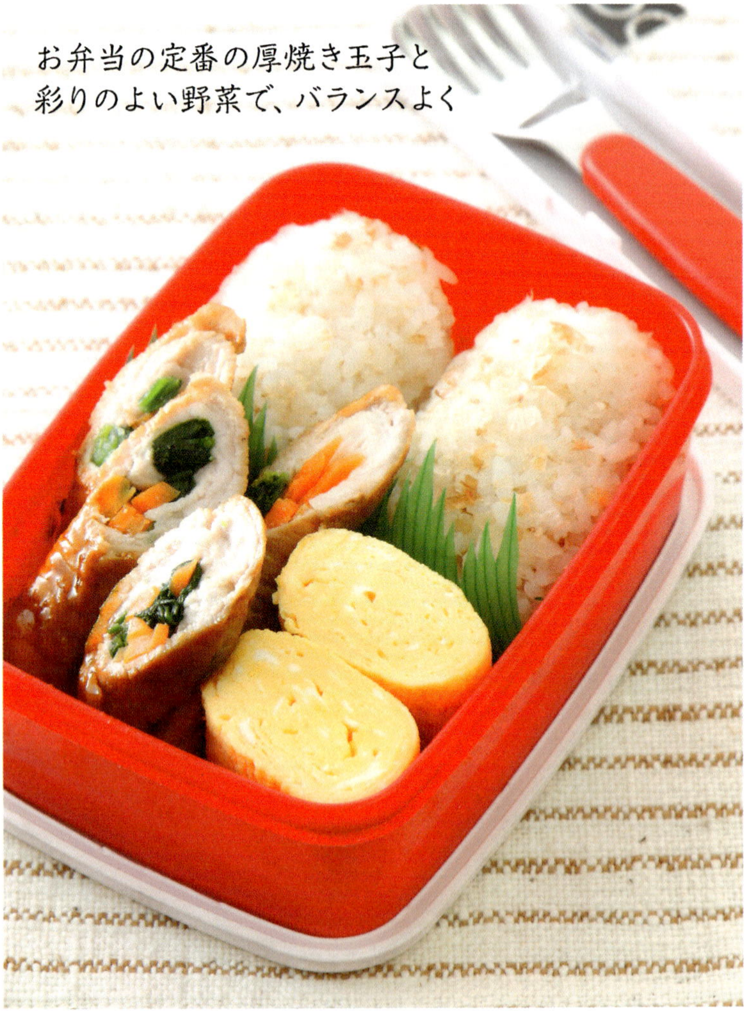
お弁当の定番の厚焼き玉子と
彩りのよい野菜で、バランスよく

野菜の肉巻き

材料（1人分）

豚もも薄切り肉…………………………40g
ほうれんそう…………………1株（20g）
にんじん…………………………………10g
サラダ油……………………………小さじ½
┌しょうゆ…………………………小さじ1
Ⓐみりん……………………………小さじ1
└砂糖………………………………小さじ½

作り方

❶ほうれんそうは軽くゆでて水けをしぼり、4㎝の長さに切っておく。にんじんはせん切りにして軽くゆでる。
❷豚肉を広げ、❶を並べて巻いていく。同様に2つ作る。
❸フライパンに油を熱し、❷を焼く。
❹❸にⒶを加えてからめながら焼く。食べやすいように1つを半分に切る。

エネルギー：110kcal
たんぱく質：9.6g
脂質：4.5g
炭水化物：6.3g
食塩相当量：0.9g

自家製ファストフードで気分もリフレッシュ。
調理の工夫でフライの味わいを楽しんで

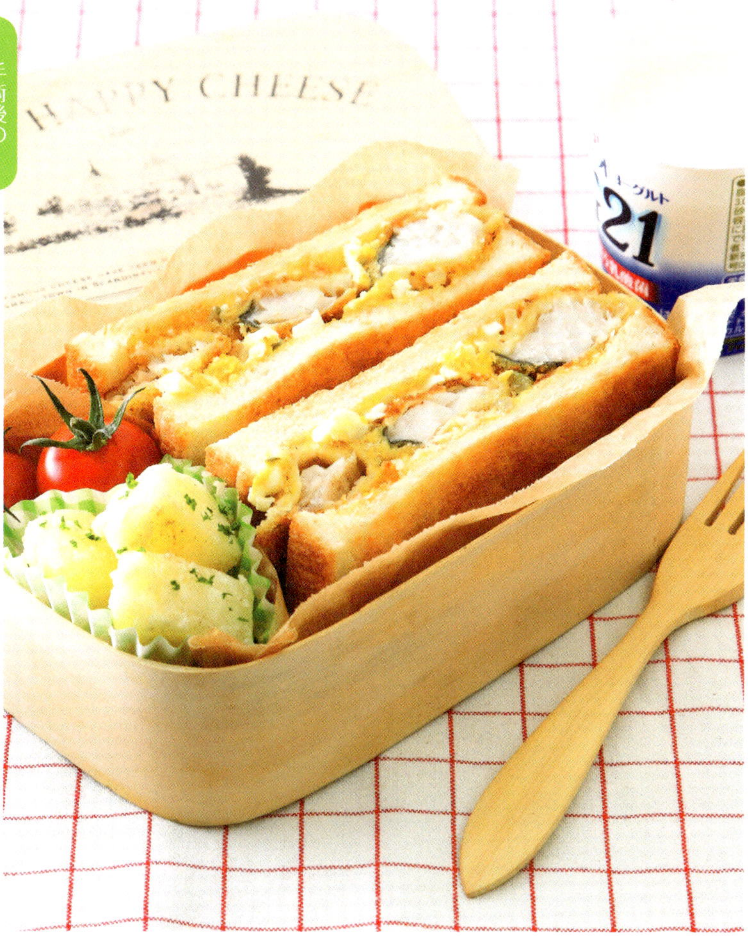

フィッシュサンド

材料（1人分）

食パン（8枚切り）……………………2枚
バター……………………小さじ1（4g）
生たら………………1切れ（100g）
塩・こしょう……………………各少々
薄力粉……………………小さじ1
とき卵……………………¼個分
パン粉……………………小さじ1
サラダ油……………………小さじ1

<タルタルソース>

ゆで卵……………………½個
ピクルス……………………10g
マヨネーズ……………………大さじ1

作り方

❶たらは1切れを3〜4等分にそぎ切りにして、塩・こしょうを振り、薄力粉、とき卵、パン粉の順に衣をつける。
❷フライパンに油を熱し、❶を中火で両面がカリッとするように焼く。
❸ゆで卵、ピクルスをみじん切りにし、マヨネーズとまぜてタルタルソースを作る。
❹パンをトースターで2〜3分焼く。パンの片面にバターをぬり、さらに❸のタルタルソースを等分してぬる。❷をのせてはさみ、食べやすい大きさに切る。

エネルギー：540kcal
たんぱく質：31.6g
脂質：24.2g
炭水化物：46.7g
食塩相当量：2.6g

粉ふきいも

材料（1人分）

じゃがいも……………中½個（50g）
塩・こしょう……………………各少々
パセリのみじん切り……………少々

作り方

❶じゃがいもは皮をむき、一口大に切る。
❷なべにじゃがいもを入れ、ひたひたに水を入れる。中火で熱し、火が通ってきたら湯を捨てる。なべを揺すりながら加熱し、いもに粉をふかせる。
❸塩・こしょうで調味し、パセリを振りかける。

エネルギー：38kcal
たんぱく質：0.8g
脂質：0.1g
炭水化物：8.8g
食塩相当量：0.5g

ミニトマト

材料（1人分）

ミニトマト…………2個

エネルギー：6kcal
たんぱく質：0.2g
脂質：0g
炭水化物：1.4g
食塩相当量：0g

市販の高機能ヨーグルト 1個

エネルギー：89kcal
たんぱく質：3.8g
脂質：3.4g
炭水化物：10.9g
食塩相当量：0.1g

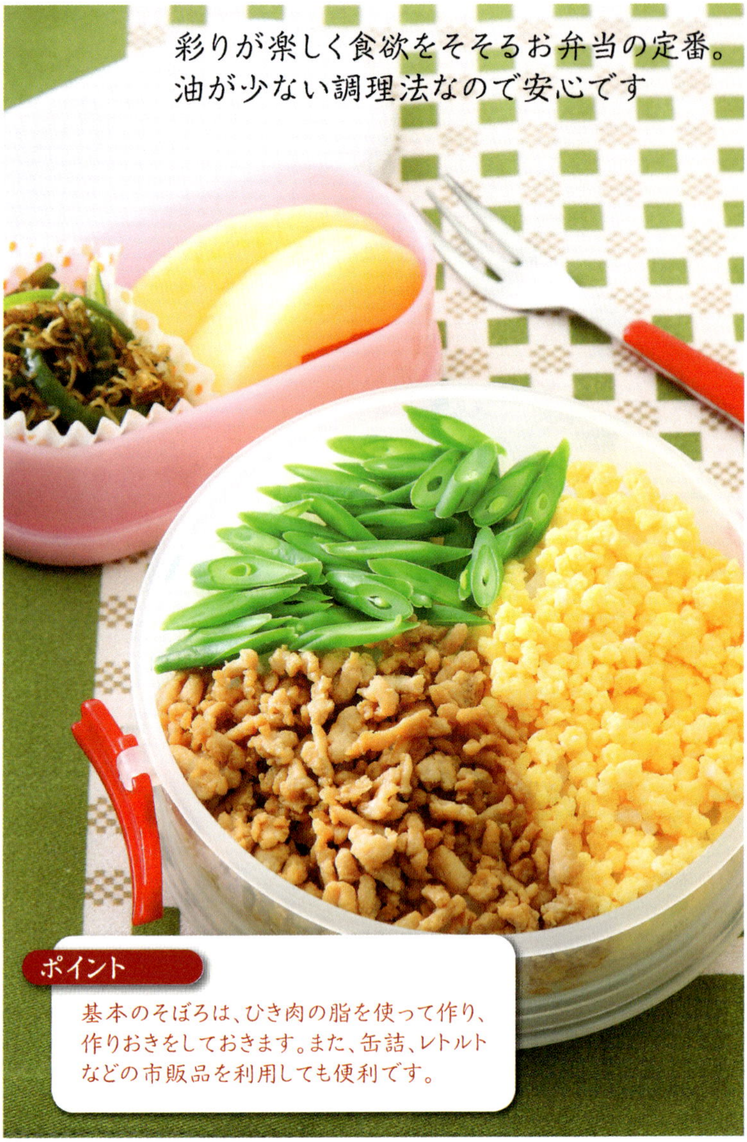
彩りが楽しく食欲をそそるお弁当の定番。
油が少ない調理法なので安心です
ポイント
基本のそぼろは、ひき肉の脂を使って作り、
作りおきをしておきます。また、缶詰、レトルト
などの市販品を利用しても便利です。

三色丼

材料（1人分）

ごはん……………………………150g
基本のそぼろ（26ページ参照）
……………………大さじ山盛り1
卵…………………………………1個
塩…………………………………少々
砂糖………………………………小さじ⅔
さやいんげん……………………3本

作り方

❶ボウルに卵を割り入れ、塩と砂糖を加えてまぜ、なべに移して火にかけ、いり卵を作る。
❷いんげんはゆでて、斜め薄切りにする（絹さやや青菜を刻んだものでも代用できる）。
❸弁当箱にごはんを盛り、❶❷とそぼろの3種の具をのせる。

エネルギー：400kcal
たんぱく質：15.6g
脂質：9.2g
炭水化物：59.7g
食塩相当量：1.2g

<基本のそぼろがない場合>

材料（1人分）

鶏ひき肉…………………………30g
Ⓐ
- しょうゆ…………………小さじ½
- 砂糖………………………小さじ⅓
- しょうが汁…………………少々

作り方

❶フライパンでひき肉を炒める。Ⓐを加えて、味をつける。

じゃことピーマン炒め

材料（1人分）

ピーマン…………………½個（20g）
ちりめんじゃこ……………………5g
ごま油……………………小さじ1
ポン酢じょうゆ……………小さじ⅔

作り方

❶ピーマンはヘタと種をとって縦に細切りにする。
❷フライパンにごま油とちりめんじゃこを入れ、カリッとなるまで炒める。
❸❷に❶を加えてしんなりするまで炒める。火を止めて、ポン酢じょうゆを回しかけ、全体に味がなじむようにまぜる。

エネルギー：49kcal
たんぱく質：1.5g
脂質：4.1g
炭水化物：1.5g
食塩相当量：0.5g

りんご

材料（1人分）

りんご…………………¼個（70g）

作り方

❶りんごは皮をむいて2切れに切る。

エネルギー：40kcal
たんぱく質：0.1g
脂質：0.1g
炭水化物：10.9g
食塩相当量：0.0g

携帯食

バームクーヘン

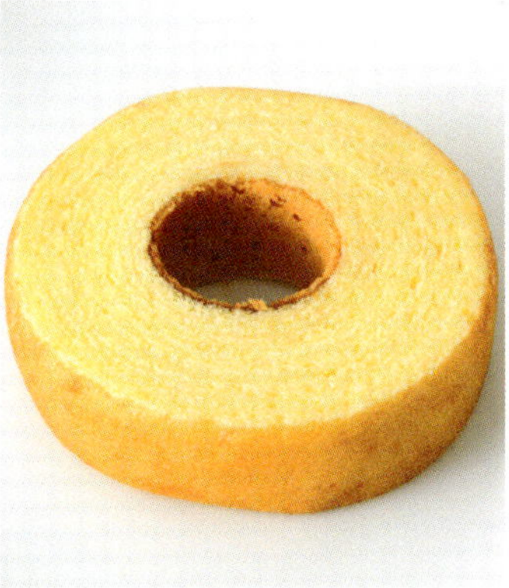

あめ

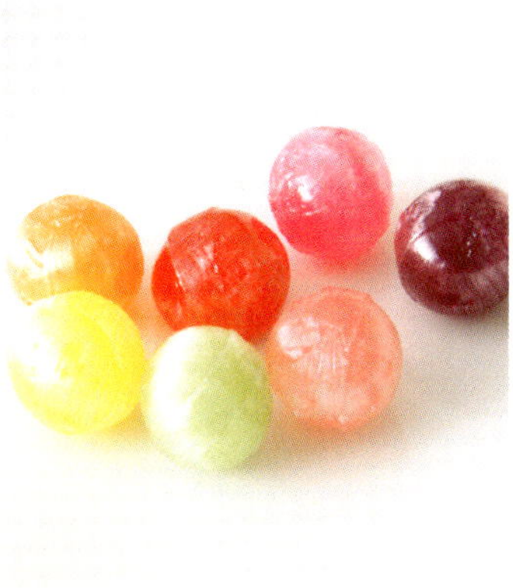

手術による傷の痛みがおさまり、体力が回復して外出できるようになると、携帯食が重要になります。特に、食事量がなかなか増えない人は、すぐに空腹感に襲われるため、簡単に食べられる小さなおむすびやパン、クッキーなどを携帯すると安心です。

クラッカー

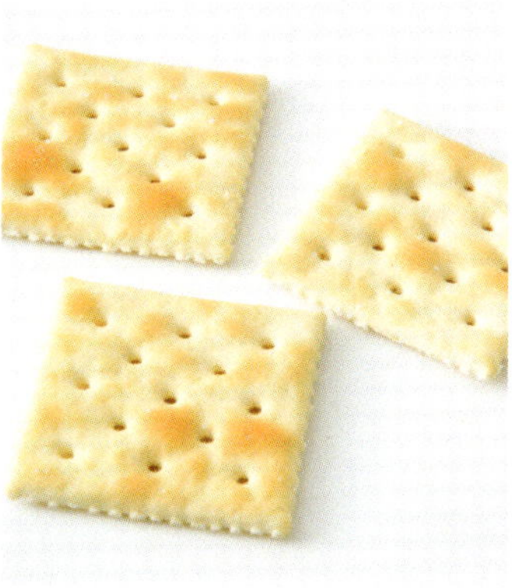

グミ

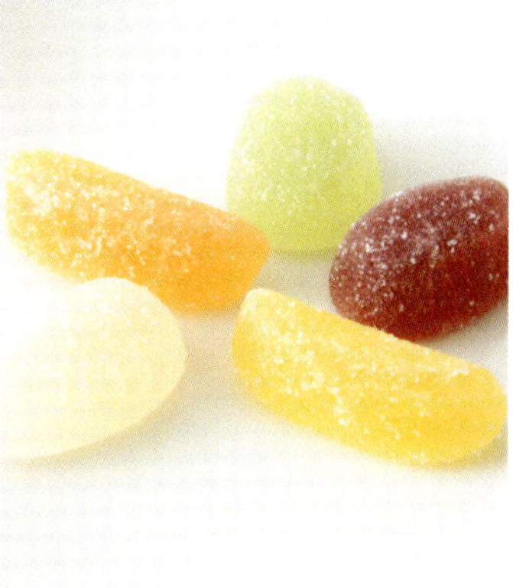

マシュマロ

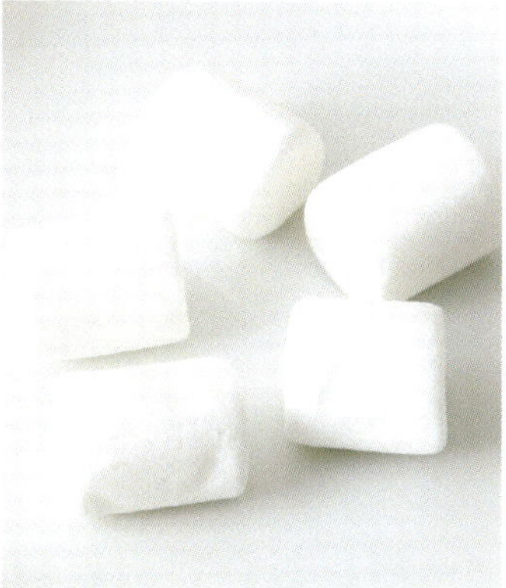

菓子パン

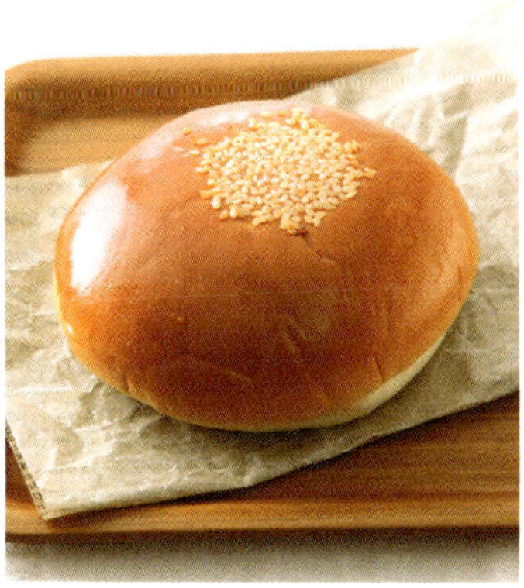

小さなパン

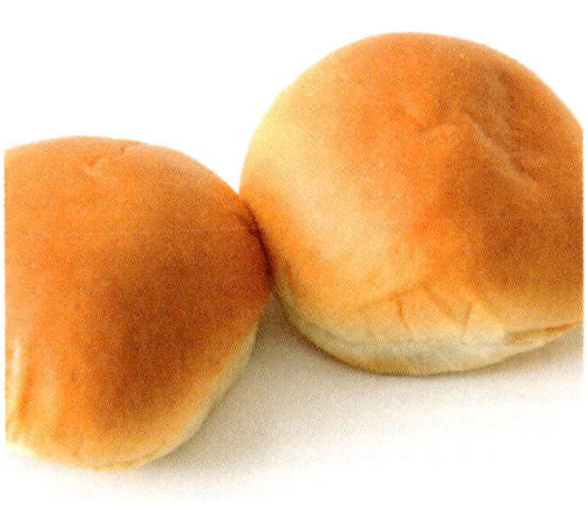

ビスケット

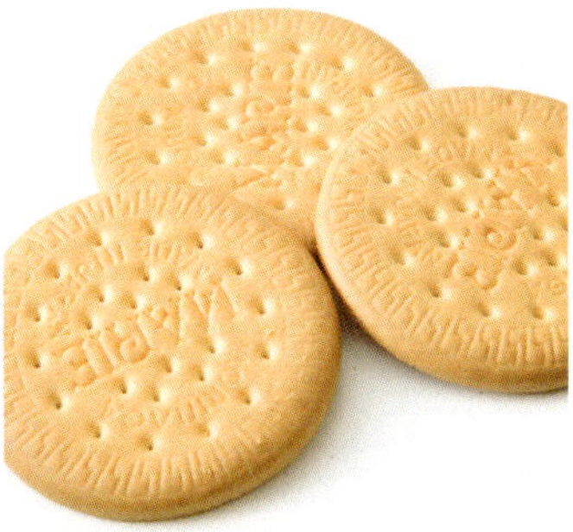

市販品を上手に利用しよう

毎回、すべて一から作ると手間がかかって病後の負担になることもあるでしょう。
市販の缶詰などを活用して、調理の手間をはぶきながら、しっかりと栄養を摂りましょう。

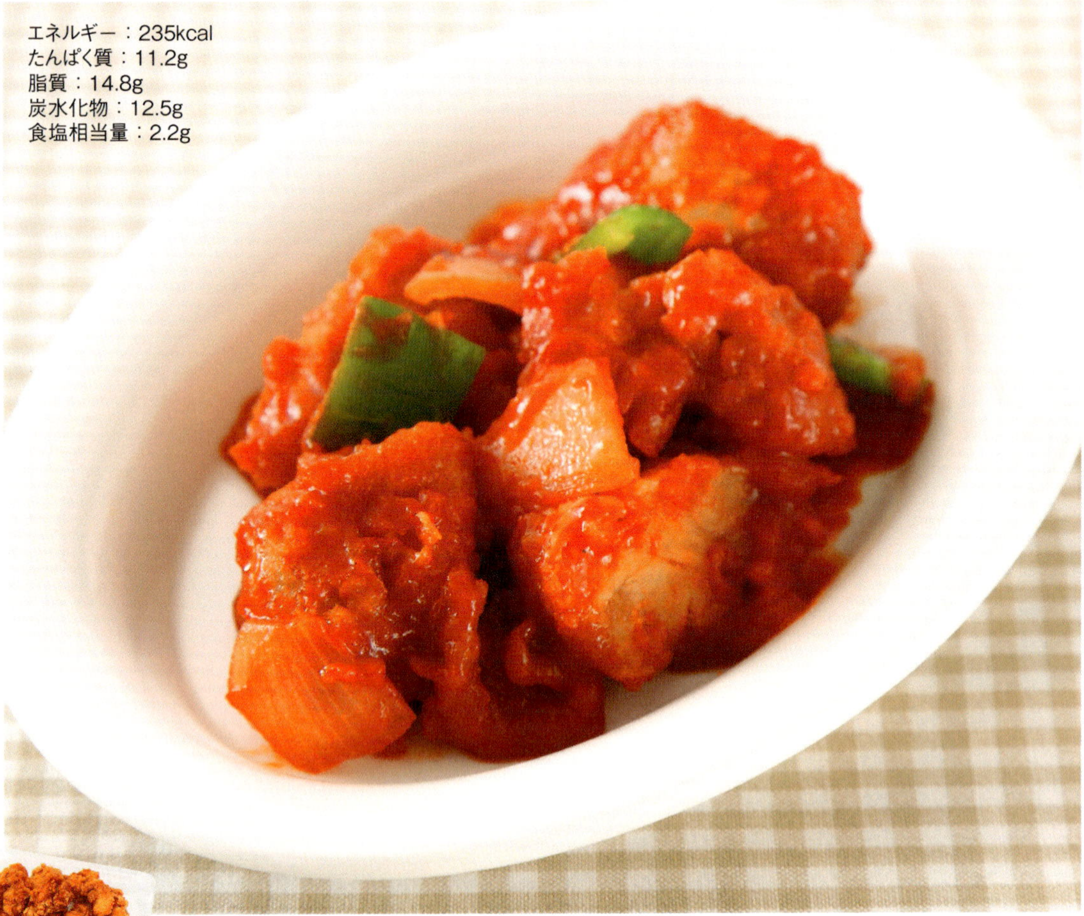
エネルギー：235kcal
たんぱく質：11.2g
脂質：14.8g
炭水化物：12.5g
食塩相当量：2.2g

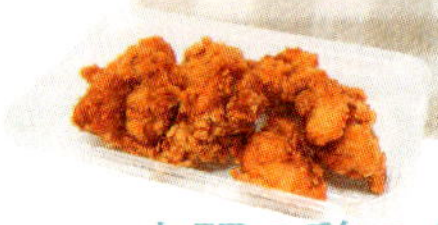

市販の鶏のから揚げを使って

鶏肉のトマト煮

材料（1人分）

鶏のから揚げ…………………………3個
ピーマン……………………½個（20g）
玉ねぎ…………………………………20g
Ⓐ トマトケチャップ………大さじ1½
Ⓐ 固形スープのもと………………½個
Ⓐ 水…………………………大さじ4

作り方

❶鶏のから揚げは1個を半分に切る。ピーマン、玉ねぎは2㎝角に切る。
❷なべにⒶを入れ煮立て、❶を入れて煮る。

外食のポイント

回復期に入れば、仕事のつき合いがあったり、たまには気分転換で外食したりすることもあります。外食は、1人分の量が多く、使われている材料がわからないこともあるので、注意が必要です。また、くれぐれもゆっくりとマイペースで食べるように心がけて。メニューもたんぱく質が多く、食べやすいものを選んでください。

和風レストラン

和風料理は低脂肪で消化がよいものがおすすめ

- 魚を使った料理は白身魚を選び、できるだけ油を使っていない煮魚や焼き魚などが安心です。
- なま物は鮮度が心配です。信頼できる店を選び、いか、たこ、えび、貝類は消化がよくないので避けます。
- 揚げ物は残します。丼物では親子丼がおすすめですが、その場合も鶏肉の皮は残します。
- うどんはよく噛んで食べれば安心ですが、塩分を摂り過ぎないようにつゆは残します。また、具材に消化の悪いものが入っていることもあるので、うっかり食べてしまわないように注意します。
- つけ合わせのおひたしは、葉の部分をよく噛んで食べます。

洋風レストラン

洋風料理は少量でエネルギーが確保できますが、油の摂り過ぎには注意

- ドリアやグラタンは、消化がよくたんぱく質も摂れるので、ゆっくりよく噛んで食べればだいじょうぶです。
- リゾットは消化がよいですが、きのこ類など消化の悪い食材が入っている場合があるので、よく噛むことを忘れずに。
- ミックスサンドイッチは食べやすいので無難。牛乳と一緒に摂ればたんぱく質も補えます。
- イタリアンでは、ショートパスタが消化もよく早食い防止になるのでおすすめ。できるだけ油が控えめなものを。
- ハンバーグは使われている材料がはっきりしないので、控えたほうが安心。
- カレーライスは油が多く、消化不良の原因になるので控えたほうがよいでしょう。

中国風レストラン

数人で出かけて料理をとり分ければ、食べ過ぎも防げる

- 揚げ物、炒め物が多いので、油の少ない蒸し料理、煮物などを選ぶとよいでしょう。
- とうふは消化がよいのでおすすめですが、麻婆どうふは味つけが辛すぎるものもあり、口腔内の粘膜や胃腸に刺激が強い料理のため、注意が必要です。
- ラーメンなどのめん類は、はっきりとした濃い味つけで食欲がわき、食が進みます。ただし消化が悪いので、よく噛んで少しずつ食べるとよいでしょう。野菜や肉・魚貝類入りなど具が多いめん類は、栄養バランスもよくなります。

ファミリーレストラン・居酒屋

和食も洋食も中華も、気分に応じて選べるのでおすすめ

- 上記のポイントにならって、食べたいものを選んで、ゆっくりと食べます。
- デザート類は、生クリームが多すぎるものは脂肪分の摂り過ぎになるので注意。
- サラダバーの生野菜は、少量をよく噛んで食べます。
- 鮮度が安心であれば、回転ずしも自分のペースで好きなものが食べられるので、試してみるのもいいでしょう。

カフェ・ファストフード・甘味処

外出時の間食におすすめ

- 甘みのある飲み物やクッキーなどは、気分転換にも最適。ただし、炭酸飲料や脂肪分が多すぎるものは控えましょう。
- ファストフードのハンバーガーなどは油が多いので、控えたほうがいいでしょう。

抗がん剤・放射線治療中の症状別メニュー

手術の効果を高める目的で、手術の前後に抗がん剤を使う化学療法や、放射線治療を行う場合があります。倦怠感、下痢、吐き気などの副作用が現れることがあり、食欲が落ちてしまいがちですが、もともと持っている免疫力をアップさせるためにも、食事は大変重要です。食物をしっかり摂れるように、調理を工夫して体力の低下を防いでください。

食欲がない

副作用でどうしても食べられないときは、無理せず、水分を十分に摂るようにしましょう。食事は、食べられるものを少しずつでいいので、回数を増やして食べます。「食べられそう」と思ったときに、すぐに食べられるように、軽食や果物などを常備しておきましょう。

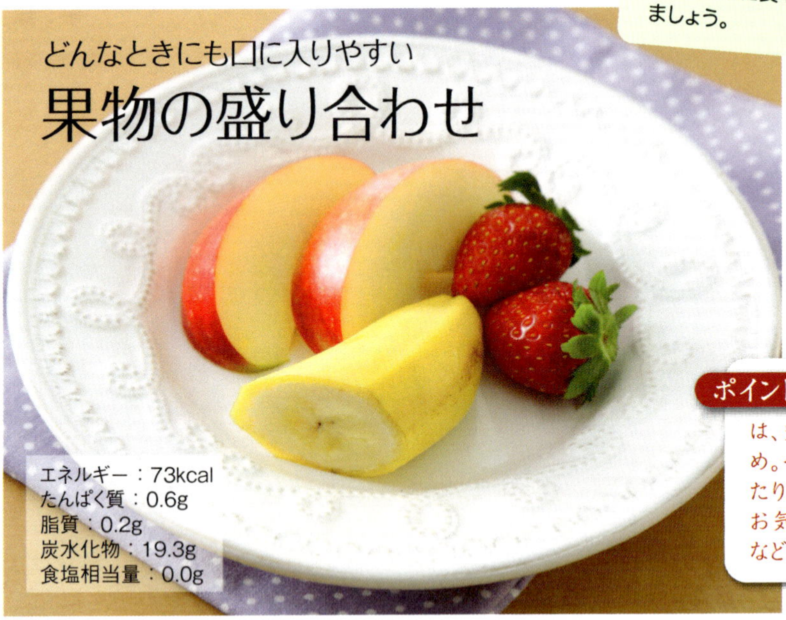

どんなときにも口に入りやすい

果物の盛り合わせ

エネルギー：73kcal
たんぱく質：0.6g
脂質：0.2g
炭水化物：19.3g
食塩相当量：0.0g

材料（1人分）

＊旬のもので食べやすいものであれば何でも。気になる人は皮をむいても。

（例）

いちご……………2粒（20g）
りんご……………¼個（80g）
バナナ……………⅓本（30g）

ポイント 食欲がないときは、気分転換をすることもおすすめ。ベランダや近くの公園で食べたり、テーブルクロスをかえたり、お気に入りの食器に盛りつけるなどの工夫をしてみましょう。

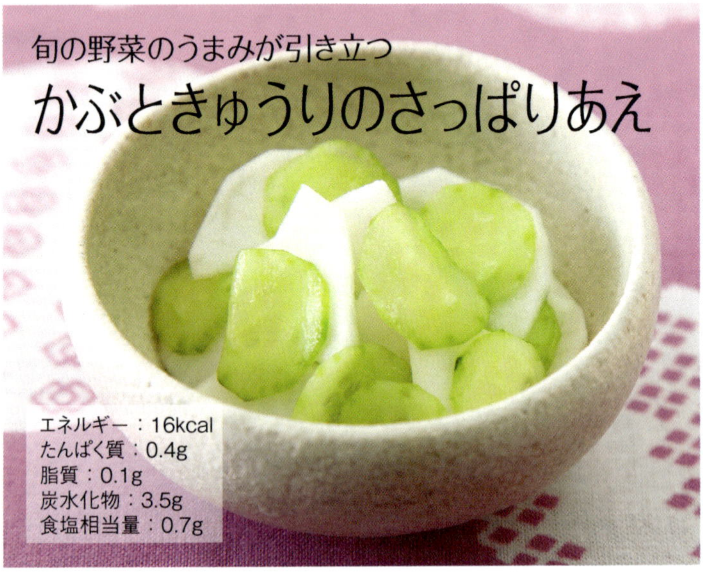

旬の野菜のうまみが引き立つ

かぶときゅうりのさっぱりあえ

エネルギー：16kcal
たんぱく質：0.4g
脂質：0.1g
炭水化物：3.5g
食塩相当量：0.7g

材料（1人分）

かぶ……………………中¼個（20g）
きゅうり……………………⅓本（30g）
塩……………………………少々
Ⓐ酢…………………………大さじ½
Ⓐ砂糖………………………小さじ½
Ⓐ塩…………………………少々

作り方

❶かぶは皮をむいていちょう切りにする。きゅうりは皮をむいて小口切りにする。塩を振り、しんなりしたら水けをしぼる。

❷Ⓐを合わせて合わせ酢を作り、❶をあえる。

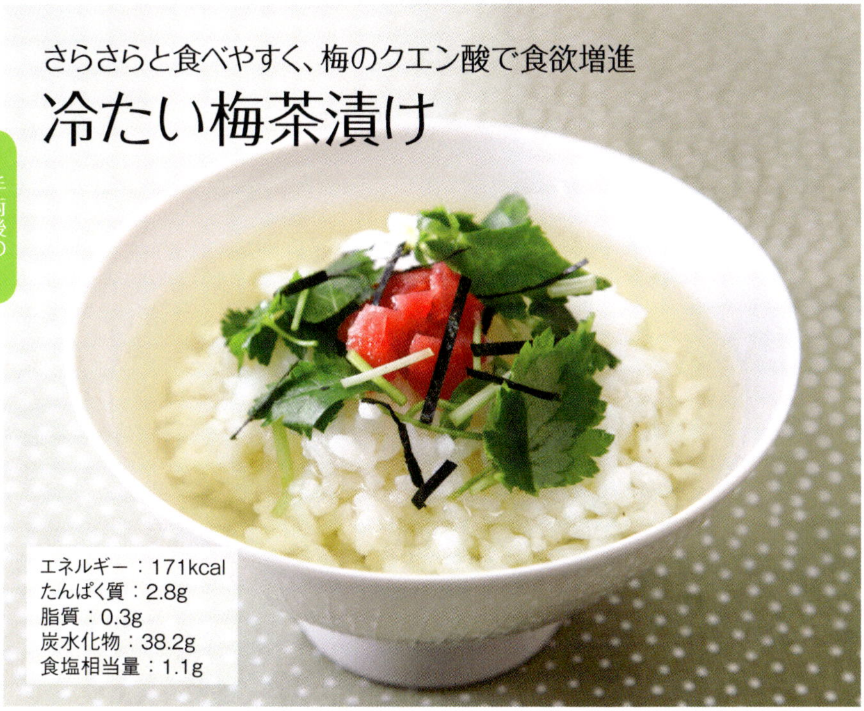

さらさらと食べやすく、梅のクエン酸で食欲増進

冷たい梅茶漬け

エネルギー：171kcal
たんぱく質：2.8g
脂質：0.3g
炭水化物：38.2g
食塩相当量：1.1g

材料(1人分)

ごはん……………100g
三つ葉……………少々
梅干し……………½個
冷たい番茶……1カップ
刻みのり…………少々

作り方

❶ごはんを水で軽く洗い、水けをきっておく。
❷茶わんに❶を入れ、1cmの長さに切った三つ葉、あらく刻んだ梅干しをのせる。
❸❷に冷たい番茶を注ぐ。
❹最後に刻みのりをのせる。

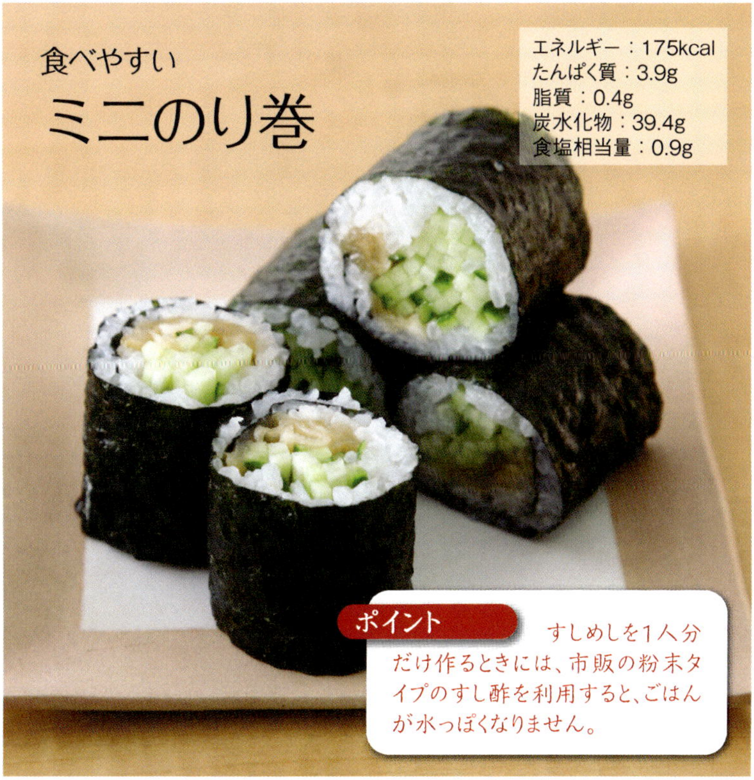

食べやすい

ミニのり巻

エネルギー：175kcal
たんぱく質：3.9g
脂質：0.4g
炭水化物：39.4g
食塩相当量：0.9g

材料(1人分)

かんぴょう(乾燥)……………5g
Ⓐ しょうゆ……………小さじ⅓
Ⓐ 砂糖……………………小さじ1
Ⓐ だし……………………½カップ
きゅうり……………⅓本(30g)
ごはん……………………80g
Ⓑ 酢…………………小さじ½
Ⓑ 塩……………………少々
Ⓑ 砂糖………………小さじ⅓
焼きのり………………全型1枚

作り方

❶かんぴょうは水でもどし、Ⓐで煮含める。きゅうりはせん切りにする。
❷あたたかいごはんにⒷを加えてさっくりとまぜ、冷ます。
❸ラップフィルムにのりを敷き、❷を平らにのせる。❶をのせて巻き、一口大に切る。

※大きいのりは腸にはりつく恐れがあります。気になる場合は、のりを使わずにおにぎり型にするといいでしょう。

ポイント すしめしを1人分だけ作るときには、市販の粉末タイプのすし酢を利用すると、ごはんが水っぽくなりません。

下痢

治療によって消化管粘膜が損傷を受け、下痢になることがあります。室温程度の水分の補給と低脂肪でたんぱく質が豊富な食品を摂って、脱水症状や体重の減少に気をつけましょう。

くず粉のかわりにかたくり粉を使って

吉野煮

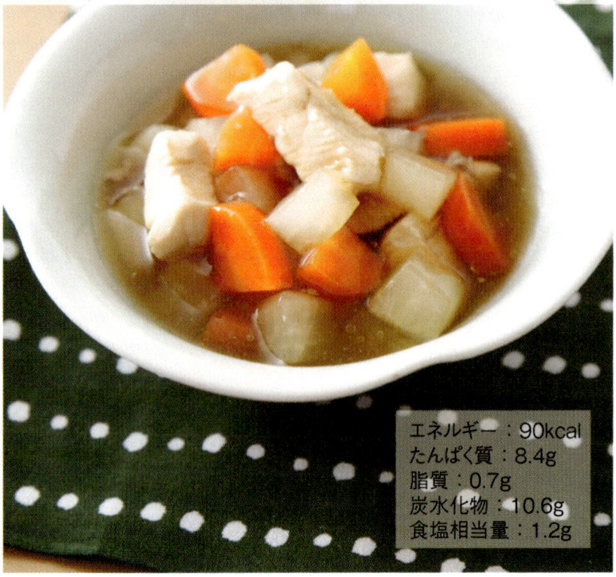

エネルギー：90kcal
たんぱく質：8.4g
脂質：0.7g
炭水化物：10.6g
食塩相当量：1.2g

材料（1人分）

鶏胸肉（ささ身でも可）……………………30g
にんじん………………………………………20g
大根……………………………………………60g
Ⓐ
だし…………………………………1カップ
みりん………………………………小さじ1
酒……………………………………小さじ1
薄口しょうゆ………………………小さじ1
Ⓑ
かたくり粉…………………………小さじ1
水……………………………………大さじ1

作り方

❶鶏肉、大根は1㎝の角切りにする。にんじんは厚めのいちょう切りにする。
❷Ⓐを煮立て、❶を入れて煮る。
❸やわらかくなったら、まぜ合わせたⒷでとろみをつける。

おなかにやさしい

野菜スープ卵落とし

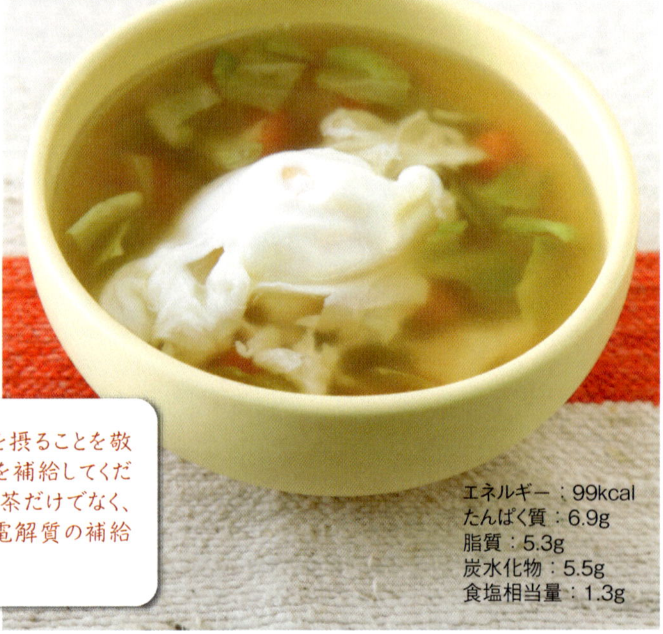

エネルギー：99kcal
たんぱく質：6.9g
脂質：5.3g
炭水化物：5.5g
食塩相当量：1.3g

材料（1人分）

玉ねぎ……………………………………20g
にんじん…………………………………20g
キャベツ…………………………………20g
水……………………………………¾カップ
固形スープのもと…………………………½個
卵……………………………………………1個
塩・こしょう……………………………各少々

作り方

❶玉ねぎ、にんじん、キャベツは1㎝角に切る。
❷なべに分量の水を入れ、❶をやわらかくなるまで煮る。固形スープのもとを加え、卵を割ってそのままなべに落とし、火を通す。
❸塩・こしょうで味をととのえる。

ポイント

下痢をしているときは、水分を摂ることを敬遠しがちですが、下痢をしているときこそ水分を補給してください。適温は室温から人肌ぐらいで、白湯やお茶だけでなく、市販のイオン飲料を薄めて飲むと、失われた電解質の補給に効果的です。

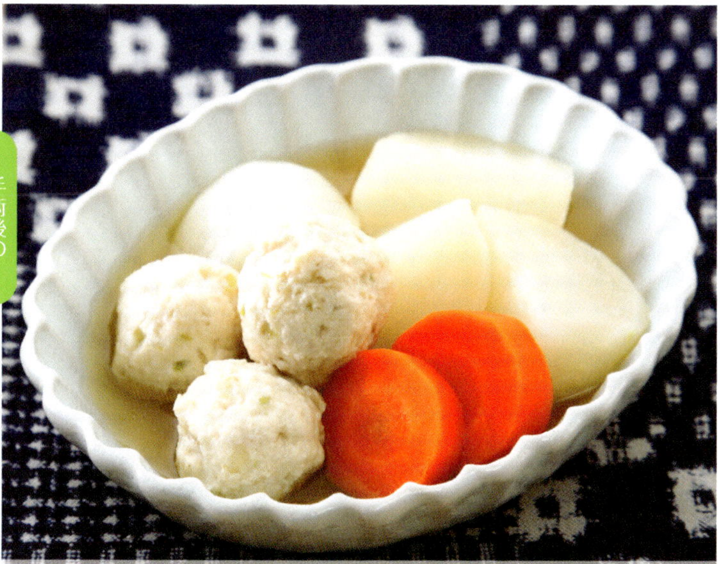

鶏肉で不足しがちなカリウムを補給

鶏つくねとかぶの煮物

材料(1人分)

かぶ……………………………中1個(80g)
にんじん……………………⅙本(30g)
鶏つくね(基本の鶏の肉だんご・26ページ参照)……………………………3個
だし…………………………………1カップ
Ⓐ┌みりん………………………小さじ1
　│酒……………………………小さじ1
　└薄口しょうゆ………………小さじ1

作り方

❶かぶは皮をむき、縦¼のくし形に切る。にんじんは1㎝厚さの輪切りにする。
❷なべにだし、❶を入れてやわらかくなるまで煮る。鶏つくねを加えてさらに煮る。
❸Ⓐを加え、弱火で軽く煮る。

エネルギー：178kcal
たんぱく質：11.6g
脂質：6.7g
炭水化物：14.2g
食塩相当量：1.5g

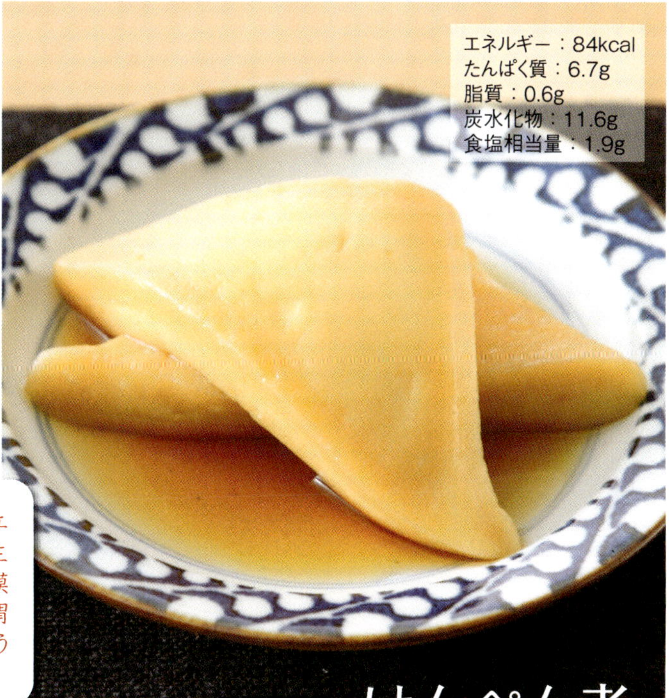

エネルギー：84kcal
たんぱく質：6.7g
脂質：0.6g
炭水化物：11.6g
食塩相当量：1.9g

高たんぱくで低脂肪

はんぺん煮

材料(1人分)

はんぺん……………………1枚(60g)
だし……………………………½カップ
Ⓐ┌しょうゆ……………………小さじ1
　└みりん………………………大さじ½

作り方

❶はんぺんは半分に切る。
❷なべにだしを煮立たせⒶを加え、❶を入れ中火で煮る。
❸途中ではんぺんを裏返し味をしみ込ませる。煮汁が半分くらいになったところで火を止める。
❹器に盛って煮汁をかける。

ポイント

食欲が出てきたら、まずエネルギー源になるおかゆやうどんなどの主食を摂ってください。次に、傷ついた粘膜を修復するたんぱく質豊富な食品で、胃腸に負担をかける脂肪が少ない、卵、とうふ、はんぺん、白身魚がおすすめです。

治療の影響で内容物が通りにくくなったり、腸の運動が弱くなって便秘になることがあります。食物繊維を多く含んだ食品を摂り、水分補給を心がけましょう。

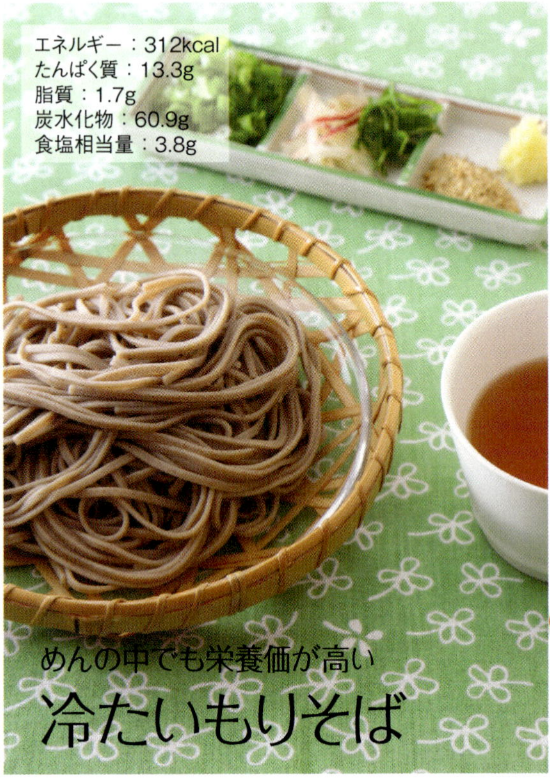

エネルギー：312kcal
たんぱく質：13.3g
脂質：1.7g
炭水化物：60.9g
食塩相当量：3.8g

めんの中でも栄養価が高い

冷たいもりそば

材料（1人分）

そば（乾めん）……80g

＜つけ汁＞

めんつゆ（3倍濃縮タイプ）……………………大さじ2
水……………………大さじ4

＜薬味＞

万能ねぎ……………10g
しょうが………………5g
みょうが………………5g
青じそ………………1枚
いり白ごま…………少々

作り方

❶つけ汁の材料を合わせる。
❷薬味のねぎは小口切り、しょうがはすりおろす。みょうがは斜め薄切りにし、青じそはせん切りにする。
❸そばをやわらかめにゆで、冷水にとって水けをきる。器に盛り、つけ汁と薬味を添える。

※そばは、体調により気をつけたい食物です。やわらかめにゆで、ゆっくりよく噛んで。短く折ってゆでる工夫もおすすめ。

ポイント

便秘解消のポイントは、食物繊維と生菌食品です。おすすめは、不溶性食物繊維がたっぷりの豆や穀物。高野どうふ、切り干し大根などの乾物も簡単にやわらかくなるので便利です。

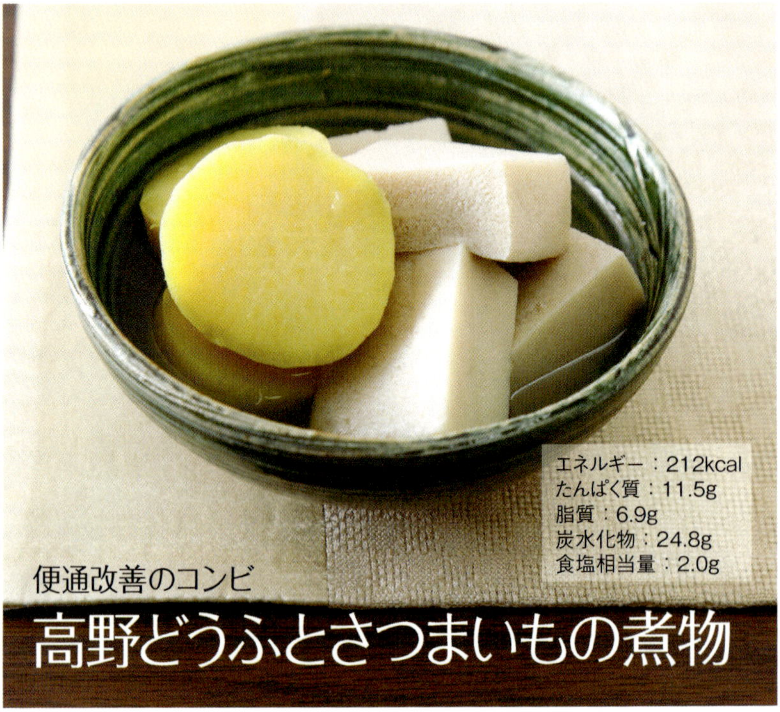

エネルギー：212kcal
たんぱく質：11.5g
脂質：6.9g
炭水化物：24.8g
食塩相当量：2.0g

便通改善のコンビ

高野どうふとさつまいもの煮物

材料（1人分）

高野どうふ（乾燥）…1枚（20g）
さつまいも…………………50g

Ⓐ
- だし…………………1½カップ
- 砂糖…………………大さじ1
- みりん………………小さじ2
- 薄口しょうゆ………小さじ2
- 塩……………………小さじ¼

作り方

❶高野どうふは水につけてもどし、食べやすい大きさに切り、しぼって水けをきる。さつまいもは皮をむき1cm厚さの輪切りにし、水にさらす。
❷Ⓐをなべに入れて煮立たせ、❶を入れ中火で15分煮る。
❸15分経ったら火を止め約10分ほど蒸らし、味をしみ込ませる。

※さつまいもは、体調により気をつけたい食物です。やわらかくなるよう長めに煮ると◎。

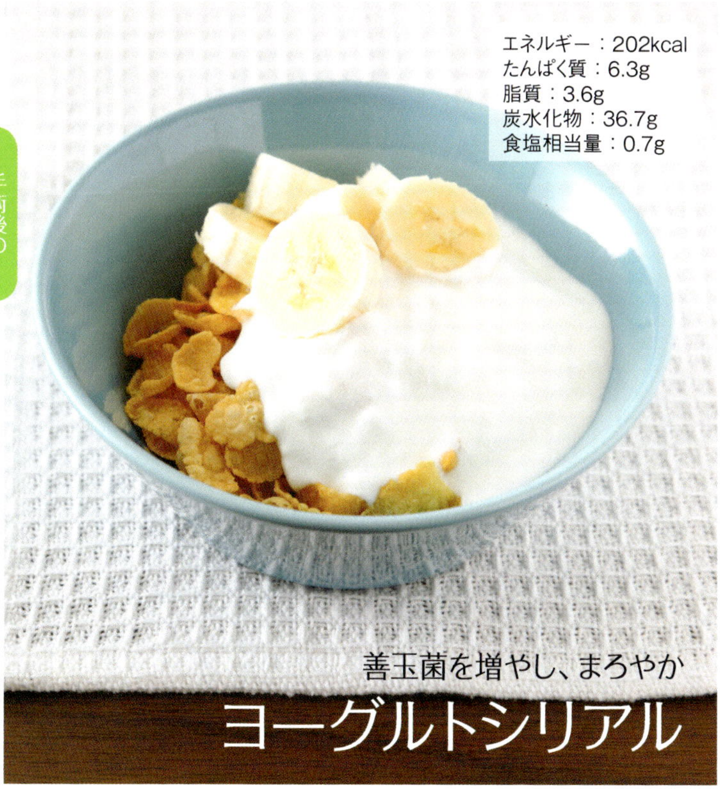

善玉菌を増やし、まろやか
ヨーグルトシリアル

エネルギー：202kcal
たんぱく質：6.3g
脂質：3.6g
炭水化物：36.7g
食塩相当量：0.7g

材料（1人分）

コーンフレーク（市販品）…………30g
プレーンヨーグルト（市販品）……100g
バナナ………………………⅓本（30g）

作り方

❶バナナは皮をむいて輪切りにする。
❷器にコーンフレークを入れ、ヨーグルトをかける。その上にバナナをのせる。

ポイント

コーンフレークを代表とするシリアルは、食物繊維やビタミンが豊富で、間食や朝食におすすめです。

しっかり水分補給
生野菜サラダ

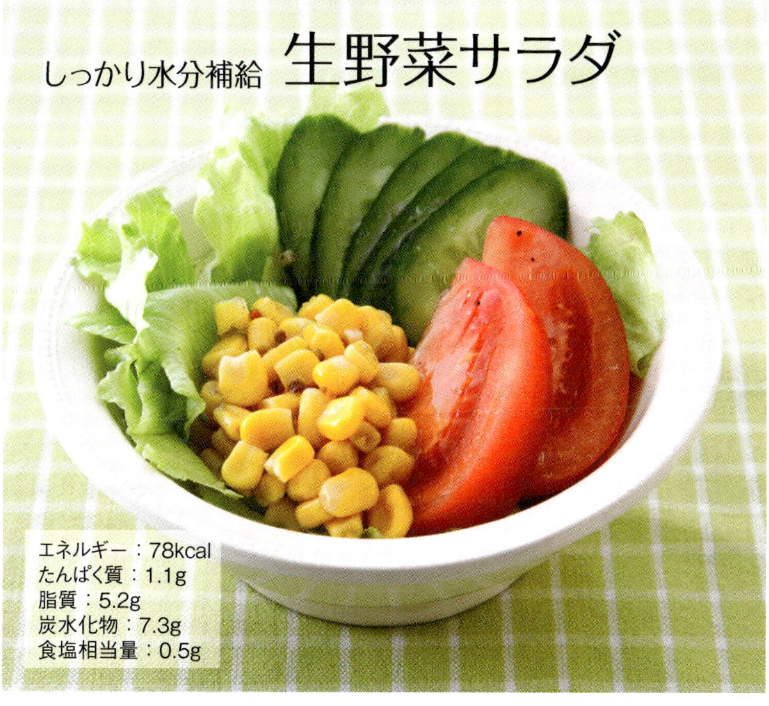

材料（1人分）

レタス……………………20g
きゅうり…………………20g
トマト……………………40g
コーン（缶詰）……………20g
ドレッシング（市販品）…大さじ1

作り方

❶レタスは食べやすい大きさにちぎる。
❷きゅうりは斜め薄切り、トマトはくし形に切る。
❸器に❶❷を盛りつけて、コーンをのせ、ドレッシングをかける。

※とうもろこしは、体調により気をつけたい食物です。消化が悪いので少量から始めます。きゅうりとトマトの皮が気になるときは皮をむくとよいでしょう。

エネルギー：78kcal
たんぱく質：1.1g
脂質：5.2g
炭水化物：7.3g
食塩相当量：0.5g

胸焼け

治療の影響やストレスなどが原因で、胃の粘膜が傷つき、胃の収縮や機能の低下で胸やけなどが起こりやすくなります。消化がよく、たんぱく質が豊富な食品をこまめに摂るようにしましょう。

1人分
エネルギー：29kcal
たんぱく質：1.1g
脂質：0.2g
炭水化物：7.1g
食塩相当量：0.0g

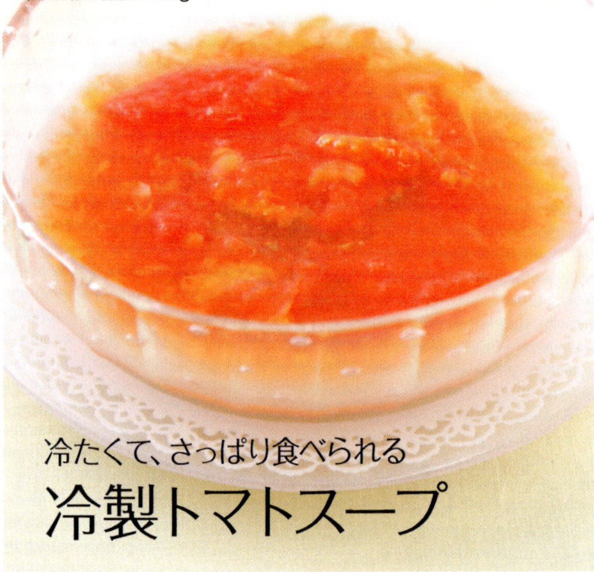

冷たくて、さっぱり食べられる

冷製トマトスープ

材料（4人分）

トマト……………………………中3個（600g）

作り方

❶トマトはヘタをとり、くし形に切る。
❷圧力なべに❶を入れ、ふたをして強火にかける。圧力がかかったら、弱火で5分加熱する。火を止め圧力が抜けるまで放置する。
❸汁ごと冷蔵庫でよく冷やす。皮がむけるので、皮の部分はとり除く。
※圧力なべがない場合は、なべで弱火で20～30分煮る。

ポイント

炭水化物を主成分とする穀物は、胃腸への負担が最も少なく安心です。具に卵や野菜をプラスすると、栄養バランスもよくなり、胃腸の回復を助けます。

エネルギー：333kcal
たんぱく質：13.2g
脂質：6.0g
炭水化物：53.5g
食塩相当量：4.4g

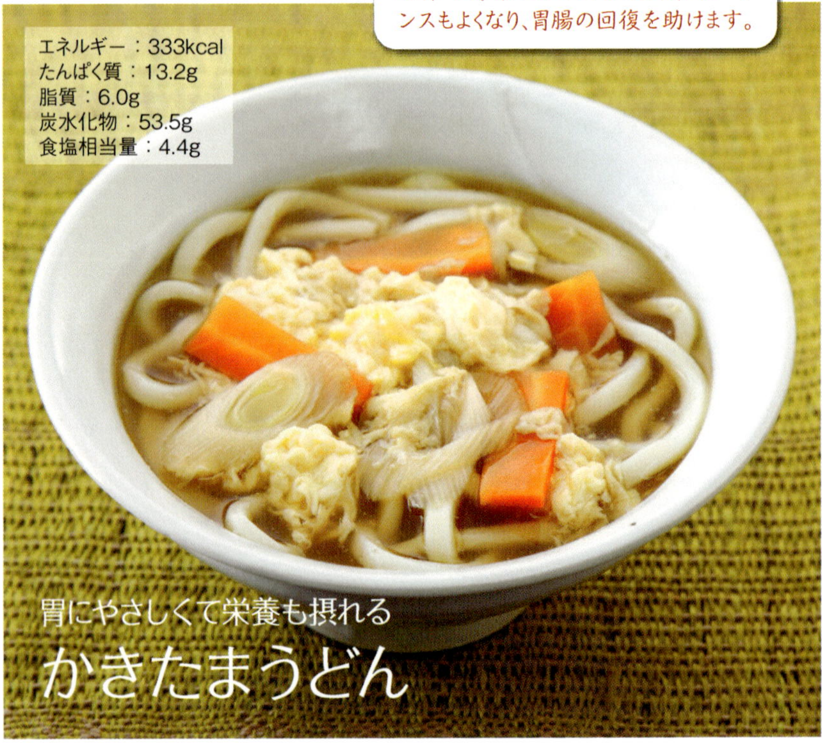

胃にやさしくて栄養も摂れる

かきたまうどん

材料（1人分）

ゆでうどん……1玉（200g）
Ⓐ めんつゆ（3倍濃縮タイプ）………………大さじ2
Ⓐ 水…………………250mℓ
にんじん……………………10g
ねぎ…………………………10g
卵……………………………1個
Ⓑ かたくり粉………小さじ½
Ⓑ 水………………大さじ1

作り方

❶なべにⒶを入れて、短冊切りにしたにんじん、斜め薄切りにしたねぎを入れて煮立たせる。
❷沸騰した湯でうどんをあたため、湯をきり、器に盛る。
❸❶にといた卵を回し入れ、まぜ合わせたⒷでとろみをつけ、卵が固まって浮き上がってきたら火を止め、❷にかける。

市販品にひと手間かけて
卵どうふあんかけ

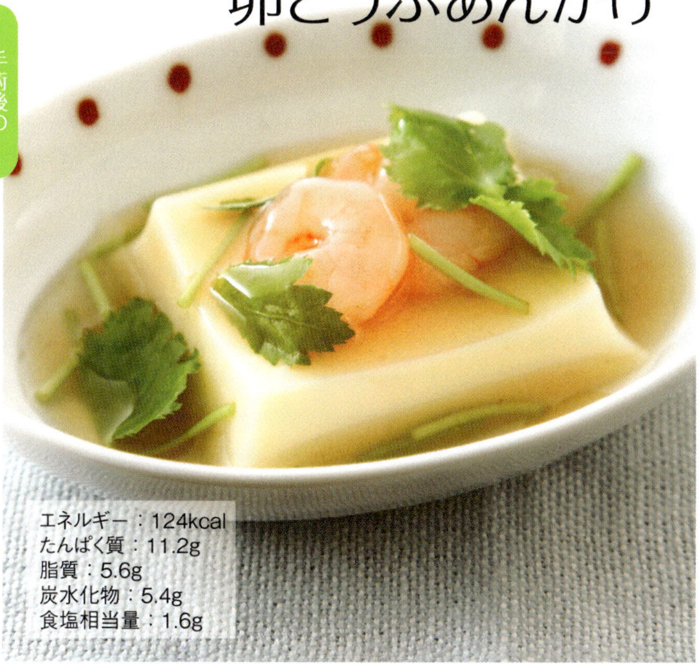

エネルギー：124kcal
たんぱく質：11.2g
脂質：5.6g
炭水化物：5.4g
食塩相当量：1.6g

材料（1人分）
卵どうふ（市販品）……………………1個
むきえび……………………2尾（20g）
だし…………………………¼カップ
Ⓐ酒……………………………小さじ1
Ⓐみりん…………………………小さじ½
Ⓐ薄口しょうゆ…………………小さじ½
Ⓑかたくり粉……………………小さじ½
Ⓑ水……………………………大さじ1
刻み三つ葉………………………少々

作り方
❶えびは背わたをとり、塩水（分量外）で洗って熱湯でさっとゆでる。
❷なべにだしを入れて中火にかけ、煮立ったら❶とⒶを加える。再び煮立ったら、合わせたⒷを回し入れ、とろみがついたら火を止める。
❸卵どうふを容器からとり出し、器に盛る。❷のあんをかけ、三つ葉を散らす。

ポイント
胃腸にやさしい調理法は、「煮る、蒸す、ゆでる」です。味が濃くなると、塩分が腸の粘膜を刺激するので、薄味を心がけましょう。

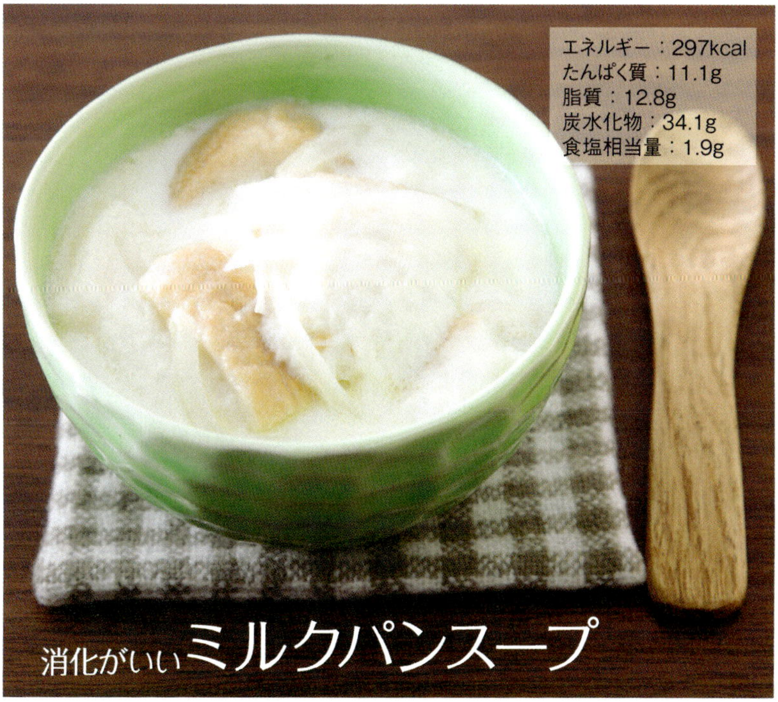

消化がいい
ミルクパンスープ

エネルギー：297kcal
たんぱく質：11.1g
脂質：12.8g
炭水化物：34.1g
食塩相当量：1.9g

材料（1人分）
玉ねぎ…………………30g
食パン（8枚切り）………1枚
バター………小さじ1（4g）
水…………………½カップ
固形スープのもと………½個
塩・こしょう…………各少々
牛乳…………………1カップ

作り方
❶玉ねぎは薄切りにする。食パンは食べやすい大きさに切る。
❷なべにバターをとかして玉ねぎを中火で炒める。水、固形スープのもと、塩・こしょうを入れて煮る。
❸最後に、牛乳を加えて煮立ったところでパンを入れる。

吐き気・嘔吐

吐き気や嘔吐は食欲不振を招き、体力を消耗させます。おさまるまで、一時的に栄養のバランスは気にしないで、食べられるものを見つけて口にしてください。

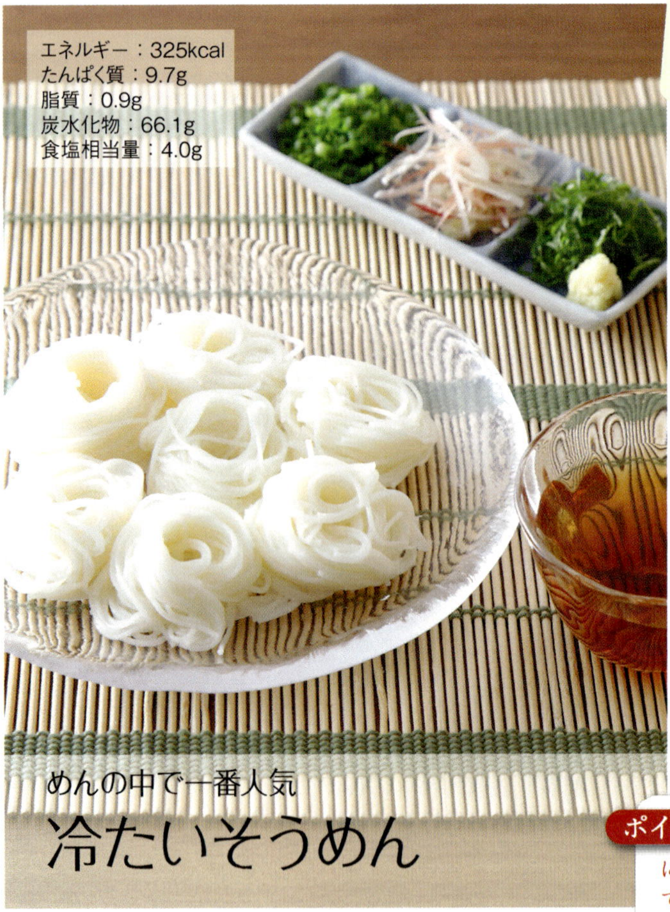

エネルギー：325kcal
たんぱく質：9.7g
脂質：0.9g
炭水化物：66.1g
食塩相当量：4.0g

めんの中で一番人気

冷たいそうめん

材料（1人分）

そうめん（乾めん）……………………80g

＜つけ汁＞

めんつゆ（3倍濃縮タイプ）……大さじ2
水………………………………大さじ4

＜薬味＞

万能ねぎ……………………………5g
しょうが……………………………5g
みょうが……………………………5g
青じそ………………………………1枚

作り方

❶つけ汁の材料を合わせる。
❷薬味のねぎは小口切りにし、しょうがはすりおろす。みょうがは斜め薄切りにし、青じそはせん切りにする。
❸そうめんをゆで、冷水にとって水けをきる。器に盛り、つけ汁と薬味を添える。

ポイント

においから吐き気をもよおすことも多いようです。炊きたてのごはん、魚料理、煮物などは控えたほうがよいでしょう。

材料（1人分）

大根……………………100g
かに（缶詰）……………20g
枝豆（冷凍）……5粒くらい
Ⓐ砂糖……………小さじ1
Ⓐ酢………………小さじ2
Ⓐ塩……………………少々
Ⓐしょうゆ……………少々

作り方

❶大根はすりおろして水けをきる。かにはほぐす。枝豆は解凍しておく。
❷Ⓐを合わせて❶をあえる。

※枝豆は、体調により気をつけたい食物です。やわらかくゆでるか、刻むと消化されやすくなります。

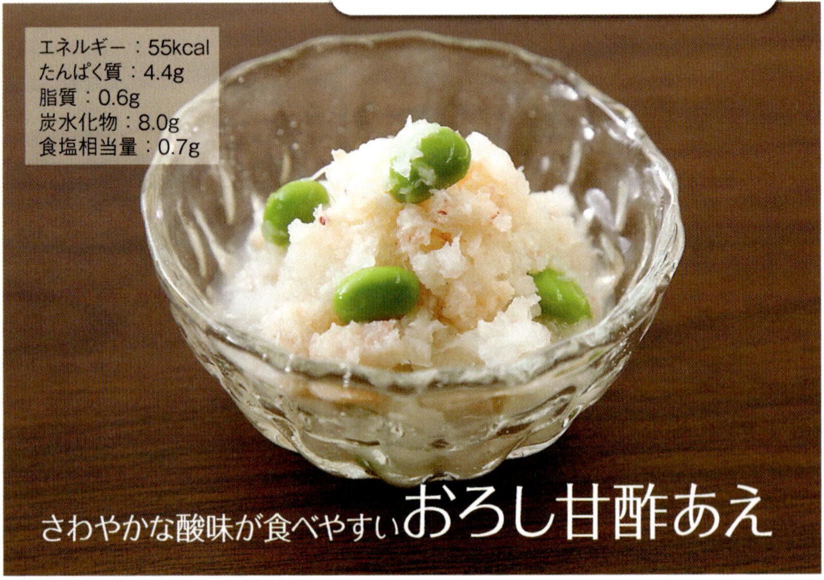

エネルギー：55kcal
たんぱく質：4.4g
脂質：0.6g
炭水化物：8.0g
食塩相当量：0.7g

さわやかな酸味が食べやすい

おろし甘酢あえ

具はシンプルに

冷たい茶わん蒸し

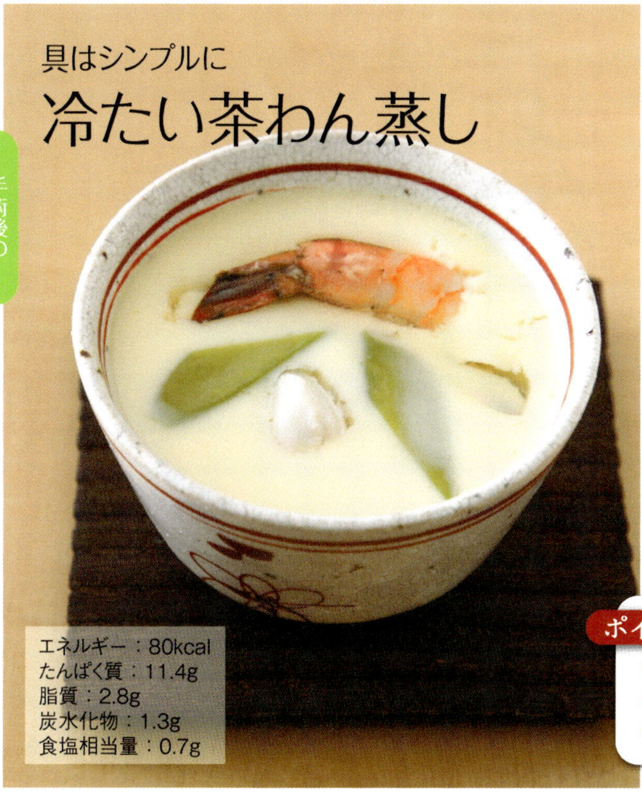

エネルギー：80kcal
たんぱく質：11.4g
脂質：2.8g
炭水化物：1.3g
食塩相当量：0.7g

材料（1人分）

鶏ささ身……………………………⅓本（20g）
無頭えび…………………………小1尾（15g）
絹さや…………………………………………1枚
卵………………………………………………½個
Ⓐ
- だし………………………………………½カップ
- 薄口しょうゆ……………………………小さじ¼
- みりん……………………………………小さじ¼
- 塩…………………………………………………少々

作り方

❶ささ身は筋をとり除き、小さく切る。えびは殻と背わたを除き、塩と酒各少々（分量外）を振る。
❷絹さやは筋をとって斜め半分に切る。
❸Ⓐをボウルでまぜ合わせる。卵を割りほぐし、Ⓐにまぜ合わせ、万能こし器でこす。
❹茶わんに❶❷の具を入れて、❸の卵液を注ぐ。
❺蒸気の上がった蒸し器に入れ、中火で1～2分、弱火にして15分蒸す。冷めたら冷蔵庫に入れて冷やす。

ポイント

茶わん蒸しの具材は、ささ身のかわりに、ひらめやたい、たらなどの白身魚を使ってもおいしいです。

しっかり水分補給もできる

レモンシャーベット

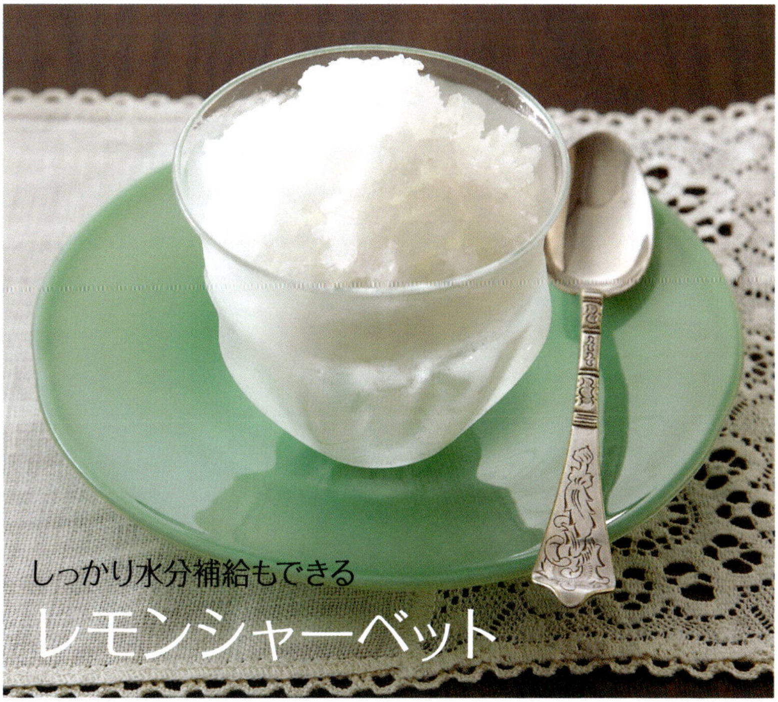

材料（4人分）

レモン汁…1個分（大さじ2）
砂糖……………………40g
水……………………1カップ

作り方

❶材料をすべてまぜ合わせ、砂糖が完全にとけるまでかきまぜる。
❷❶を金属製のボウルまたはバットに入れ、冷凍庫で冷やす。周りが固まり始めたら、30分おきにかきまぜる。

1人分
エネルギー：42kcal
たんぱく質：0.1g
脂質：0.0g
炭水化物：11.2g
食塩相当量：0.0g

味覚異常

化学療法によって、舌の表面や口内にある「味蕾《みらい》」という味のセンサー（受容器）の感度が低下し、甘み、塩み、酸み、苦み、うまみの「5つの基本味」を感じにくくなることがあります。味覚障害かなと感じたら、亜鉛を多く含み、唾液腺を刺激する食品を摂るとよいでしょう。

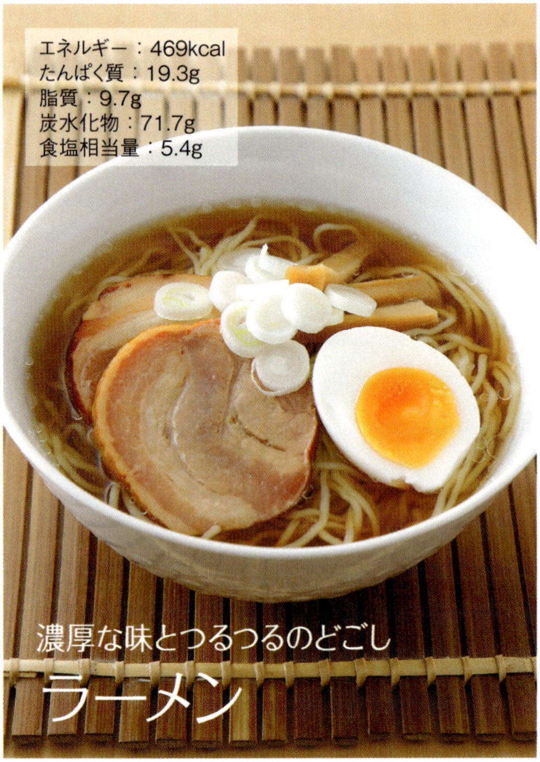

濃厚な味とつるつるのどごし

ラーメン

エネルギー：469kcal
たんぱく質：19.3g
脂質：9.7g
炭水化物：71.7g
食塩相当量：5.4g

材料（1人分）

中華めん（生）…1玉（120g）
ゆで卵……………½個
焼き豚（市販品）…2枚（20g）
ねぎ………………10g
メンマ（市販品）……10g

<スープ>

中華だしのもと…小さじ1
水……………1½カップ
しょうゆ………大さじ1
ごま油…………小さじ1
※市販のラーメンセット（めん、スープ付）でもよい。

作り方

❶焼き豚は薄くスライスする。ゆで卵は殻をむいて縦半分に切り、ねぎは小口切りにする。
❷なべにスープの材料を入れ煮立てる。
❸めんをゆで、湯をきって器に盛る。❷を注ぎ、❶の具とメンマをのせる。

※ラーメンは、体調により気をつけたい食物です。めんはやわらかめにゆでます。早食いになりやすいので、ゆっくり食べましょう。ラーメンで不快感が出るときは、うどんやそうめんにかえても◎。メンマは消化が悪いので体調がよくないときは控えましょう。

※いなりずしは、体調により気をつけたい食物です。1個まるごと食べてしまいがちですが、一口ずつよく噛んで。

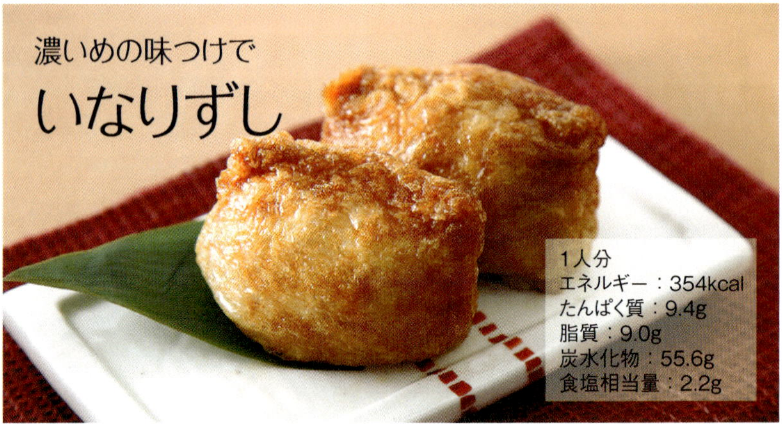

濃いめの味つけで

いなりずし

1人分
エネルギー：354kcal
たんぱく質：9.4g
脂質：9.0g
炭水化物：55.6g
食塩相当量：2.2g

材料（6個分・1人分は2個）

■基本のすしめし

米…………………1合（160g）
Ⓐ酢…………………大さじ1½
Ⓐ砂糖…………………大さじ1
Ⓐ塩…………………小さじ½
いり白ごま……………大さじ1
油揚げ……………………3枚
だし……………………1カップ
みりん…………………大さじ1⅓
砂糖……………………大さじ2
しょうゆ………………大さじ1⅓

作り方

❶すしめしを作る。といだ米を「すし」の目盛りの水かげんで炊く。Ⓐをまぜて合わせ酢を作る。ごはんが炊けたらボウルにあける。
❷合わせ酢を回し入れ、うちわなどであおぎながらしゃもじで切るように手早くまぜる。ごまを加えて全体をまぜる。
❸油揚げは1枚を2等分に切り、破れないように開き袋状にする。熱湯でさっとゆでて油抜きをし、ざるに上げて水けをきっておく。
❹なべにだし、みりん、砂糖と油揚げを入れ、落としぶたをして弱火で5分ほど煮る。しょうゆを加え、汁けがなくなるまでさらに煮る。
❺❷のすしめしを1個50g程度にとり分け、軽くにぎって俵の形にする。
❻❹のあら熱がとれたら、汁けを軽くしぼり、油揚げの袋を開いて、❺を詰める。油揚げの上を折りたたんで形を整える。

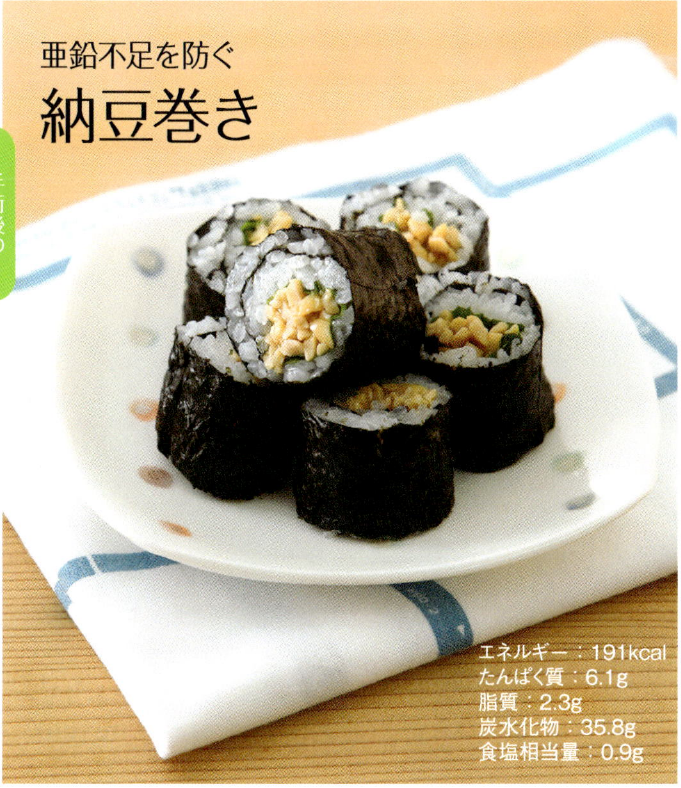

亜鉛不足を防ぐ

納豆巻き

エネルギー：191kcal
たんぱく質：6.1g
脂質：2.3g
炭水化物：35.8g
食塩相当量：0.9g

材料（1人分）

ごはん……80g
酢……小さじ1½
砂糖……小さじ1
塩……少々
焼きのり……全型1枚
青じそ……2枚
ひきわり納豆……20g
しょうゆ……小さじ½

作り方

❶すしめしを作る（98ページ参照）。
❷ラップフィルムにのりを敷き、❶を平らにのせる。青じそ、納豆をのせて巻く。食べやすい大きさに切って皿に盛り、しょうゆを添える。

ポイント

治療の影響で、人によって味の変化もさまざまです。自分の症状に合わせて、味つけを調整しましょう。肉類の味を苦みや金属味と感じて食べられなくなった場合は、別な食べ物でたんぱく質を補給します。

※大きいのりは腸にはりつく恐れがあります。気になる場合は、のりを使わずにおにぎり型にしましょう。

良質のたんぱく質が摂れる

バナナ豆乳

材料（1人分）

バナナ……½本（50g）
無調整豆乳……¾カップ

作り方

❶バナナと豆乳をミキサーにかける。

エネルギー：112kcal
たんぱく質：6.0g
脂質：3.1g
炭水化物：15.9g
食塩相当量：0.0g

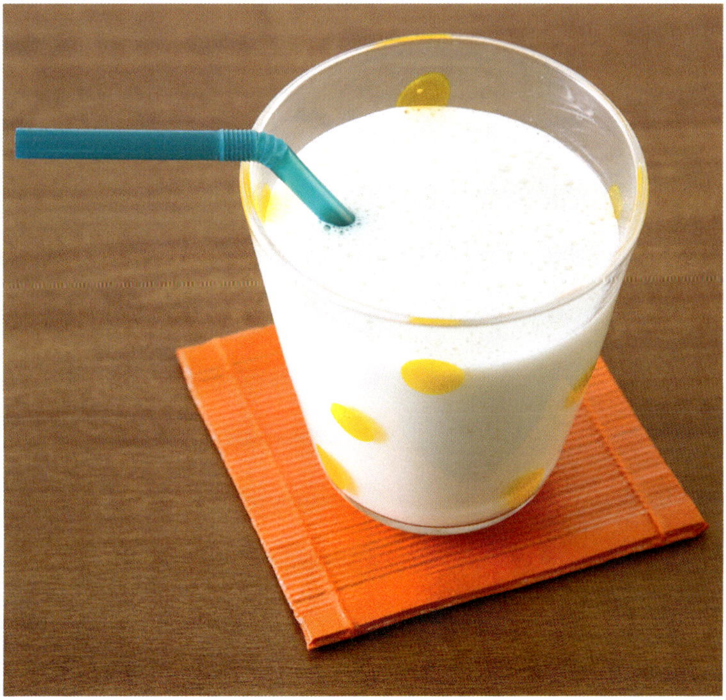

口内炎

口の中の粘膜に炎症が起きて、ヒリヒリして食べたり飲み込んだりすると痛みを感じることがあります。粘膜を傷つけない食べ物を選びましょう。

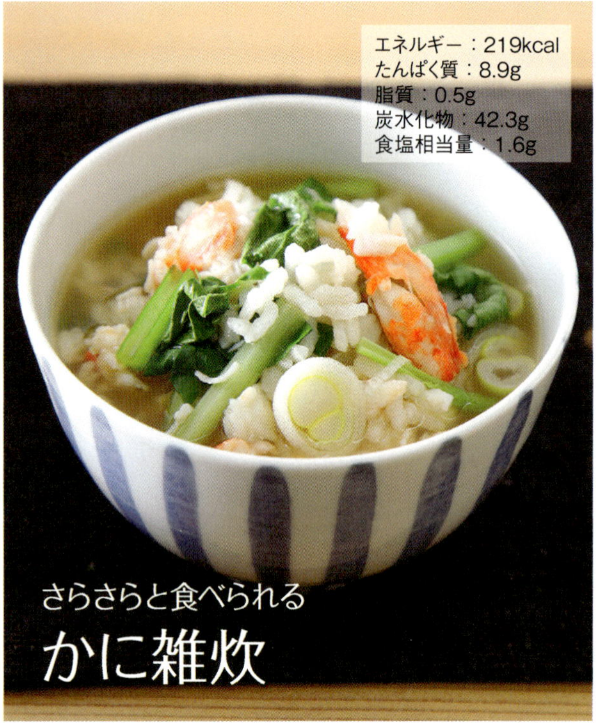

エネルギー：219kcal
たんぱく質：8.9g
脂質：0.5g
炭水化物：42.3g
食塩相当量：1.6g

さらさらと食べられる

かに雑炊

材料(1人分)

ごはん……100g
かに(缶詰)…30g
小松菜…1株(20g)
ねぎ…………10g
だし………1カップ
Ⓐ┌みりん…小さじ1
　└しょうゆ…小さじ1

ポイント

小松菜はアクが少ないので下ゆでしないで手早く調理できます。小松菜のかわりに三つ葉を使うと、さらに時間短縮ができます。

作り方

❶ごはんは軽く水洗いしてぬめりをとる。
❷かには水けをきってほぐす。小松菜は3㎝の長さに切る。ねぎは小口切りにする。
❸なべにだしを煮立て、小松菜を煮る。火が通ったらⒶを入れ、❶、かにを入れ、ねぎを加えて火を止める。

冷たい料理でおいしく栄養補給

とうふのすりながし汁

材料(1人分)

Ⓐ┌みそ……………………………………小さじ1
　│ねり白ごま……………………………小さじ1
　└絹ごしどうふ(水きりしたもの)…………60g
絹ごしどうふ…………………………………40g
みょうが………………………………………½個
青じそ…………………………………………1枚
だし…………………………………………½カップ

作り方

❶Ⓐをよくすり合わせる。
❷とうふは2㎝角に切り、みょうがは小口切り、青じそはせん切りにする。
❸❶とだしをよくまぜ、❷のとうふを浮かべ、器に盛ってみょうが、青じそを散らす。

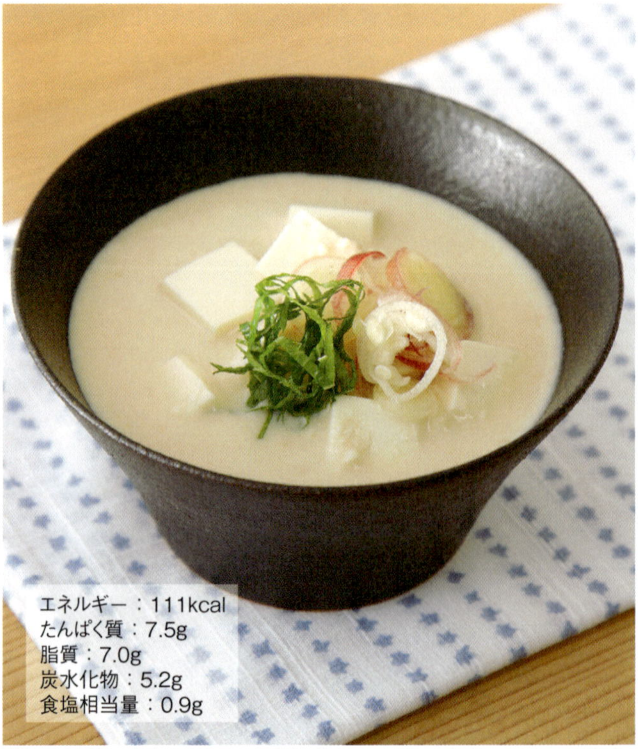

エネルギー：111kcal
たんぱく質：7.5g
脂質：7.0g
炭水化物：5.2g
食塩相当量：0.9g

塩みを控えて薄味で あじのやわらか煮

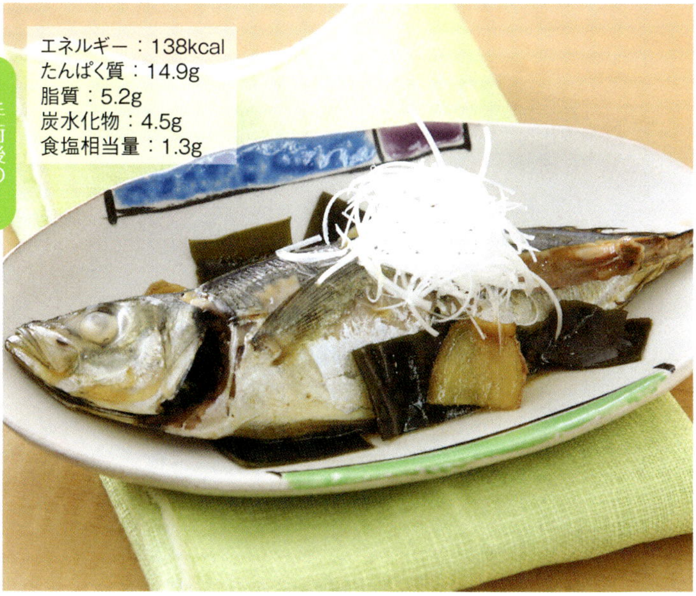
エネルギー：138kcal
たんぱく質：14.9g
脂質：5.2g
炭水化物：4.5g
食塩相当量：1.3g

材料(1人分)

あじ…1尾(120g)
だし………1カップ
酒…………大さじ1
みりん……大さじ½
砂糖………小さじ½
しょうゆ…小さじ2
酢…………小さじ1
しょうが……⅓かけ
こんぶ…………5g
ごま油……小さじ½
しらがねぎ…適量

作り方

❶あじは内臓とえらをとり、ぜいごを除く。
❷圧力なべにだし、酒、みりん、砂糖、しょうゆ、酢を煮立て、あじを入れて全体に煮汁をかける。
❸しょうがは薄切り、こんぶは2㎝角に切り、❷に入れる。ごま油を加えてふたをし、強火で加熱する。
❹圧力がかかったら弱火にし、5分加熱する。
❺5分後、火を止めて15分放置し、圧力が抜けたらでき上がり。器に盛って仕上げにしらがねぎを飾る。

※こんぶは消化が悪いので、味つけのみで使用します。

とろみで安心 あんかけうどん

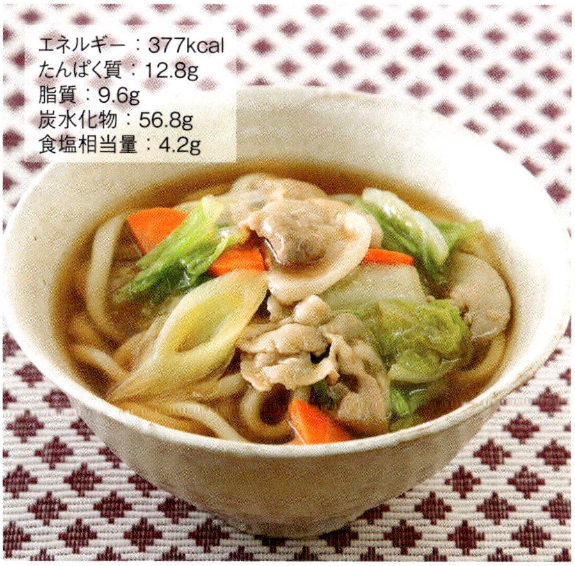
エネルギー：377kcal
たんぱく質：12.8g
脂質：9.6g
炭水化物：56.8g
食塩相当量：4.2g

材料(1人分)

ゆでうどん…1玉(200g)
豚薄切り肉……30g
白菜……½枚(30g)
ねぎ……………10g
にんじん………10g
Ⓐ めんつゆ(3倍濃縮タイプ)…大さじ2
　 水…………250㎖
サラダ油………少々
Ⓑ かたくり粉…大さじ½
　 水…………大さじ2

作り方

❶Ⓐをなべに入れ煮立てる。
❷豚肉は一口大に切り、白菜、ねぎも一口大に切る。にんじんは薄いいちょう切りにする。
❸フライパンに油を熱し豚肉を炒め、色が変わったら、にんじん、白菜、ねぎを炒める。全体に油が回ったら、❶をお玉2杯分加え、煮る。野菜がやわらかくなったら、まぜ合わせたⒷを回し入れ、とろみをつける。
❹❶のなべにうどんを入れて煮、器に盛る。
❺❸を❹の上にかける。

ポイント　パサパサした食品は飲み込みにくく、口の中をさらに傷つける場合もあります。水分の多いもの、やわらかくて口当たりのよいものが食べやすいでしょう。心配なときは、うどんもこまかく刻みます。

においが気になる

嗅覚は、過敏になるか鈍感になって感じないか、両極端に分かれます。特に、ごはんの炊けるにおいや煮物のにおいで吐き気を覚える人が多いので、冷ましたり冷凍にしたりするなどして、においを抑える工夫をしましょう。

冷やせばさらににおいが気にならない

空也蒸し

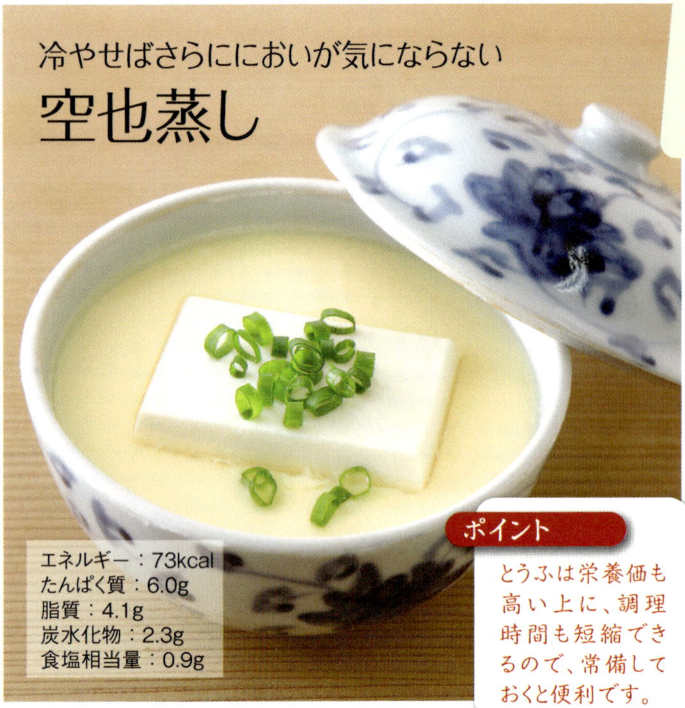

エネルギー：73kcal
たんぱく質：6.0g
脂質：4.1g
炭水化物：2.3g
食塩相当量：0.9g

ポイント

とうふは常養価も高い上に、調理時間も短縮できるので、常備しておくと便利です。

材料（1人分）

卵……………………………………½個
Ⓐ
- だし…………………………………½カップ
- 薄口しょうゆ………………………小さじ¼
- みりん………………………………小さじ¼
- 塩……………………………………少々

絹ごしどうふ………………⅙丁（50g）
万能ねぎ……………………………少々

作り方

❶Ⓐをボウルに入れ、まぜ合わせる。卵を割りほぐし、Ⓐとまぜ合わせ、万能こし器でこす。
❷茶わんにとうふを入れて、❶の卵液を注ぐ。
❸蒸気の上がった蒸し器に❷を入れ、中火で1～2分、弱火にして15分蒸す。冷めるまでおいておく。
❹小口切りにしたねぎを上に散らす。

どの症状でも食べやすくたんぱく質も豊富

冷ややっこ薬味3種

材料（各1人分）

絹ごしどうふ……………………1丁（300g）
Ⓐ
- 青じそ………………………………1枚
- いり白ごま…………………………小さじ⅓
- ポン酢じょうゆ……………………少々

Ⓑ
- さくらえび…………………………大さじ½
- ザーサイ……………………………3g
- ねぎ…………………………………3cm
- ごま油………………………………小さじ⅔
- 酢……………………………………小さじ⅔

Ⓒ
- 梅干し………………………………½個
- しらす干し…………………………小さじ1

作り方

❶とうふは水けをきって3つに切り、それぞれ器に盛る。
❷Ⓐの青じそはこまかくせん切りにする。
❸Ⓑのザーサイ、ねぎはあらいみじん切りにする。フライパンにごま油を熱し、さくらえびを炒め、ねぎ、ザーサイを加えてさらに炒め、酢を入れて火を止める。
❹Ⓒの梅干しは種をとってたたく。
❺Ⓐ、Ⓑ、Ⓒの薬味をそれぞれ❶にのせ、Ⓐにはごまとポン酢じょうゆをかける。

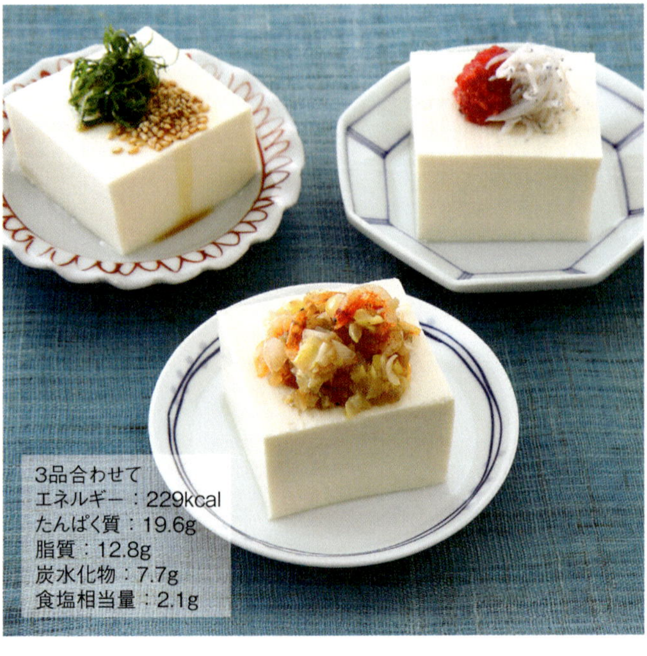

3品合わせて
エネルギー：229kcal
たんぱく質：19.6g
脂質：12.8g
炭水化物：7.7g
食塩相当量：2.1g

食欲のないときの助っ人メニュー

とろろの冷たいお茶漬け

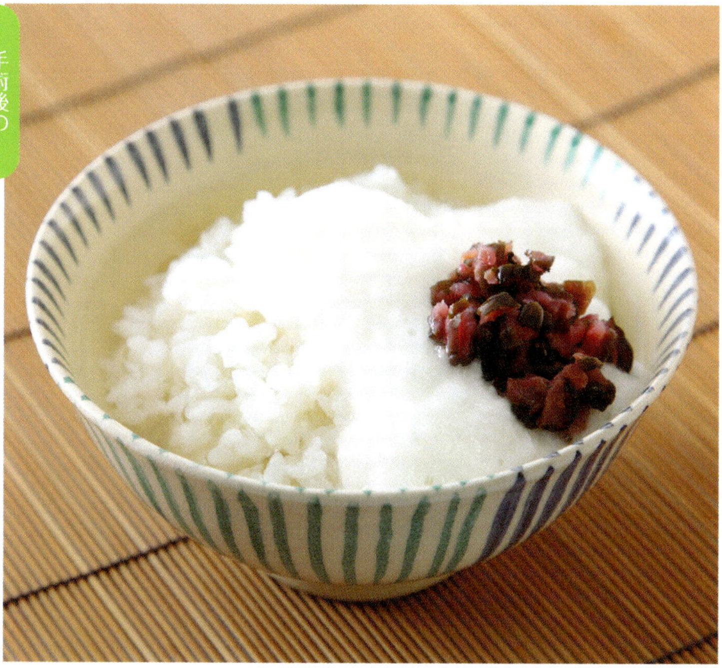

材料(1人分)

ごはん……………………………120g
長いも………………………………70g
だし……………………………1カップ
塩…………………………………少々
薄口しょうゆ………………小さじ¼
しば漬け……………………小さじ1

作り方

❶長いもは皮をむき、すりおろす。
❷なべにだしを煮立て、塩としょうゆを加える。冷めたら冷蔵庫で冷やしておく。
❸ごはんを器に盛り、❶と刻んだしば漬けをのせ、❷のだしを注ぐ。

エネルギー：255kcal
たんぱく質：5.4g
脂質：0.6g
炭水化物：55.7g
食塩相当量：1.3g

ポイント

においに敏感になると、自分で調理することがつらいことがあります。周囲に自分の感じ方を伝えて、一緒に対策を考えましょう。

食欲不振時のエネルギー補給に

アイスクリーム

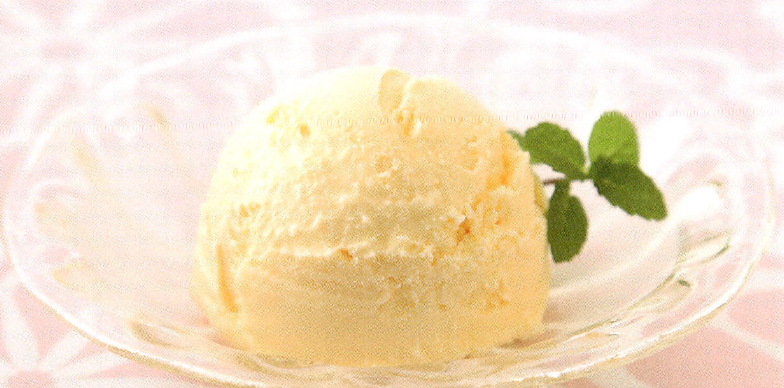

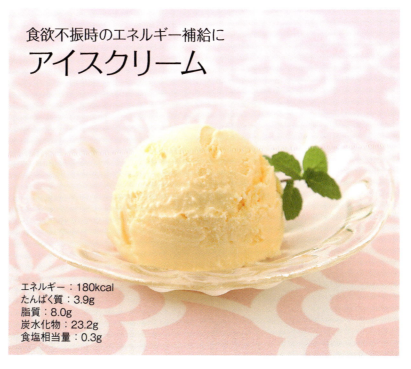

材料(1人分)

バニラアイスクリーム(市販品)
……………………100g
ミントの葉……………1枚

作り方

❶アイスクリームをデッシャーですくって、皿に盛る。
❷❶にミントの葉を飾る。

エネルギー：180kcal
たんぱく質：3.9g
脂質：8.0g
炭水化物：23.2g
食塩相当量：0.3g

低カロリー・低塩分メニュー

糖尿病を治療中の人は、引き続き血糖値のコントロールをしておく必要があります。適正なエネルギー量の食事を摂り、食べ過ぎに注意しましょう。また、治療前に高血圧と診断された人は、いっそうの注意が必要です。治療などによって精神的ストレスを感じると、血圧が一時的に上昇する場合があります。毎日の血圧測定は忘れずに行い、塩分は控えめにします。

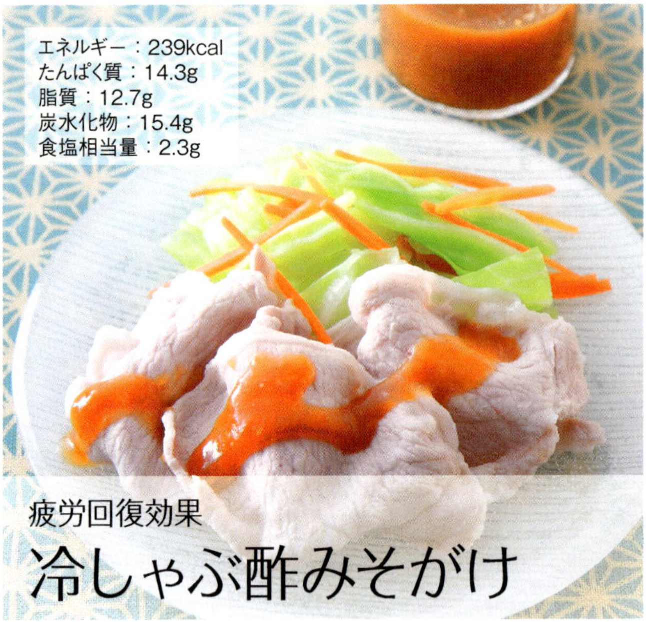

エネルギー：239kcal
たんぱく質：14.3g
脂質：12.7g
炭水化物：15.4g
食塩相当量：2.3g

疲労回復効果

冷しゃぶ酢みそがけ

材料（1人分）

豚ロース薄切り肉……………………60g
キャベツ……………………………30g
にんじん……………………………5g

<酢みそ>

酢………………………………大さじ1
みそ……………………………大さじ1
砂糖……………………………大さじ1

作り方

❶熱湯にねぎの青い部分としょうがの薄切りを少し（分量外）入れ、豚肉を広げて入れる。肉の色が変わったら、水にとって水けをきる。
❷キャベツはざく切り、にんじんはせん切りにし、熱湯でゆで、しんなりしたら水けをきる。
❸酢みその材料をなべに入れ、加熱しながらねり、冷ます。
❹❶と❷を器に盛り、❸の酢みそをかける。

カロリー控えめ

揚げないカツ

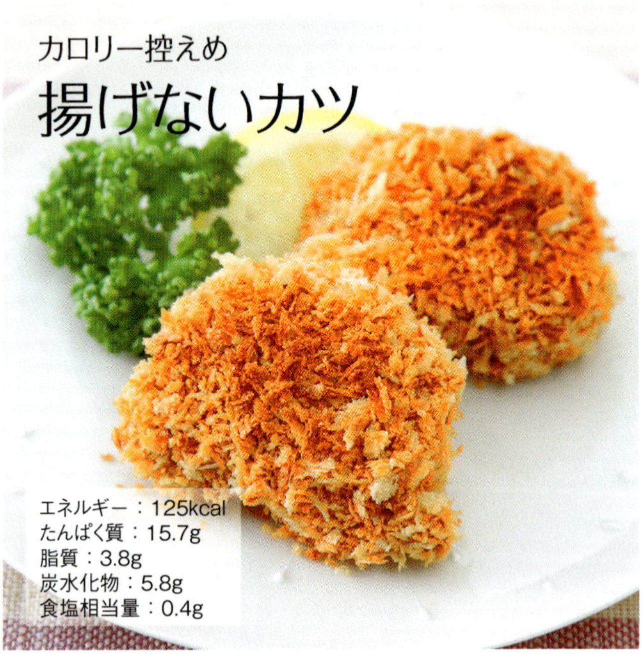

エネルギー：125kcal
たんぱく質：15.7g
脂質：3.8g
炭水化物：5.8g
食塩相当量：0.4g

材料（1人分）

豚ヒレ肉…………………60g（30g×2切れ）
塩・こしょう……………………………少々
小麦粉……………………………小さじ1
とき卵……………………………¼個分
パン粉……………………………大さじ1
パセリ……………………………適宜
レモン……………………………⅛個

作り方

❶樹脂加工のフライパンでパン粉をきつね色になるまでいる。
❷沸騰した湯に豚肉を入れ、ゆがく。
❸❷の水けをふきとり、塩・こしょうを振る。小麦粉、とき卵、❶のパン粉の順に衣をつける。
❹❸にアルミホイルをふんわりとかぶせ、オーブン（またはオーブントースター）で5分ほど、こんがりと焼く。
❺器に盛って、お好みでパセリとレモンを添える。

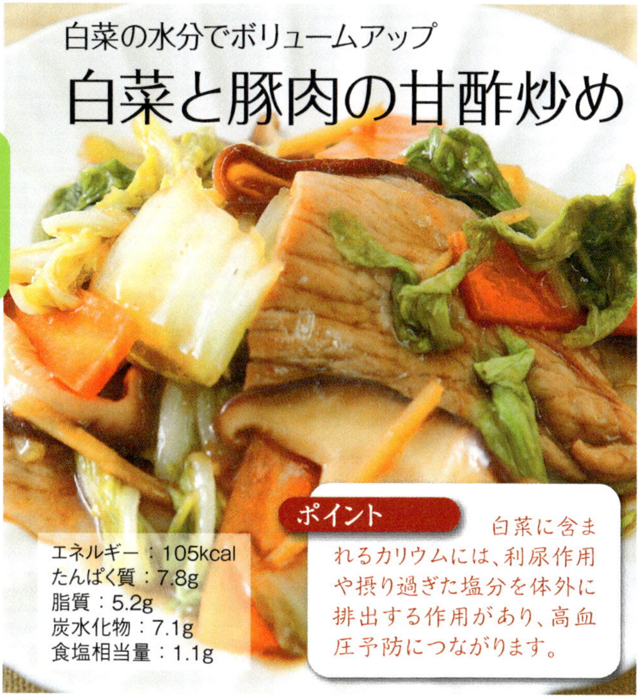

白菜の水分でボリュームアップ

白菜と豚肉の甘酢炒め

エネルギー：105kcal
たんぱく質：7.8g
脂質：5.2g
炭水化物：7.1g
食塩相当量：1.1g

ポイント 白菜に含まれるカリウムには、利尿作用や摂り過ぎた塩分を体外に排出する作用があり、高血圧予防につながります。

材料（1人分）

豚もも薄切り肉…30g
白菜………1枚（70g）
にんじん…………10g
しいたけ…………1枚
しょうが………¼かけ
ごま油……小さじ½

Ⓐ
鶏ガラスープのもと…小さじ¼
水…………大さじ2
酢…………小さじ1
しょうゆ……小さじ1
砂糖………小さじ¼

Ⓑ
かたくり粉…小さじ½
水…………小さじ1

作り方

❶Ⓐの調味料をすべて合わせておく。
❷豚肉は3～4㎝の幅に切る。白菜は軸、葉の部分に分け、食べやすい大きさに切る。にんじんは短冊切りに、しいたけは薄切りにする。しょうがはせん切りにする。
❸フライパンにごま油を熱し、しょうがを入れて香りがするまで炒め、豚肉、にんじん、白菜の軸、白菜の葉、しいたけの順に加えて炒める。
❹野菜に火が通ったら、❶の調味料を入れ炒め煮にする。まぜ合わせたⒷを加えとろみをつける。

※しいたけは消化が悪いので、体調を見ながら、気になる場合は除きましょう。

夏野菜を使って

ラタトゥイユ

材料（作りやすい分量・1人分）

なす……中½本（35g）
ズッキーニ…¼本（40g）
玉ねぎ…中⅛個（25g）
ミニトマト………5個
にんにく………½かけ
オリーブ油……小さじ1
トマトケチャップ…小さじ2
固形スープのもと…½個
塩・こしょう…各少々
バジルかオレガノ…適宜

作り方

❶なすとズッキーニは縦半分に切り、厚さ5～7㎜の半月切りにする。玉ねぎは1㎝角に切る。
❷なべにみじん切りにしたにんにくとオリーブ油を熱し、香りがしてきたら❶を入れ炒める。火が通ってきたらミニトマトをつぶしながら入れ、トマトケチャップ、固形スープのもと、塩・こしょう（バジルかオレガノがあれば一緒に）を振り入れ、水分をとばしながら味が回るまで煮る。あら熱をとって冷ます。

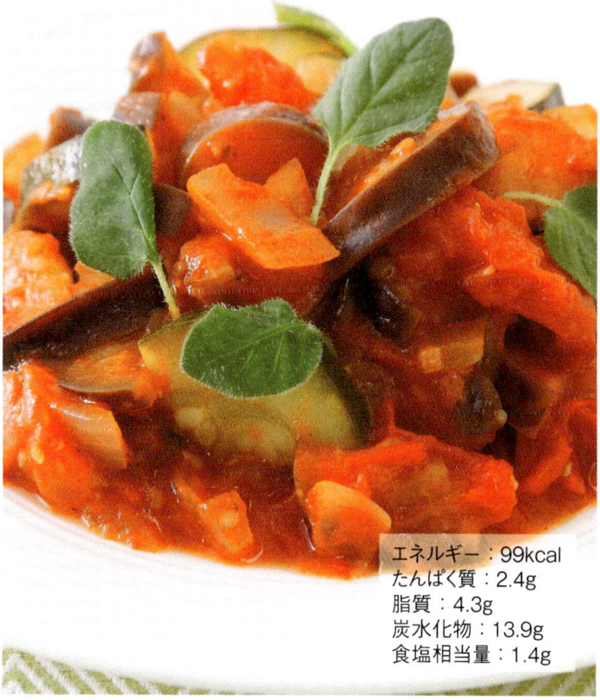

エネルギー：99kcal
たんぱく質：2.4g
脂質：4.3g
炭水化物：13.9g
食塩相当量：1.4g

Column

栄養補助食品の選び方

手術後、食事が十分に摂れないとき、または体重減少が著しかったり体力の低下を感じたときに活躍してくれるのが栄養補助食品です。噛めないときや、飲み込みが悪いときにやわらかい食品にとろみをつけて飲み込みやすくする製品もあります（21ページ参照）。自分にどのようなタイプの商品が適しているのか、商品や購入先をかかりつけの医師や管理栄養士に相談してください。

食事が摂れない / 体重が減少した / 体力の低下を感じる

→ **エネルギー補助食品**

炭水化物、たんぱく質、脂質、ビタミン、ミネラルをバランスよく配合した栄養飲料です。１㎖あたり１～２kcalあります。

＜栄養強化タイプ＞ビタミン、鉄、銅、セレン、マンガンなどの微量栄養素、食物繊維、n-３系脂肪酸などを強化しています。

＜栄養調整タイプ＞脂質と糖質の配合が調整されていたり、低たんぱく、低リン、低カリウムに調整されているものもあります。

→ **たんぱく質補助食品**

鉄、亜鉛、カルシウムなどのミネラル分を付加したものもあります。

＜粉末のもの＞ほかの補助食品にとかして一緒に摂取することができます。

＜ゼリータイプ＞飲み込みが困難な方でも安心のゼリータイプで、甘いデザート風の味やおかずの味などがあります。

野菜・果物が食べられない / ビタミン不足が気になる / ミネラル不足が気になる / 貧血・骨粗鬆症が気になる

→ **ビタミン・ミネラル強化食品**

ビタミン、鉄、カルシウム、亜鉛、銅、セレンなどのミネラルを強化しています。ドリンクタイプ、ゼリー・プリンタイプがありますが、お菓子タイプ（キャンディ、せんべい、和菓子、クッキー）、ふりかけなどもあります。

液体の飲み物にむせる / 飲み込みが困難

→ **水分補給食品**

飲み込みの悪い方も安心して飲めるよう、とろみつきタイプ、ゼリータイプ、口腔内の乾燥対策に使用するスプレータイプがあります。高エネルギーまたは低エネルギーの調整タイプや、食物繊維、ビタミン、ミネラルを付加したものもあります。

→ **とろみ調整食品・固形化調整食品**

誤嚥《ごえん》（飲み物や食べ物が誤って気管に入ること）を防ぐために、食品や水分にとろみをつけたりゼリー状にする製品。温度に影響を受けずに、冷たいもの・あたたかいものに使用することができ、味を変えずにとろみをつけたり、ゼリー状にできます。

会社名	問い合わせ先	電話番号	受付時間
アボット ジャパン	栄養剤事業部	0120−964−930	
大塚製薬工場	お客様相談センター	0120−872−873	9:00～17:30　土日祝、会社休業日を除く
クリニコ	商品やご購入に関するお問い合わせ	0120−52−0050	9:00～17:30　土日祝、年末年始、5月1日を除く
明治	栄養食品、流動食についてのお問い合わせ	0120−201−369	9:00～17:00　土日祝、年末年始を除く
テルモ	コールセンター	0120−12−8195	9:00～17:45　土日祝、会社休日を除く
ニュートリー	オンラインショップ	0120−200−181	9:00～17:00　祝、休、年末年始、お盆を除く
ヘルシーフード	通信販売ヘルシーネットワーク	0120−236−977	9:00～17:00　日祝を除く

病気を正しく
理解するための
わかりやすい

医学知識編

医療法人社団 福生会　斎藤労災病院副院長　齋藤典男
国立がん研究センター東病院 消化管内科長　吉野孝之
鎌倉女子大学家政学部管理栄養学科准教授　落合由美

これだけは知っておきたい大腸がんの正しい知識

大腸がんは、早期であれば手術によって治ることが多い病気です。がんのサインを見逃さないためにも、基本的な知識を知っておきましょう。

早期に発見できれば治癒可能な病気

大腸がんは、食生活の欧米化に伴い、戦後から１９９０年代半ばにかけて急速に増加。その後も増加を続け、現在では、毎年13万人以上の日本人が発症しています。また、２００９年以降には、女性のがん死亡原因の第1位になるなど、女性の大腸がん、特に結腸がんが増加しています。

男女ともに40才代から増え始め、高齢になるほど罹患率が高くなります。早期に発見できれば恐れる病気ではなく、手術で完治させることも可能です。しかし、初期の段階では自覚症状がなく、それが発見を遅らせている原因と考えられています。つまり、なんらかの症状が現れたときには、がんが進行している可能性もあります。

症状は発生部位や進行度で異なりますが、血便の頻度が高いのが特徴です。血便は痔などほかの病気とも考えられますが、自己判断はせず、受診するに越したことはありません。早期発見がカギです。

大腸がんは、腸管粘膜の細胞から発生する

次に、大腸の構造を見てみましょう（図１）。大腸は回腸から連続し、肛門に至る消化管の一部で、長さは１・６ｍ前後です。「結腸」と「直腸」に大別され、結腸はさらに盲腸、上行結腸、横行結腸、下行結腸、Ｓ状結腸に分けられ、直腸・肛門管へと移行します。

結腸は、小腸から送られてきた液状の腸内容物から、水分や電解質を吸収。液状の便は直腸に移動するころにはかたくなり、直腸で一時ためられ、その後、肛門から排出されます。

大腸の壁は6層で形成され、大腸がんはこの大腸粘膜の細胞から発生します（図２）。

発生には２つの経路があり、良性のポリープ（腺腫）の一部ががん化し進行するものと、正常な粘膜から直接発生するものとがあります（図３）。

大腸がんは腸管の粘膜上のどこにでも発生しますが、日本人ではＳ状結腸と直腸に多く発生し、全体の7割近くを占めています。

大腸の仕組みと大腸がんの発生経路

図1 大腸の区分

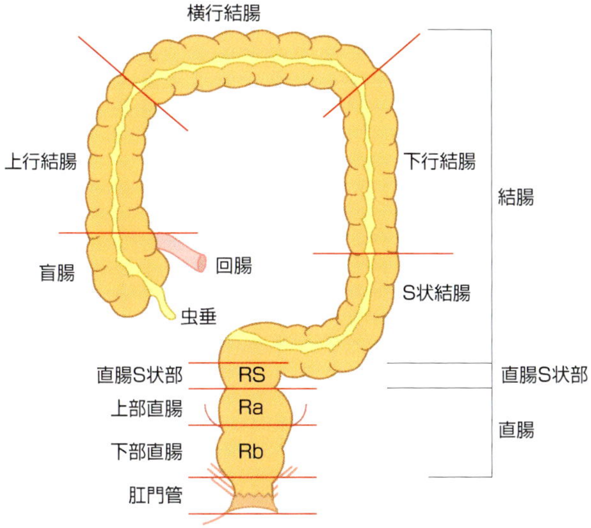

図2 腸管の構造

大腸の壁は内側から順番に、粘膜、粘膜下層、固有筋層、漿膜で構成されています。

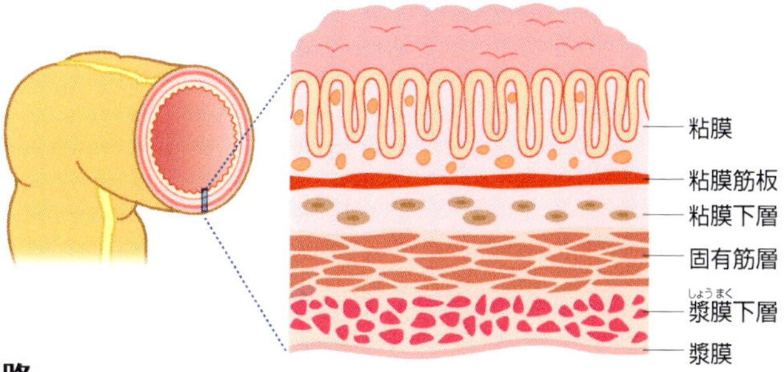

図3 大腸がんの2つの発生経路

腺腫から発生

大腸粘膜から発生したポリープ（腺腫）が進行し、がん化する経路。

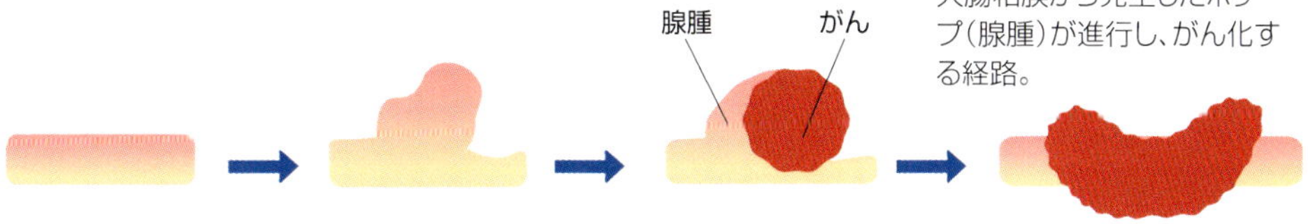

デノボがん

正常な粘膜から、がんがいきなり発生し進行する経路。

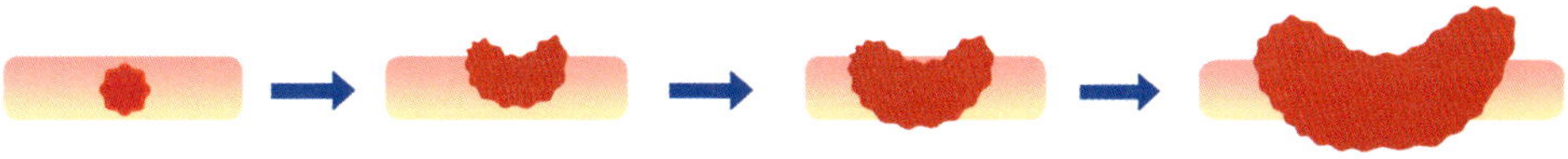

大腸がんの基本的な治療は手術療法と化学療法

治療法には外科療法、放射線療法、化学療法があり、発生部位や病期（ステージ）により、患者さんに最も適した治療法が選択されます。

がんのステージを把握し治療法を決定する

大腸がんが疑われると、直腸指診、大腸内視鏡検査、注腸造影検査などを行い、病変の有無を診断。病変が確認されると腹部X線検査、腹部超音波検査、CT検査、MRI検査、PET検査などの画像診断を行い、周囲臓器との関係や他臓器への転移の有無を調べます。これらを「臨床検査」と呼び、さらに顕微鏡による細胞診断を含む「病理検査」を経て、がんの進行度（病期）を把握します。

「病期」は、がんの広がりや進行の程度を示すもので、「ステージ」で分類されます（表1）。がんが大腸壁に入り込んだ深さ（深達度）や、周辺組織への広がり（浸潤《しんじゅん》）、リンパ節への転移の有無、さらに他臓器への遠隔転移の有無などを組み合わせ、ステージを判定。これを基に、患者さんの治療方針が決定されます（図1）。

大腸がんの治療は外科療法が第一選択

大腸がんの治療は、がん細胞を完全に取り除く手術療法が基本です。切除方法には内視鏡治療、腹腔鏡手術、開腹手術があります。一般的に良性のポリープや早期がんは、内視鏡や腹腔鏡を用いての切除が可能。ただし、早期でも大きな腫瘍や技術的に難しい場所であれば、開腹手術が考慮されます。

手術前後の放射線療法と化学療法（抗がん剤治療）

根治が難しい進行がんの患者さんには、手術や、手術に「放射線療法」や「化学療法」を組み合わせた治療を行います。放射線療法は、高エネルギーのX線を病巣に照射する治療で、手術前後の補助治療として、手術前のがんを縮小したり、骨盤内からの再発予防を目的として行う場合があります。

化学療法は、「抗がん剤」を用いた治療法です（122ページ参照）。手術でがんをすべて切除した場合でも、微細ながんが生き残り、転移する可能性があるため、手術後の補助療法として行われます。また、手術前にも行われる場合があります。

病期（ステージ）によって、このような治療が行われる

表1 ステージ分類

ステージ	がんの進行程度
0期	がんが粘膜にとどまるもの
Ⅰ期	がんが大腸壁の固有筋層までにとどまるもの
Ⅱ期	がんが大腸壁の固有筋層を越えているもの、隣接臓器におよぶもの、リンパ節転移のないもの
Ⅲ期	リンパ節転移のあるもの
Ⅳ期	腹膜、肝、肺などへの遠隔転移のあるもの

ステージは0期～Ⅳ期に大別されます。0期は最も早期のがんで、Ⅳ期は最も進行したがんです。

図1 ステージ別の標準的な大腸がんの治療方針

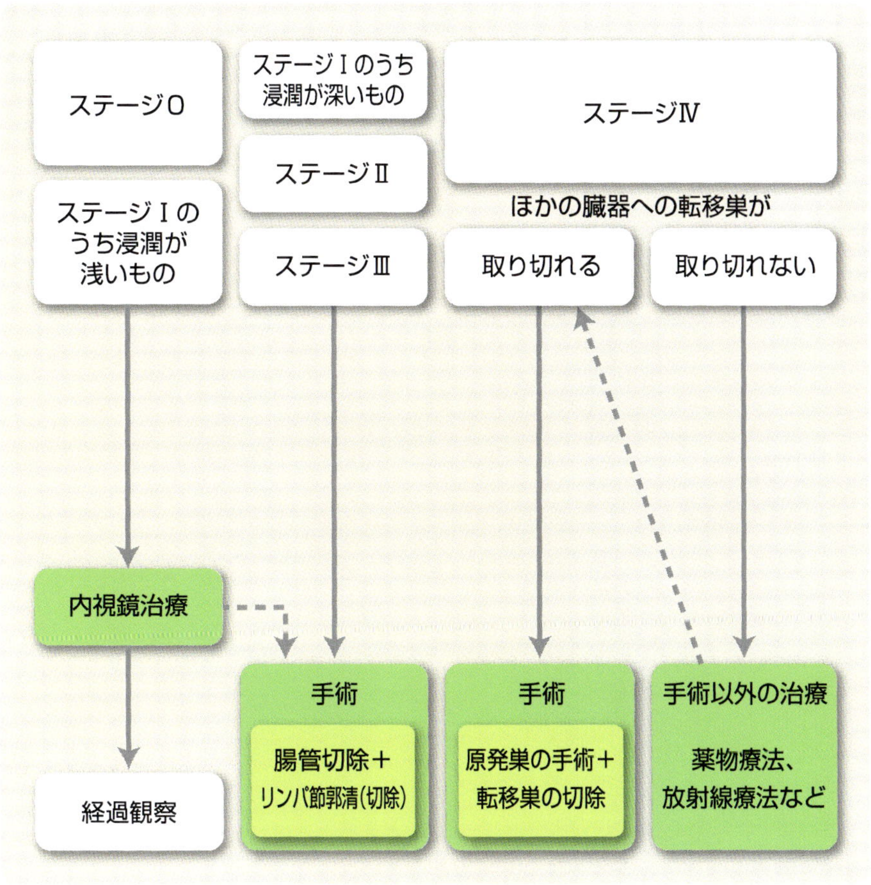

杉原健一監修『もっと知ってほしい大腸がんのこと』（NPO法人キャンサーネットジャパン）より一部改変

早期の大腸がんは、内視鏡治療で切除する

良性のポリープや早期がんでは、内視鏡治療が第一に選択されます。切除したがん細胞の組織は病理検査をし、問題がなければ治癒と判断されます。

発がんリスクを考慮したポリープ摘出が主流

内視鏡治療とは、内視鏡を用いて大腸ポリープ（腺腫）や早期がんを摘出する方法です。ポリープは大腸壁の粘膜にイボのように隆起したもので、大腸がんの一部は、このポリープが進行したもの。そして、その約8割がS状結腸と直腸に集中しています。大腸ポリープの中でも、将来、がん化する可能性のあるタイプ（腫瘍性）は8割で、残りの2割は無関係なタイプ（非腫瘍性）。つまり、すべての腺腫ががんになるわけではありません。

ただし、大きさが1cmを超えるものは、がん化している確率が高く、大腸ポリープはできるだけ切除するという考え方が現在でも主流です。

内視鏡治療のメリットは、開腹せずにがんを切除できるために、患者さんの負担が少ないことです。外来でも可能ですが、大きさによっては、短期間の入院が必要な場合もあります。

切除方法は3タイプ。病変の形に応じて選択

内視鏡治療には、主に3つの方法があり、病変に応じて使い分けます。原則的に粘膜内から粘膜下層にとどまる2cm以下の病変で、リンパ節転移の可能性がほとんどない場合に適応されます。

●内視鏡的ポリープ切除術（ポリペクトミー）

ポリペクトミーは、粘膜上のポリープのくびれた茎部に、スネアというループ状の針金をひっかけ、そこに高周波電流を流して焼き切る方法です（図1）。近年は、ポリープが小さい場合、通電させないポリープ切除術（コールドポリペクトミー）も行われます。

●内視鏡的粘膜切除術（EMR）

EMRは、ポリープや腫瘍が平らな場合に用いられる切除法です。粘膜下に生理食塩水などを注入し、腫瘍を浮かせることで茎をつくり、スネアをかけて焼き切ります（図2）。

●内視鏡的粘膜下層剥離術（ESD）

腫瘍が大きな場合の切除法です。病変の下に薬剤を注入しなが

ら、電気メスで切除します。この方法により、２cm以上の腫瘍も一括切除が可能に。ただし、難度の高い手技が必要なため、どの施設でも行えるものではありません（図３）。

内視鏡治療には3つのタイプがある

内視鏡治療はがんの形に応じて選択します。

図1 内視鏡的ポリープ切除術（ポリペクトミー）

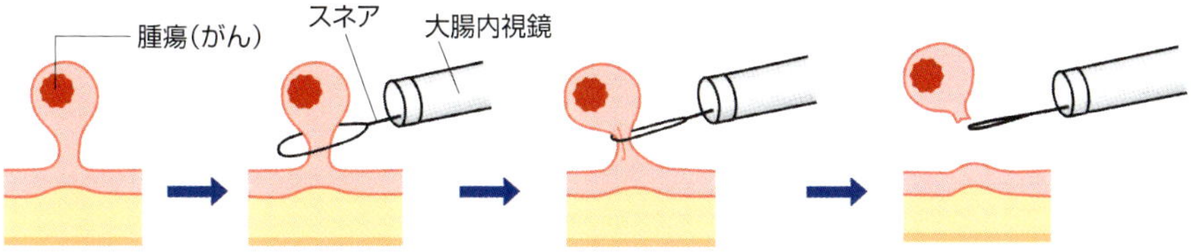

ポリープの根元に金属のスネアをかけ、焼き切ります。

図2 内視鏡的粘膜切除術（EMR）

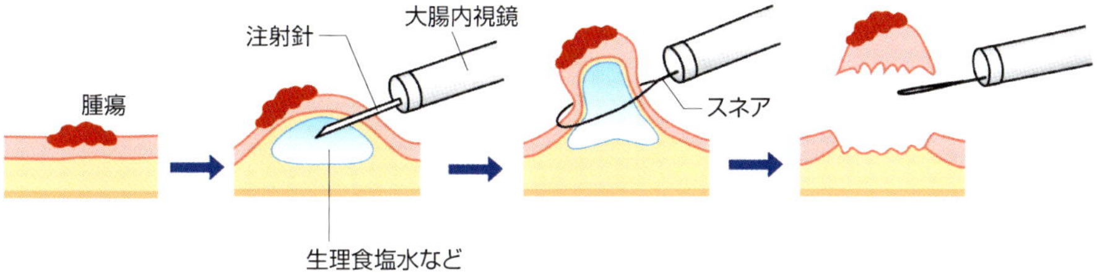

病変の下に生理食塩水を注入し、ひっかける部分をつくり、焼き切ります。

図3 内視鏡的粘膜下層剥離術（ESD）

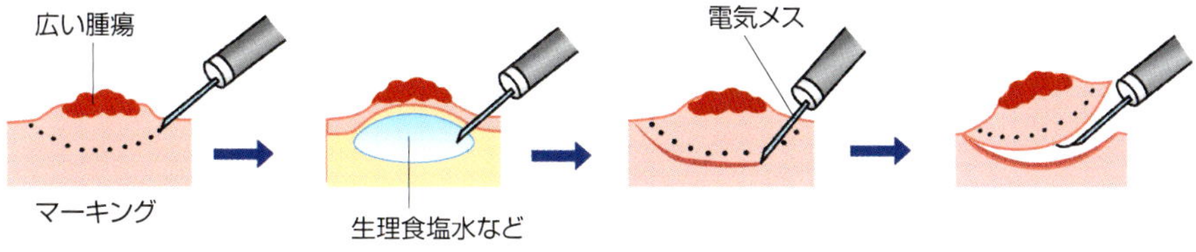

大きな腫瘍は、病変の下に薬剤を入れ、電気メスで切除します。

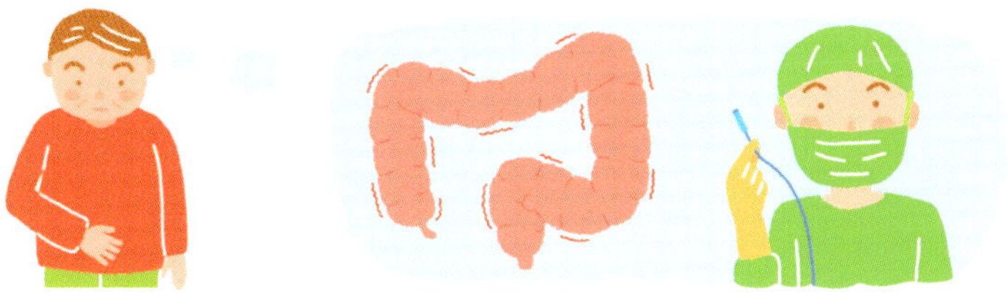

腸管とリンパ節を切除する結腸がんの手術

結腸がんの手術は、病巣のある腸管と隣接するリンパ節を切除します。リンパ節転移のある進行がんでは、手術後、化学療法がすすめられます。

手術後の機能障害が少ない結腸がん手術

内視鏡で手術できない進行がんには、いわゆる腸管切除を伴う手術が行われます（開腹手術、腹腔鏡手術）。進行がんとは、大腸壁の固有筋層や漿膜にまでがんが達したものです。

結腸がんの手術は、病巣のある腸管とリンパ節を切除します。リンパ節の切除範囲は、がんの発生部位とステージによって変わります。手術は図1のように、がんの病巣からそれぞれ10㎝ずつ離れた部位で腸管を切断。そして、リンパ節も扇状にまとめて切除（リンパ節郭清《かくせい》）し、最後に両端の腸管をつなぎ合わせます（吻合《ふんごう》）。リンパ節は、D_1郭清、D_2郭清、D_3郭清に分類され、転移の可能性に応じて、それぞれの範囲のリンパ節を切除します。結腸がんの場合、たとえ切除する結腸の量が多くても、リンパ節を広範囲に切除しても、手術による機能障害はほとんど残りません。なお、リンパ節転移のある場合は、術後補助療法として化学療法が行われるのが一般的です。

小さな傷口ですみ回復の早い腹腔鏡手術

ポリープや早期の結腸がんは、内視鏡による切除が行われますが、最近では、がんが盲腸、上行結腸、S状結腸、上部直腸にあり、かつ、高度に進行したがんの例や肥満例を除いて腹腔鏡による手術（図2）も行われます。

腹腔鏡手術は、炭酸ガスでおなかを膨らませ、腹部に小さな穴を4～5カ所あけ、そこからカメラのついた腹腔鏡と切除器具を差し入れます。医師はモニター画面を見ながら器具を操作し、腸管の切除とリンパ節郭清を行います。開腹手術にくらべ小さな傷口ですみ、1週間程度で退院できるなど、負担の少ない治療法です。

問題点として、専門的なトレーニングを要するため、導入している施設や専門医が限られていること。また、開腹手術よりも費用がかかります。腹腔鏡手術を希望する場合には、開腹手術との違いや、メリット・デメリットを十分に確認することが必要です。

結腸がんの開腹手術と腹腔鏡手術

図1 結腸切除術とリンパ節郭清

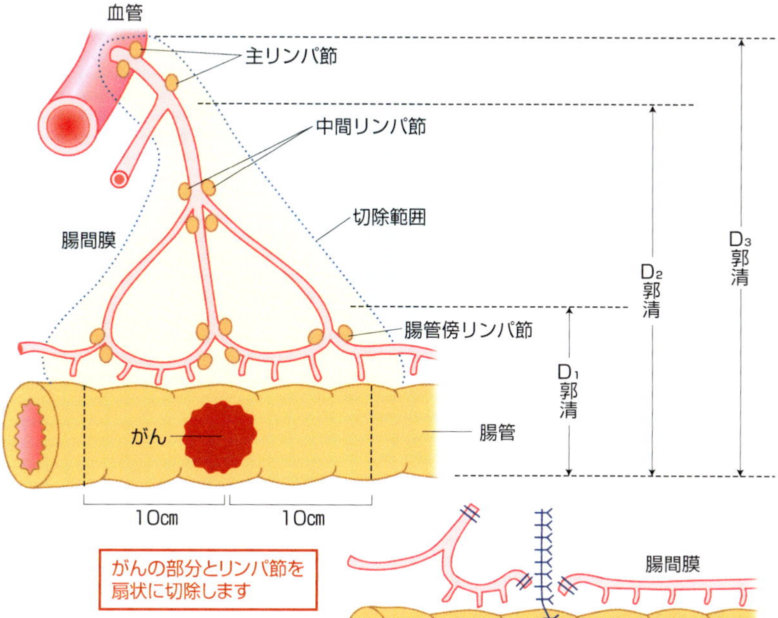

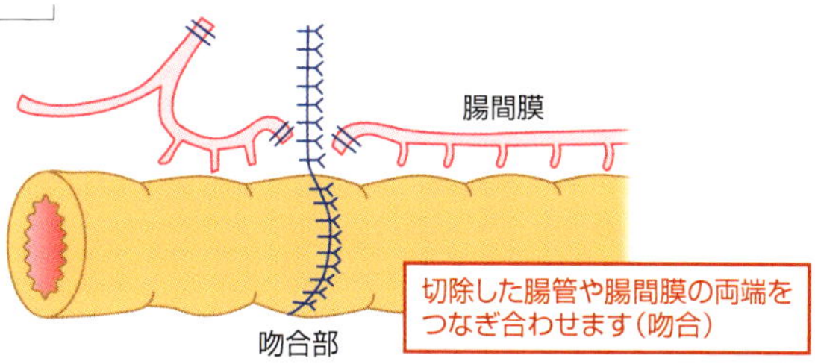

手術は、切除した部位により、回盲部切除術、結腸右半切除術、横行結腸切除術、結腸左半切除術、S状結腸切除術と呼ばれます。

大腸癌研究会編『患者さんのための大腸癌治療ガイドライン 2014年版』（金原出版）より一部改変

図2 腹腔鏡手術

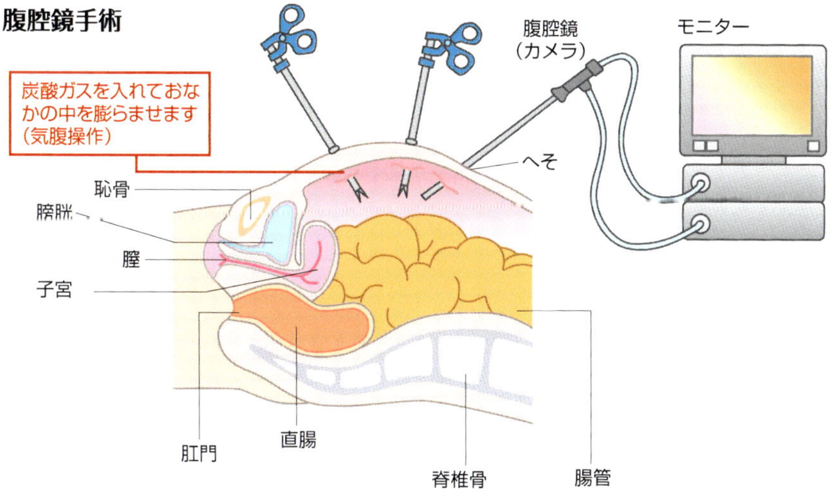

結腸がんより複雑で難しい直腸がんの手術

直腸がんは、病巣の発生場所により手術方法が大きく異なります。近年は手術や機器の進歩により、人工肛門になるケースは激減しました。

排泄機能温存術が直腸がん手術の主流

直腸がんの手術は、結腸がんよりも難しくなります。直腸は、骨盤内の深く狭いところにあり、前立腺や膀胱、子宮や卵巣などの泌尿・生殖臓器が隣接し、その周囲には排泄機能、性機能をつかさどる重要な自律神経が存在します。これらの神経をすべて残せば、手術前と同等の機能が期待できますが、がんが神経に浸潤している場合は切除することになります。しかし、近年は、重要な自律神経をできるだけ温存する「自律神経温存術」が広く普及しています。

また、肛門に近い直腸がんの場合、これまでは「人工肛門」の造設が主流でしたが、今では8割以上の人が、肛門括約筋（肛門から便が漏れるのを防ぐ重要な筋肉）を残す、「肛門括約筋温存術」を受けています。

現在では、病巣が肛門から4cm以上、歯状線（肛門と直腸との境界）から2cm以上離れていれば、自然肛門を温存することが可能に。さらに、一部の医療機関では、より肛門に近いがんであっても、自然肛門を温存する術式が行われています。

発生部位と病期により手術法はさまざま

代表的な手術方法を説明します。

●前方切除術

広い範囲で直腸がんを切除する手術。主に、開腹手術や腹腔鏡手術で行われますが、最近ではロボット手術で行われる場合もあります。がんのある場所から、上の部位は少なくとも10cm以上、下の肛門側は2～3cmを切除し、結腸と残された直腸を自動吻合器で吻合します（図1）。

●局所切除術

肛門に近い早期がんや、大きな腺腫に用いられる手術法。肛門を広げ、肛門からメスを入れ切除する方法（経肛門的切除）と、仙骨の横から切開し、病変を切除する方法（経仙骨的切除）もあります。

●直腸切断術＋人工肛門造設術

肛門に近い直腸がんや、進行がんの場合は、直腸と一緒に肛門を切除する「直腸切断術」を行います。切除後は、結腸の一部を腹壁から出して、人工肛門（永久人工肛門）を造設します（図2）。

●括約筋間直腸切除術

究極的に肛門を温存する特殊な手術です。

直腸がんの手術（開腹手術）

図1 前方切除術

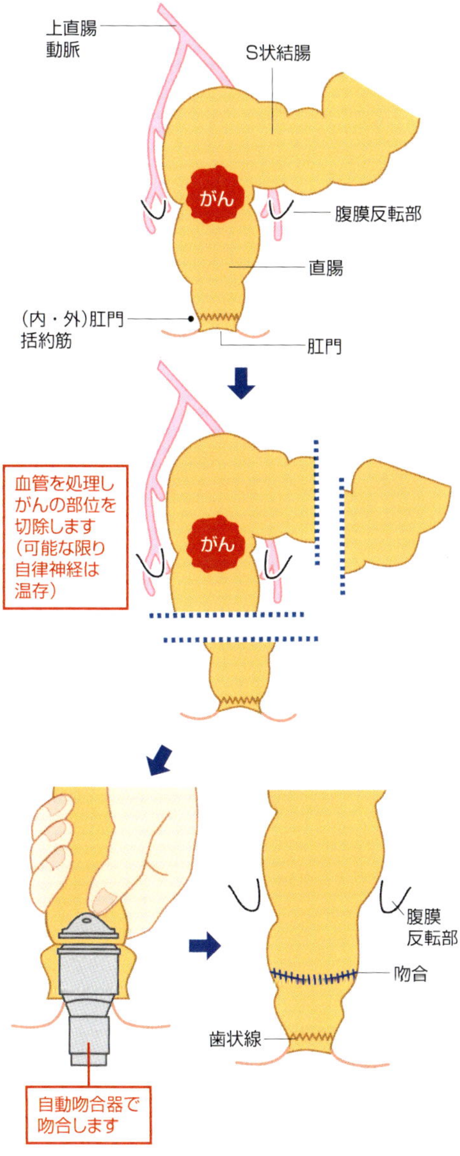

前方切除術には、高位、低位、超低位切除術があり、主に器機吻合を行います。

図2 直腸切断術＋人工肛門造設術

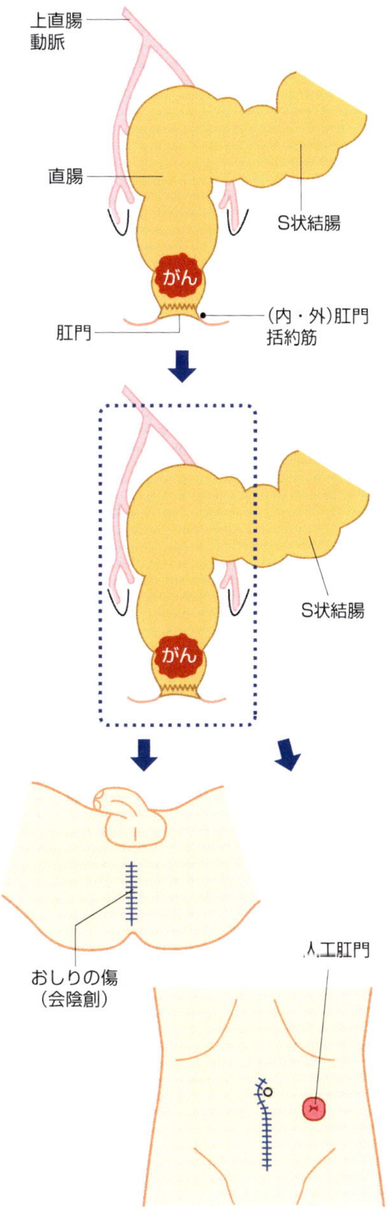

大腸がん手術療法の合併症とその対策

手術後には、排便トラブルや腸閉塞、腹部膨満といった症状が生じますが、中には再手術が必要となる重篤な合併症が起こることもあります。

大腸がんの合併症とその対策

部位によっては危険性が高いので、事前に確認しておくことが必要です。

●縫合不全

縫合した腸管がうまくつながらず、吻合部から便が漏れ出て炎症を起こし、痛みや熱が出ることがあります。急に寒気を感じたり、発熱や腹痛などの異常があった場合にはただちに担当医に知らせましょう。軽度の場合には食事を止めて安静にしますが、便が腹腔内に広がり悪化した場合には、再手術が必要となります。

結腸がんの手術では約1・5％、直腸がんの手術では、約5％に起こるとされています。

●創感染

手術の傷（創という）に、細菌が付着し感染が起こることがあります。傷口が赤く腫れて化膿したり、発熱や痛みを伴ったりします。大腸の手術では10％前後に創感染が起こる可能性があります。病状によっては、縫合部分を開き、膿を出すなどの処置が必要です。

腸管に便やガスが詰まり通過障害が起きる腸閉塞

大腸の手術に限らず、腹部を手術した場合には、小腸・大腸の癒《ゆ》着《ちゃく》が多く起こります。癒着は、傷の回復や、吻合部がつながるための大事なプロセスといえます。

手術直後は、手術時の麻酔や腸が外気に触れることで、腸の動きは麻痺しています。その後2〜4日して腸管が動き出すと、ガス（おなら）が出るようになります。

ところが、腸の癒着や、麻痺の回復の遅れなどにより、腸に便やガスがたまり、腹部の張りやげっぷ、吐き気や嘔吐といった症状が出ます。

このように、腸の働きが鈍ったり、腸の内側が詰まって通過障害を起こした状態を「腸閉塞（イレウス）」と呼びます。多くは食事を止めると、自然に改善されますが、症状が長引く場合は、鼻から腸にチューブ(イレウス管)を入れて腸液やガスを抜くことになります。改善しない場合には、再手術が必要となることもあります。

腸閉塞の種類と症状

表1 腸閉塞の分類

	分類	原因および症状
機械的イレウス	閉塞性（単純性）	●異物・糞便・癒着などが原因 ●腸管の血流障害はない ●腹痛・嘔吐・腹部膨満感
	絞扼性《こうやくせい》（複雑性）	●腸捻転・腸重積・嵌頓《かんとん》などが原因 ●腸間膜の血流障害を伴う ●突然に激しい腹痛・嘔吐が起こる ●緊急手術の場合もある
機能的イレウス	機能性（麻痺性）	●腹膜炎・開腹手術、腸の機能悪化が原因 ●排便・排ガス停止、腸の蠕動運動も停止 ●嘔吐

図1 腸閉塞の症状

腸管内の狭窄や、単純性イレウスの場合は、食事を止めて様子を見ます。

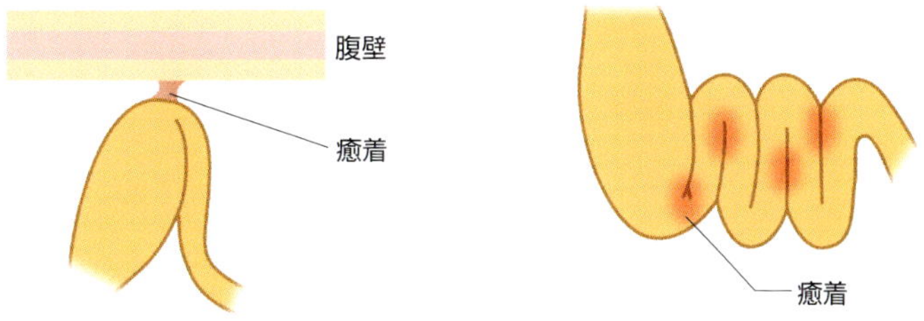

腸管と腹壁の癒着による腸閉塞　　腸管どうしの癒着による腸閉塞

下図のような絞扼性（複雑性）の場合は、腸管の細胞が壊死《えし》するなどの恐れがあり、緊急手術になる場合があります。

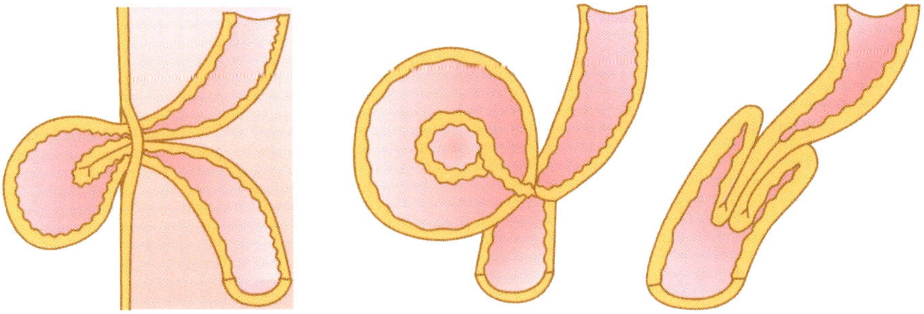

嵌頓ヘルニア　　腸捻転　　腸重積

大腸がん手術療法の後遺症とその対策

直腸がんでは、自律神経をできるだけ温存する手術が行われていますが、切除した場合には、排泄機能や性機能に後遺症が生じることがあります。

直腸がんの後遺症は排泄機能障害と性機能障害

結腸がんではまれですが、直腸がんの手術では、以下のような後遺症が残ることがあります。

●排便機能障害

大腸がんの手術後は一般に排便に変化が見られますが、直腸を切除すると、腸が短くなったことで便をためる能力や便を押し出す能力が低下し、下痢や水様便、頻便、便秘といったトラブルが強く現れる場合もしばしばあります。

便秘の場合は規則正しい食事や水分補給を心がけ、軽めの運動をできるだけ毎日行いましょう。腹部をあたためたり、マッサージをして腸の働きを高めることも有効です。下痢や頻便などの症状は通常、手術後、半年から1年くらいかけて徐々に改善されてきます。ただし、なかなか症状の改善が進まないときには、緩下剤《かんげ》や下痢止めなども上手に利用し、生活のリズムを整えながら排便障害とうまくつき合っていくことも大切です。

●排尿機能障害

排尿機能障害は、直腸がんの手術で骨盤内の自律神経を切除したり、傷ついた場合に起こり、「尿意を感じにくい」「自力で排尿できない」「残尿感や尿失禁（尿漏れ）」などの症状が現れます。軽度の場合は、薬物療法による治療が行われます。

図1のように、排尿をつかさどる自律神経は左右一対あり、片方でも温存できれば機能障害は軽くなりますが、両方を切除した場合は自己排尿が難しくなります。また残尿が多い場合は、自己導尿（カテーテルを用い、尿を自分で体外に出す方法）を指導されることもあります。しかし、こうした排尿障害は一過性であることが多く、自己導尿をきちんと続けることで、半年を過ぎるころには、多くの方が改善されています。

●性機能障害

性機能障害は男性に多く見られ、勃起障害や射精障害が起こることがあります。薬物療法により、機能を回復することもあります。デリケートな問題ですが、恥ずかしがらずに、医師やカウンセラーに相談してみましょう。（齋藤典男）

大腸がん手術後に起こりやすい後遺症

表1 大腸がんの合併症と後遺症

	合併症	後遺症
結腸	縫合不全 腸閉塞 創感染 腹腔内の出血	ほとんど見られない
直腸	縫合不全 腸閉塞 創感染 腹腔内の出血	排便機能障害 排尿機能障害 性機能障害

図1 直腸周囲の自律神経

肛門に近い直腸の周囲には、排泄機能、性機能をつかさどる自律神経叢《そう》が張り巡らされています。

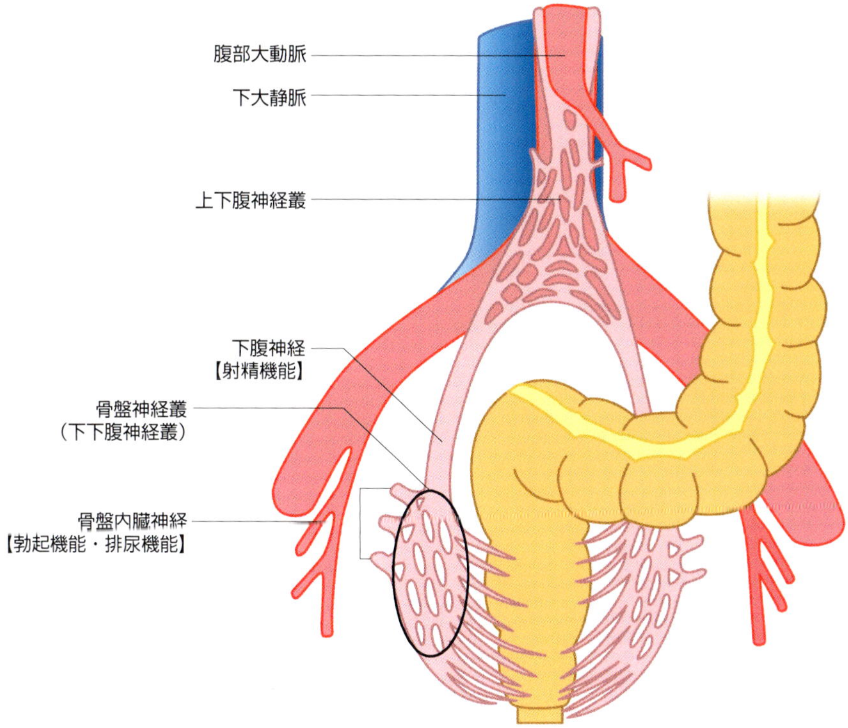

進行がんに用いられる抗がん剤治療とは

抗がん剤治療とは、がんに作用する薬剤を投与することによって、がん細胞を死滅させたり、進行を抑制したりする「全身療法」です。

再発予防を目的とした術後補助化学療法

大腸がんの化学療法には、主に2つの目的があります。1つは、リンパ節転移のある患者さんの場合、再発率が高くなる可能性があり、手術後に再発予防を目的とした「術後補助化学療法」を行います。もう1つは、手術による根治が難しい患者さんに対して、転移したがんの縮小および進行を抑制することで、生存期間の延長やQOL（生活の質）の向上を目的として投与されます。

抗がん剤治療の効果は、行わなかった人の場合と比較して、約5倍の生存期間が報告されています。中には、一定期間の治療を行ったことで腫瘍が縮小し、手術が可能になった人もいます。ただし、大腸がんの場合は、化学療法のみで完治することはありません。

がん細胞は、遺伝子が損傷することで発生

私たちの体は、およそ60兆個もの正常細胞で形成されています。そして、がん細胞は、この正常細胞の遺伝子（DNA）が傷つくことで発生することがわかってきました。正常な細胞は、自然な細胞分裂を繰り返し、やがて死滅します。なんらかの原因で遺伝子に傷がついた場合でも、私たちの体にはそれを修復する能力があります。ところが、傷を修復できないまま異常な遺伝子を持つ細胞が盛んに分裂を始めて増殖し、やがて、がん細胞が血液やリンパの流れに乗り、体のあちこちに飛び火し、転移していくことがあります。

つまり、抗がん剤治療とは、このがん細胞に作用する薬剤を投与することで、がん細胞の特徴である増殖や転移に、ブレーキをかける治療法です。

現在、大腸がんで使われている代表的な抗がん剤には、フルオロウラシル（5-FU）系、イリノテカン（CPT-11）、オキサリプラチン（L-OHP）などがあり、作用の仕方により、いくつかに分類されます（表1）。また、これらの薬剤は、分子標的治療薬と併用することで、相乗効果を上げています。

さらに、MSI-H（高頻度マイクロサテライト不安定性を有する）の大腸がんにペンブロリズマブ（キイトルーダ）が承認されています。

大腸がんの治療は全身療法。使用される抗がん剤とは

表1 大腸がんに使用される抗がん剤

薬品名(商品名)	略号	薬品の種類	投与方法
フルオロウラシル(5-FU)	5-FU	代謝拮抗剤	静脈内投与
カペシタビン(ゼローダ)		代謝拮抗剤	内服
テガフール・ウラシル配合剤(ユーエフティ)	UFT	代謝拮抗剤	内服
イリノテカン(カンプト、トポテシン)	CPT-11	植物アルカイド	点滴で静脈内投与
オキサリプラチン(エルプラット)	L-OHP	プラチナ(白金)製剤	点滴で静脈内投与
ベバシズマブ(アバスチン)		分子標的治療薬	点滴で静脈内投与
ラムシルマブ(サイラムザ)		分子標的治療薬	点滴で静脈内投与
アフリベルセプト・ベータ(ザルトラップ)		分子標的治療薬	点滴で静脈内投与
セツキシマブ(アービタックス)		分子標的治療薬	点滴で静脈内投与
パニツムマブ(ベクティビックス)		分子標的治療薬	点滴で静脈内投与
ペンブロリズマブ(キイトルーダ)		免疫チェックポイント阻害薬	点滴で静脈内投与

その他の薬品(商品名)	略号	薬品の種類	投与方法
ホリナートカルシウム(ロイコボリン)	LV/FA	5-FUの作用増強剤	内服
レボホリナートカルシウム(アイソボリン)	l-LV		静脈内投与

図1 局所療法と全身療法

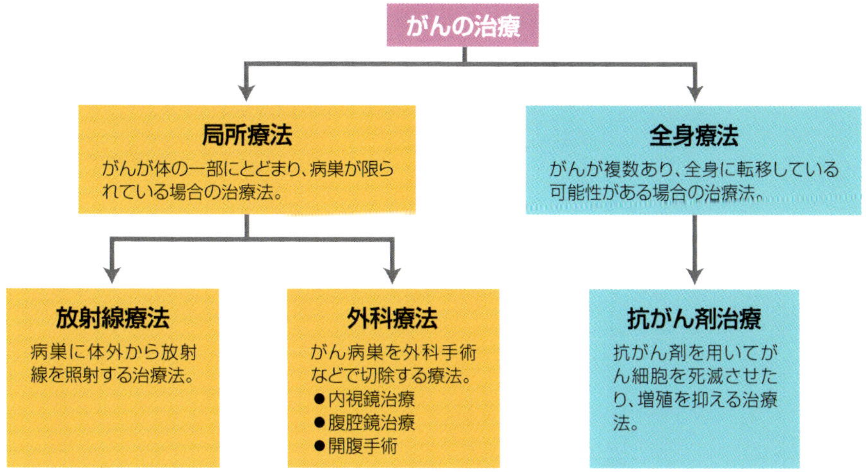

抗がん剤の標準治療は多剤併用療法が主流

抗がん剤の投与方法も進化し、単に1種類の薬剤を用いるだけでなく、治療効果を高めるため、数種類の薬を組み合わせた治療法を行っています。

現在用いられている主な化学療法

がんの治療方針は、患者さんの全身状態、年齢、がんの広がり、主治医の臨床経験などによって決められます。中でも、最も重要なポイントは患者さんの全身状態です。例えば、家事や事務の仕事ができ、患者さんとは見えないような元気な人には、今までの臨床試験で最もよい成績の出た薬物療法がすすめられます。一方、心疾患、腎不全、肝硬変などの重篤な合併症がある人や全身状態が衰えた人、高齢者などには、副作用の軽い薬物療法がすすめられます。全身状態が悪いと、臨床試験でよい成績の出た薬であっても、同等の結果が得られる可能性が低くなるからです。しかも、重篤な副作用が出る恐れもあります。

抗がん剤の治療では、多くの場合、いくつかの抗がん剤を組み合わせた多剤併用療法が行われますが、全身状態のよい患者さんには、主に図２（126ページ参照）に示した治療が用いられます。これらの治療の成績はいずれも同等なので、副作用を考慮して選択します。

主治医に薬の効果と副作用などについてよく聞き、疑問がある場合は尋ねて、納得したうえで治療を受けましょう。

携帯用ポンプを使用した抗がん剤持続静注が普及

抗がん剤の種類には、錠剤やカプセルなどの飲み薬のほか、注射薬（点滴）があります。静脈の中に点滴、注射するのが一般的ですが、がんの種類や状況によっては、動脈内、腹腔内、胸腔内、髄液中に投与します。

通常、抗がん剤の投与は、２〜３週間毎に行われます。最近は、大腸がんで汎用されているＦＯＬＦＯＸ療法で、５-ＦＵを46時間持続静注する治療が行われているため、中心静脈リザーバー（ＣＶポート）の造設が普及しています。ＣＶポートは、基本的に前胸部に埋め込まれるため、このＣＶポートと携帯用のポンプを併用することで、仕事や、日常生活を送りながら、抗がん剤治療を行うことができます（図１）。

どのような抗がん剤がどのように使われるか①

表1 大腸がんの治療に使用する代表的な薬剤

療法	使用する薬剤	投与方法
FOLFOX （フォルフォックス） 療法	フルオロウラシル（5-FU） オキサリプラチン	●5-FUの46時間持続点滴 ●中心静脈リザーバーの造設が必要
FOLFIRI （フォルフィリ） 療法	フルオロウラシル（5-FU） イリノテカン	●5-FUの46時間持続点滴 ●中心静脈リザーバーの造設が必要
XELOX （ゼロックス） 療法	カペシタビン（経口製剤） オキサリプラチン	●服薬 ●末梢静脈から投与
FOLFOXIRI （フォルフォッキシリ） 療法	フルオロウラシル（5-FU） オキサリプラチン イリノテカン	●5-FUの48時間持続点滴 ●中心静脈リザーバーの増設が必要

図1 中心静脈リザーバー造設

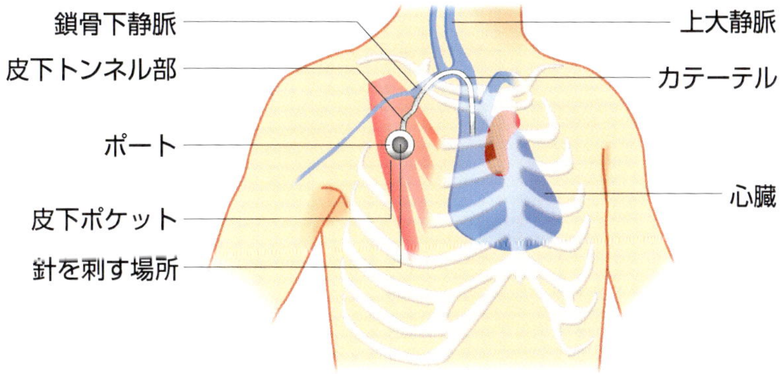

CVポートは、中央部にシリコンゴムでできた容器があり、体外から針を刺して、この容器に薬剤を注入します。ここから細いカテーテルが出ていて、上大静脈に薬液が送られる仕組みです。

どのような抗がん剤がどのように使われるか②

図2 進行・再発がんに対する化学療法

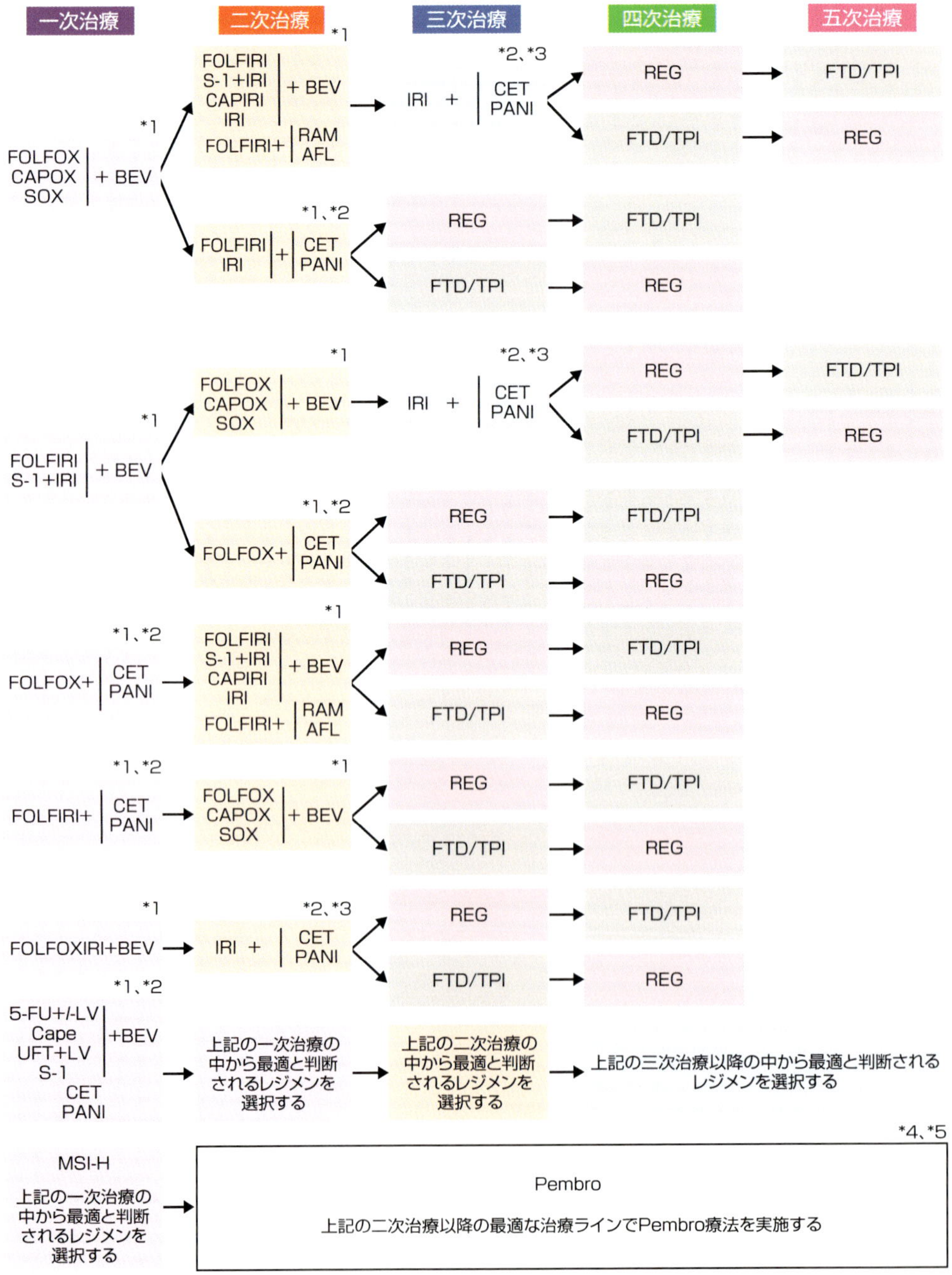

「進行・再発がんに対する化学療法」(図２)の補足解説

■図２中の＊1～＊5

＊1：BEV、RAM、AFL、CET、PANI などの分子標的治療薬の併用が推奨されるが、適応とならない場合は化学療法を行う。

＊2：CET、PANI は RAS(KRAS/NRAS)野生型(RAS 遺伝子には遺伝子変異がない野生型と遺伝子変異がある変異型がある)にのみ適応。

＊3：IRI 不耐でなければ IRI を併用するのが望ましい。

＊4：Pembro は MSI-H にのみ適応。

＊5：実際の投与に関しては、添付文書や最適使用推進ガイドラインなどを参考に、全身状態や病状などを考慮して、適正使用に努めること。

■図２中の薬物療法で使用する薬剤

FOLFOX(フォルフォックス療法)：フルオロウラシル(５－FU)、オキサリプラチン〈125 ページ参照〉

CAPOX(ケイポックス療法)：カペシタビン、オキサリプラチン

SOX(ソックス療法)：テガフール・ギメラシル・オテラシルカリウム配合、オキサリプラチン

FOLFIRI(フォルフィリ療法)：フルオロウラシル(５－FU)、イリノテカン〈125 ページ参照〉

CAPIRI(カピイリ療法)：カペシタビン、イリノテカン

FOLFOXIRI(フォルフォッキシリ療法)：フルオロウラシル(5-FU)、オキサリプラチン、イリノテカン〈125 ページ参照〉

■図２中の薬品名の略語

BEV：ベマシズマブ

S-1：テガフール・ギメラシル・オテラシルカリウム配合剤

IRI：イリノテカン

RAM：ラムシルマブ

AFL：アフリベルセプト・ベータ

CET：セツキシマブ

PANI：パニツムマブ

REG：レゴラフェニブ

FTD/TPI：トリフルリジン・チピラシル塩酸塩配合

Pembro：ペンブロリズマブ

***l*-LV**：レボホリナートカルシウム

Cape：カペシタビン

UFT：テガフール・ウラシル配合剤

LV：ホリナートカルシウム

大腸癌研究会編『大腸癌治療ガイドライン医師用2019年版』(金原出版)より一部改変

特定のがん細胞を狙い撃つ分子標的治療薬とは？

分子生物学の進歩により、15年ほど前から登場した新たな抗がん剤です。がん細胞のみが持つ特定の分子に作用し、分裂や増殖を抑制します。

がん細胞の増殖機能を分子レベルで阻害する

従来の抗がん剤は、がん細胞に対し強い毒性を持つことで、がん細胞を破壊する構造でしたが、一方で、正常な細胞をも傷つけてきました。

これに対し、分子標的治療薬は、がん細胞のみが持つ特定の分子をピンポイントで攻撃する新しいタイプの薬です（図1）。15年ほど前に登場し、現在では多く使われています。

分子標的治療薬は、単独で用いたり、これまでの抗がん剤と併用投与することで、がんの進行を阻止し、生存期間を延長するなどの効果が報告されています。ただし、多くの抗がん剤と同様に、分子標的治療薬だけでがんを治すことはできません。

セツキシマブ、パニツムマブは治療前に遺伝子検査が必要

現在、大腸がんに使用されている分子標的治療薬の特徴と副作用は、以下のとおりです。

ベバシズマブは、がん細胞に有益な血管をつくる分子である、VEGF（血管内皮細胞増殖因子）を抑え込む薬です（図2）。単独投与では効果が弱く、ほかの治療方法と併用して使用します。特徴的な副作用として、出血、高血圧症、消化管穿孔《せんこう》、血栓塞栓症、蛋白尿、創傷治癒遅延などがあげられます。

そのほかにラムシルマブやアフリベルセプト・ベータなどの新しい血管新生阻害薬も保険適用となっています。

セツキシマブは、がん細胞の増殖に関与するEGFR※1（上皮成長因子受容体）に結合することで、がんの増殖を抑制。前治療でイリノテカンが効かなくなった人に対しても、セツキシマブと併用することで効果が期待できます。また、単独でも効果を発揮する薬です。副作用としては、皮疹《ひしん》や爪囲炎《そういえん》が見られ、皮疹に対しては、軟膏や飲み薬で早めに予防や対処法を行います。

パニツムマブは、セツキシマブとほぼ同等の働きをする薬剤で、副作用の皮疹もその対処法もセツ

※1　EGFR（上皮成長因子受容体）…多くのがん細胞に見られる表面たんぱく質。
※2　RAS（ラス）遺伝子検査…がん細胞のRAS遺伝子の変異の有無を調べる検査。

分子標的治療薬が効果を発揮するメカニズム

図1 分子標的治療薬

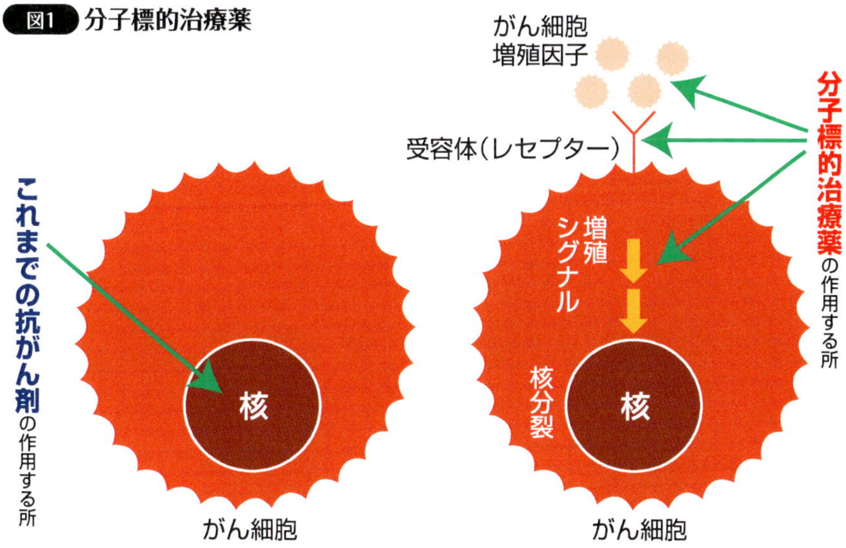

図2 分子標的治療薬ベバシズマブ(アバスチン)の働き

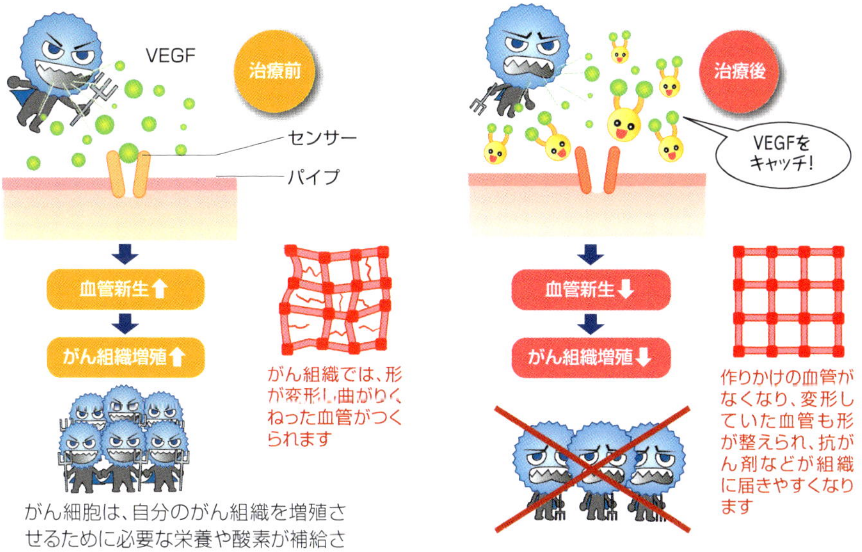

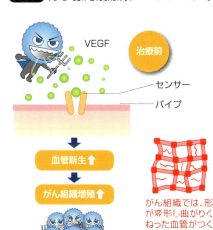

がん細胞は、自分のがん組織を増殖させるために必要な栄養や酸素が補給されるように、VEGFという信号物質を出します。このVEGFがパイプにあるセンサーに届くと、新しいパイプ(血管新生)がつくられ、がん組織が成長します。

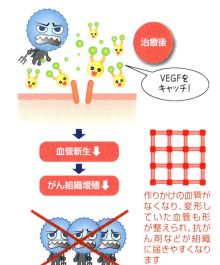

ベバシズマブはこのVEGFをつかまえて、新しいパイプがつくられないようにします。がん組織を「兵糧攻め」にすることで、増殖を阻止します。

キシマブと変わりません。
なお、セツキシマブ、パニツム

マブともに、治療効果が得られる
患者さんかどうかを確認するた

め、投与前には※2RAS遺伝子検査
が必要です。

新しいタイプの抗がん剤 免疫チェックポイント阻害薬

がんには、人体が本来持っている免疫をききにくくする作用があります。その作用が働かないようにする薬です。

免疫のブレーキを解除して免疫力を回復させる薬

ウイルスや細菌などの異物から私たちの体を守っている免疫の仕組みには、免疫の働きを強めるアクセルと、それを抑制するブレーキが備わっています。ブレーキが必要なのは、免疫の働きが行き過ぎると、私たち自身をも攻撃してしまう「自己免疫反応」が生じることがあるからです。つまり、免疫はアクセルとブレーキのバランスの上に成り立って、人体の健康を守っているわけです。

がんも異物の一種なので、免疫により排除されますが、がん細胞は免疫細胞（Ｔ細胞）にブレーキをかける作用があり、免疫の監視をくぐり抜けて増殖していきます。この仕組みを利用して開発されたのが、免疫チェックポイント阻害薬です。

新しい薬なので慎重な投与が必要

がん細胞の表面には、ＰＤ-Ｌ１というタンパク質でできたアンテナがあります。これがＴ細胞表面にあるＰＤ-１というタンパク質（受容体）に結合することで、免疫にブレーキがかかります。免疫チェックポイント阻害薬は、ＰＤ-Ｌ１より早くＰＤ-１に結合するため、ブレーキがかからない状態にすることができるのです。

免疫チェックポイント阻害薬が初めて保険承認されたのは２０１４年ですが、ＰＤ-Ｌ１以外にもＴ細胞にブレーキをかける物質はあり、その物質の作用を阻害する薬も使われています。

大腸がんでは、ＰＤ-Ｌ１の作用を阻害するペンブロリズマブ（キイトルーダ）が、ＭＳＩ-Ｈ（高頻度マイクロサテライト不安定性）の治療薬として保険承認されています。

がんの発生や進行のリスクを増大させる一因に、「ミスマッチ修復機能欠損」があります。ミスマッチ修復機能欠損があると、遺伝子に複数の傷ができやすくなります。これを「マイクロサテライト不安定性」と言います。

大腸がん以外のＭＳＩ-Ｈを有する固形がんにもペンブロリズマ

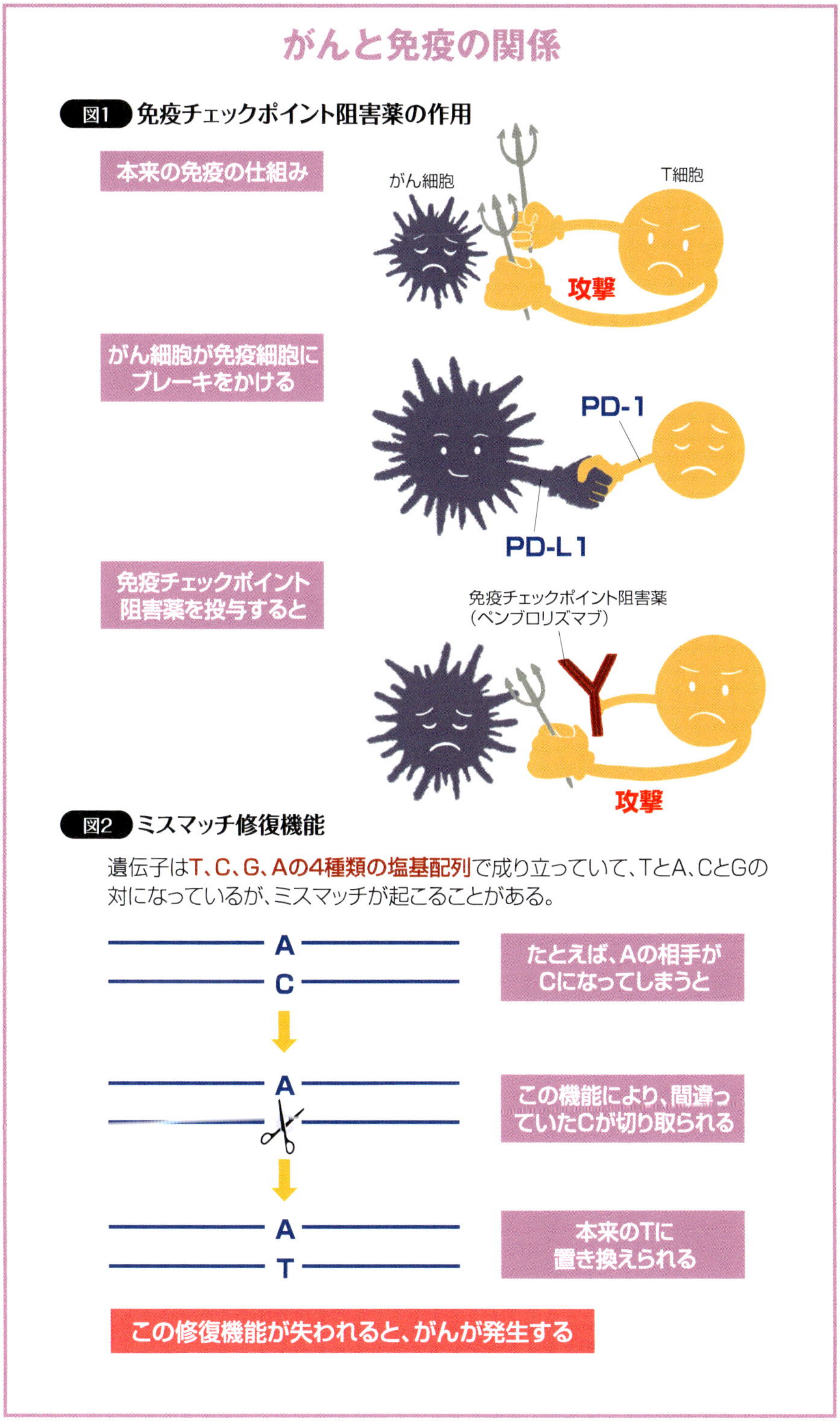

図2 ミスマッチ修復機能
遺伝子はT、C、G、Aの4種類の塩基配列で成り立っていて、TとA、CとGの対になっているが、ミスマッチが起こることがある。

ブは保険薬として承認されています。
なお、治療歴のある61名の大腸がんを対象にした臨床試験では、57・4％に副作用が認められたと報告されています。主な副作用は関節痛、悪心、下痢、無力症、瘙痒症ですが、間質性肺疾患などの重大な副作用が起こる可能性もあり、専門医に注意深く観察してもらいながら投与することが必要です。

抗がん剤の副作用とその対処法

なぜ、抗がん剤を投与すると副作用が起こるのでしょうか？　副作用の起こる原因や、使用する薬剤の特徴などを理解しておきましょう。

副作用について理解を深めておく

抗がん剤はがんを死滅させたり、増殖を抑えたりしますが、一方で、正常な細胞にもダメージを与え、しばしば強い副作用が生じます。中でも造血細胞や口腔粘膜、消化管粘膜、毛根細胞などは細胞分裂が盛んで、抗がん剤の影響を受けやすいのです。そのため、白血球の減少や貧血、脱毛、口内炎、吐き気や下痢といった、さまざまな副作用が出現します。ただし、患者さんの体調や、薬剤の種類によっても違いますし、症状やつらさには個人差があります。

現在では、副作用の少ない抗がん剤も開発され、副作用を緩和する対策も十分に考慮されています。不安なことや、少しでも気になる点があれば、担当医に遠慮なく聞いておきましょう。

本人が自覚できる副作用と診察でわかる副作用

抗がん剤の副作用には、患者さん自身が感じるものと、自覚症状のないものがあります（図1）。そのため、抗がん剤治療を行っている間は、血液や尿などの定期検査を受けて、目に見えない副作用の早期発見に努めましょう。

大腸がんで汎用されるFOLFOX療法（124ページ参照）では、下痢や口内炎などの粘膜障害や、白血球の減少、手指の皮膚の黒ずみ、食欲の低下などが見られます。オキサリプラチンには、末梢神経障害があります。悪化した場合は休薬し、冷たい飲み物や氷の使用を避け、寒いときは皮膚の露出を控えましょう。

FOLFIRI療法の副作用としては、好中球減少や下痢が見られます。重症化すると、下痢や嘔吐による脱水と好中球減少が同時に起こり、敗血症に至るケースもあります。

XELOX療法は、FOLFOX療法と治療効果が、ほぼ同等であることが示されています。副作用としては、「手足症候群（手足の皮膚にしびれや痛みなどが起こる感覚異常）」の頻度が高いため、その対処法を十分に理解しておくことも重要です。

（吉野孝之）

抗がん剤の副作用は、いつ、どのように起こるのか

図1 抗がん剤による主な副作用の発現時期

副作用には、自分自身で感じられる副作用と、血液検査や尿検査、医師の診断でわかるものがあります。

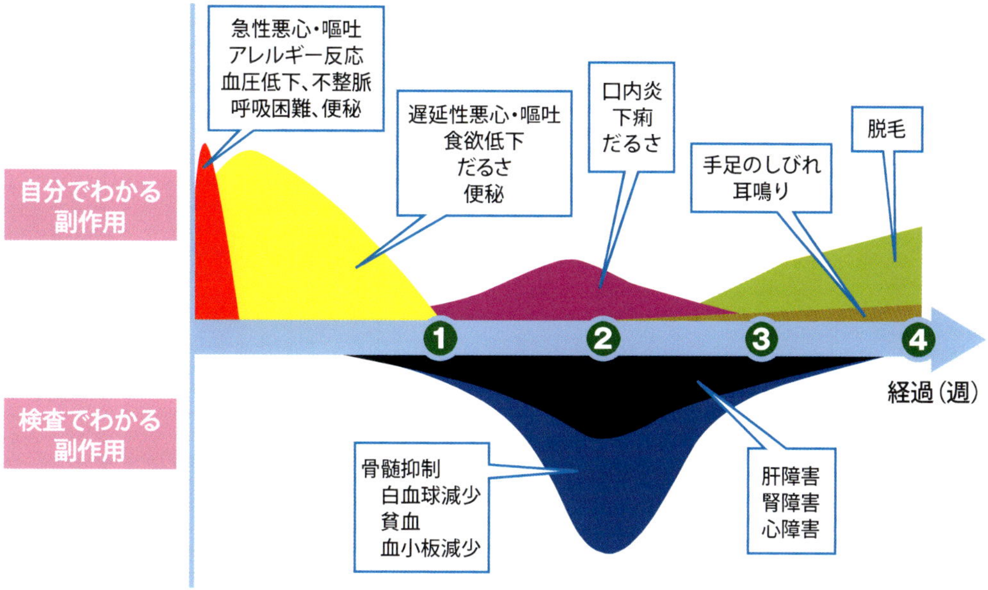

経過	副作用
投与日	アレルギー反応、吐き気・嘔吐、血管痛、発熱、血圧低下
2～7日	疲れやすい、だるい、食欲不振、吐き気・嘔吐、下痢
7～14日	口内炎、下痢、食欲不振、胃もたれ、骨髄機能の抑制（貧血・白血球減少・血小板減少）
14～28日	脱毛、皮膚の角化やしみ、手足のしびれ、膀胱炎

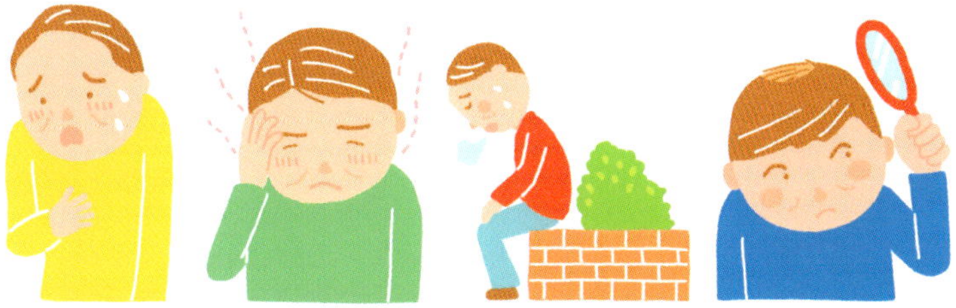

大腸がん手術をした人の退院後の食事の基本

食事は、ゆっくりとよく噛み、楽しく食べるのが一番の基本です。腸の働きを活発にする散歩や買い物など、適度な運動も忘れずに。

基本的な食事8つのポイント

❶1日3食、規則正しい食事を

朝・昼・晩と、だいたいの時間を決めて規則正しく食事をしましょう。手術後は便通が変化しやすいので、生活のリズムを整え、朝は必ずトイレタイムを設けましょう。

❷食事はバランスよく摂りましょう

食事は、主食、主菜、野菜料理を合わせて食べましょう。

エネルギー源となるごはん、パン、めん類。たんぱく源となる魚、肉、卵、大豆・乳製品。そして、ビタミン・ミネラルが豊富な、野菜や果物をバランスよく摂ります。

❸消化しやすいものを中心に

消化の悪い食品を食べ過ぎると、下痢や腸閉塞を起こす原因となります。

消化しにくい食品の場合は、食べ方や調理方法を工夫して摂りましょう。

❹よく噛んで食べましょう

ゆっくりと、よく噛むことで、唾液と食べ物が混ざり、腸での消化・吸収を助けます。また、排便トラブルの予防にもなります。特に外食は、早食いになりがちですので気をつけましょう。

❺一度にたくさん食べ過ぎない

退院後1～2カ月は、一気に食事量を増やさず、段階的に増やしていきます。

1日3食＋2食の分割食を目安に、1回の食事量は腹八分目にとどめましょう。

❻食事は時間をかけて、楽しく

腸は体の中でも特にストレスを受けやすい臓器です。

睡眠不足や疲労に気をつけて、食事は楽しみながら食べましょう。

❼アルコールは、ほどほどに

少量のアルコールは、食欲を亢進させ、ストレス解消にもなりますが、退院直後の過度の飲酒は控えましょう。

❽運動で腸の癒着を解消

退院後は、よく歩きましょう。ただし力仕事や、腹圧を上げる、力むなどの運動は控えます。

血圧を上昇させるサウナや、熱いお風呂に長時間入るのも気をつけましょう。

食事は段階的に、ゆっくり、楽しく食べましょう

図1 退院から2カ月間の食事の進め方

暴飲暴食を避け、通常の食生活に徐々に近づけていきましょう。

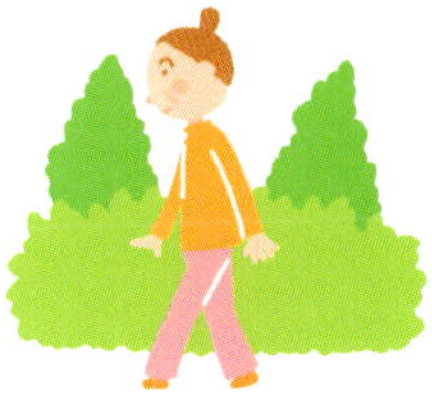

退院日～1週間

- 歩いたり、軽い散歩などできる範囲で体を動かしましょう。
- 日々のリズムが整うまでは、病院食を参考に様子を見ましょう。

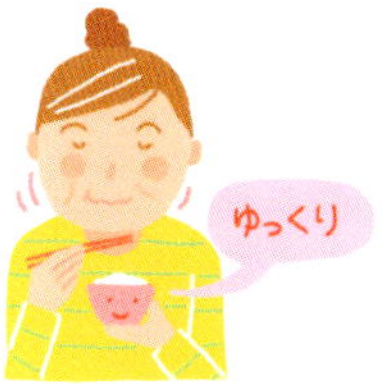
ゆっくり

1週間～2週間

- 食べ過ぎて腸閉塞を起こさないように注意。
- ゆっくり噛んで食べる習慣をつけましょう。

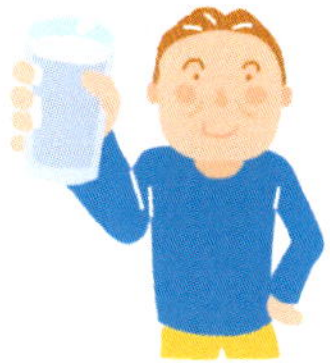

2週間～1カ月

- 下痢・軟便・頻便などに悩む時期。
- 段階的に食事量を増やしていきましょう。
- 食事量が少ない場合は、1日3食＋間食2食に。
- 水分を摂ることを忘れずに。
- 消化のよいものを中心に食べましょう。

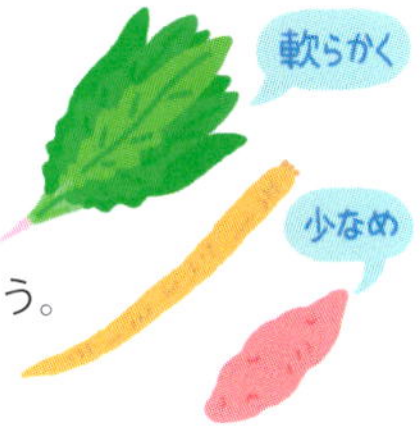
軟らかく
少なめ

1カ月～2カ月

- 下痢がおさまり、便秘傾向になります。
- 食物繊維の多い食品もやわらかく調理し、量は少なめに。
- いろいろな食品に挑戦しましょう。ただし、かたいものはよく噛んで少量にとどめましょう。

食べすぎ
×
MENU

2カ月以降

- 腸の働きがよくなってくる時期です。
- 通常の量に近づいてきます。
- 外食時の食べ過ぎにも気をつけましょう。
- 暴飲暴食を避け、バランスのよい食事を腹八分目に。
- 消化の悪いもの、刺激の強いものは、過度に摂り過ぎないようにしましょう。

腹八分目

抗がん剤治療中の食生活で気をつけていただきたいこと

抗がん剤治療中は、抗がん剤の影響で吐き気や食欲不振などが起こります。高カロリーの栄養補助食品などを活用し、食べたいものを摂りましょう。

食べづらいときは栄養補助食品などを活用

手術後に化学療法を併用する場合には、個人差はあるものの、食欲不振、吐き気や嘔吐、口内炎、下痢などの副作用が起こる場合があります。

抗がん剤で、一時的に食欲が低下しても、必ず食べられるようになりますので安心してください。

また、今は副作用の少ない薬や、吐き気を抑える制吐剤などもありますので、つらいときは我慢せずに担当医に伝えましょう。

食事が食べづらいときは、少量で高カロリーの栄養補助食品（図1）もありますので、上手に利用しましょう。たとえ食事が摂れなくても、これらの栄養補助食品で栄養が摂れていれば問題ありません。

抗がん剤治療は、通常、2週間〜3週間に1回というサイクルで行います。治療中の前半に摂取量が減少しても、次の抗がん剤治療までの間に体調が戻っていればだいじょうぶです。

長期に食べられないときは医療機関に相談を

前述したように、2〜3日食べられなくても大きな問題はありませんが、2〜3週間もまったく食べられない状況が続くと、腸管の絨毛《じゅうもう》が委縮し始め、腸管免疫力が低下してきます。食べられない状態が長期におよぶ場合は、医療機関に相談して、適切な処置を受ける必要があります。少量でも腸管から栄養を吸収することが、全身を良好に保つためにも大事なことなのです。

食事量が少ない場合には、栄養剤を用いたり、分割食にするなど、いろいろな方法がありますので、まずは栄養士に相談してみましょう。

治療日の食事は控えめに。リラックスして受けよう

なお、治療日には、食事の量を少なめにしたり、治療の数時間前は食事を控えたりすると不快症状を軽減できることがあります。好きな本を読んだり、好きな音楽を聴いてのんびり過ごしましょう。

また、体を締めつけない服装で、リラックスして受けましょう。

抗がん剤治療中は、食生活のこんな点に注意を

表1 抗がん剤治療中の症状別アドバイス

食欲不振のとき

①食べられるときに、いつでも食べられる携帯食を用意する（おにぎり、サンドイッチ、ビスケット、果物など）。
②食事には、箸休め、汁物、デザートなどさっぱりとして口当たりのよいものを添える(酢の物、漬け物、梅干し、果物など)。
③栄養補助食品の利用。栄養士に相談する(少量で効率よく、高カロリー・高栄養を摂ることができる)。
④水分をこまめに補給する。

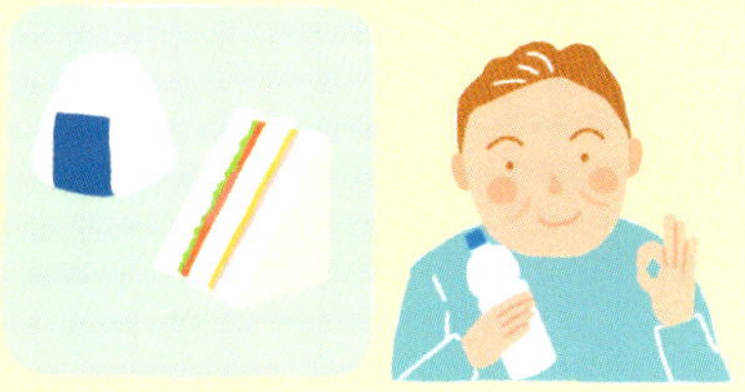

吐き気・嘔吐のあるとき

①食べられるときに、食べられるものを、少量から食べる。
②冷たく、さっぱりとした、みずみずしいものが食べやすい（お茶漬け、そうめん、冷ややっこ、卵どうふ、漬け物、果物、ゼリー、シャーベットなど)。
③においは吐き気を誘発しやすいので、食品を冷ますことでにおいを抑えて食べる。
④油っこい料理は、胃のむかつき感を強くするので控える。
⑤嘔吐の後は、うがいをし、水分を補給する（お茶、イオン飲料、スープなど)。

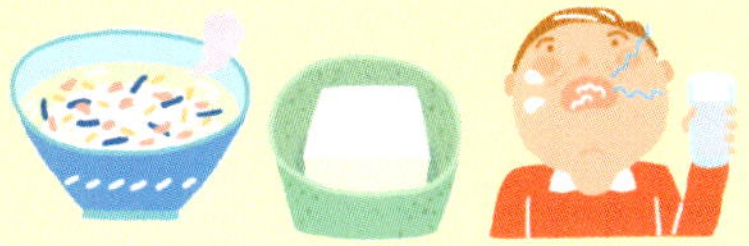

白血球が減少しているとき

①新鮮な食材を選んで調理する。
②刺し身、生卵などのなま物には注意する。
③手洗い、うがいなどを十分に行う。

図1 栄養補助食品

食べやすいタイプを選び、栄養を補いましょう。

固形状タイプ　プリン状タイプ　ゼリー状タイプ　飲むタイプ

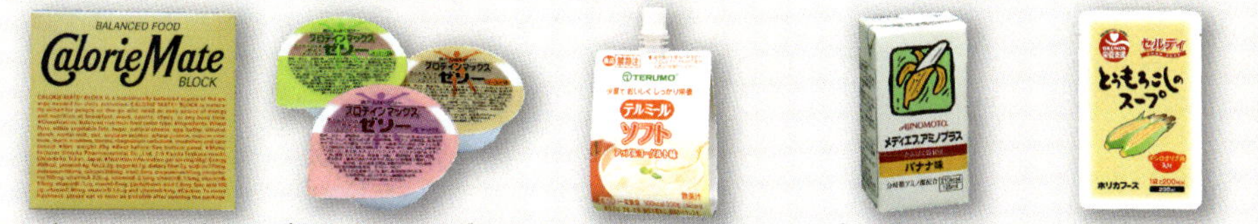

固形状タイプ	プリン状タイプ	ゼリー状タイプ	飲むタイプ	
カロリーメイト 大塚製薬	プロテインマックスゼリー 三和化学研究所	テルミールソフト テルモ	メディエフアミノプラス 味の素製薬	セルティ ホリカフーズ

写真協力：医療・介護施設向け食品販売　ヘルシーネットワーク　0120-918-950
http://www.healthynetwork.co.jp/

腸に負担をかけない退院後の食生活

バランスの取れた食品を段階的に増やす健康的な食生活を心がけ、食べ放題や飲み放題、早食いなど、極端な食事の摂り方は避けましょう。

手 術後1～2カ月は腸の癒着が強い時期

退院後は食べてはいけないものはありませんが、腸の蠕動運動はまだ完全ではありません。しばらくは消化を考えて、食事の量や、食材の選び方に気をつけましょう。また、大腸の手術に限らず、開腹手術をすると、小腸や大腸に癒着が起こります。特に、手術後1～2カ月は癒着の強い時期ですので、腸閉塞には特に注意が必要です。

腸閉塞は、腸管の一部がふさがることで食べ物や消化液の流れが滞り、内容物が詰まった状態。イレウスとも呼びます。多くの場合、突然の激しい腹痛や吐き気・嘔吐、腹部が異常に膨らんだりします。腸管が詰まるので、便やガスが出にくくなります。水や食べ物を一時中止し様子を見ますが、そのような症状がある場合は、早めに受診しましょう。

腸閉塞を予防する意味でも、ふだんから腸に大きな負担をかけない食べ方や、食品を知っておきたいものです。基本的な食べ方として、〝よく噛んで〟ということは、食べ物を口の中で十分に咀《そ》嚼《しゃく》し、口の中で食べ物を細かく噛みくずすといったイメージです。よく噛みながら唾液と混ぜ、口の中で人肌にしてから胃に送ります。そうすることで、胃の中の消化液と混ざりやすくなり、腸での吸収力もアップします。

外 食のときは量を調整しマイペースで食べよう

大腸がんの手術後には、下痢、頻便、便秘、腹部膨満などの症状が起こります。この術後に排便トラブルはつきものですが、時間の経過とともに、リズムが整い、徐々に落ち着いてきます。あまり神経質にならず、大らかな気持ちで過ごしましょう。排便トラブルがあるときの食事は、表1を参考にしてください。

外食は、ストレス解消や気分転換になりますが、腸への負担を考えて、自分で食事量を調整して食べましょう（外食は量も脂肪も多いため）。そして、ゆっくりとマイペースで食べましょう。

排便トラブルが起こったら、腸に負担をかけないこんな食べ方を

表1 **排便トラブルを克服する食事の摂り方**

下痢・軟便

- 下痢や軟便は、手術後に腸管からの水分の吸収が減ることや腸刺激によって起こります。水分は控えずに、むしろ積極的に補いましょう。ミネラル分を含むイオン飲料もおすすめです。
- 退院後しばらくは、食事は消化のよい食品を中心に、過食を控え回数を分けて食べましょう。消化管の負担が軽くなります。
- 保温を心がけ、特に下半身を冷やさないようにしましょう。
- 下痢が長引くときは、担当医に相談して、下痢止めや整腸薬を処方してもらいましょう。

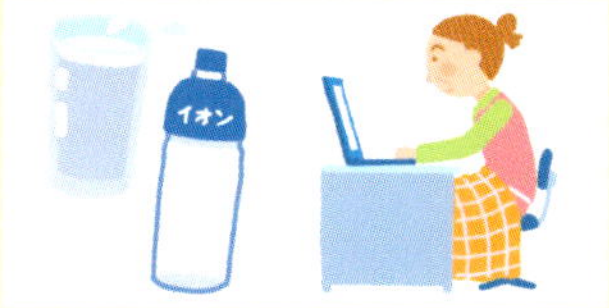

頻便

- 排便は我慢せずにトイレタイムを設けましょう。
- 疲労はため込まず、生活のリズムを整え、自律神経の働きを正常に戻しましょう。
- アルコールは控えましょう。
- 料理には過度の香辛料などの刺激物は控えましょう。

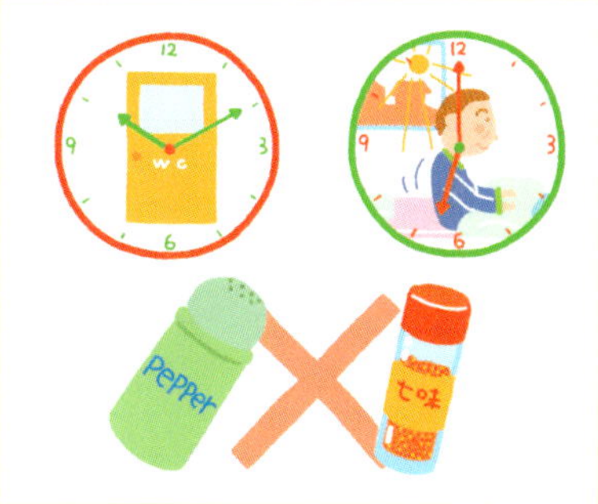

便秘

- 朝食後は特に腸の蠕動運動が起こるので、朝食後にトイレタイムを設けましょう。
- 毎日の生活リズムを整え、腸の蠕動運動を促すためにも、適度な運動が必要です。
- 食事では、便をやわらかくする水溶性食物繊維（いも類・果物など）に富んだ食品を適度に摂り、水分は十分に補給しましょう。

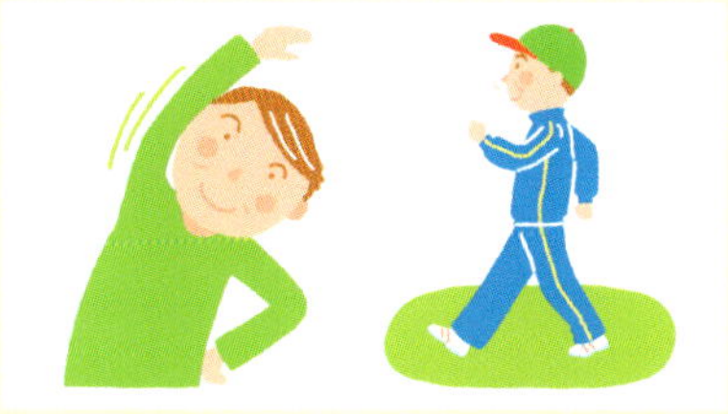

おなかの張り

- 食事を抜いて、腸を休めることもひとつの手です。
- ガスを発生しやすい食品（143 ページ）は、量を控えましょう。
- 腸の血行を悪くしないためにも、「冷え」や「ストレス」は避けましょう。

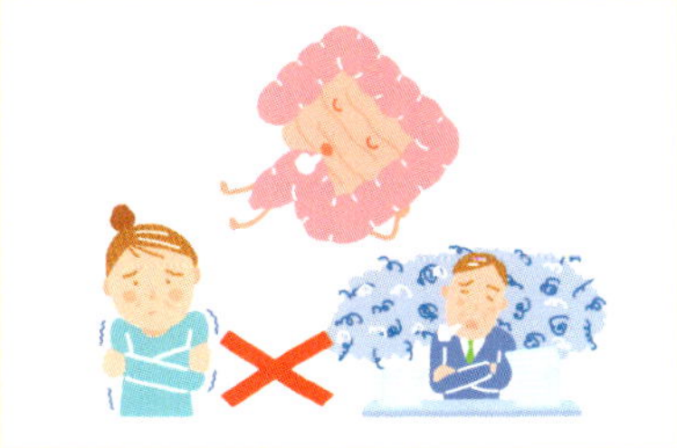

腸内環境を整える 腸内細菌と食物繊維

腸を健康に保つには、腸内環境をバランスよく整えることが大切です。有用菌を増やすには、ヨーグルトや穀類、野菜、発酵食品などが効果的です。

有用菌を賢く増やして イキイキとした腸に

私たちの大腸には、５００種類以上、１００兆個ともいわれる腸内細菌が棲みついています。腸内細菌は、「有用菌」、「有害菌」、体調により変化する「日和見菌《ひよりみ》」の3種類に分けられます（表1）。

代表的な有用菌には、ビフィズス菌や乳酸菌があり、ビタミンの合成や、腸の消化・吸収・代謝機能を助け、腸粘膜の免疫細胞を活性化させる働きがあります。有害菌には大腸菌やウェルシュ菌があり、有害菌が増えると、たんぱく質などを分解して毒素をつくり、その毒素は腸粘膜から吸収され、全身を駆け巡ることになります。

そのため、腸を健康に保つには、有用菌をしっかり増やし、腸内環境をバランスよく整えることが大切。有用菌の餌となる穀物や野菜、豆類を取り入れた食事や、有用菌を増やす生菌食品（プロバイオティクス）である乳酸菌飲料、ヨーグルト、チーズ、漬け物などの発酵食品が有効です。

食物繊維の性質を知り 腸の流れをスムーズに

腸の手術後は、便の状態が気になるものです。通常、便の成分の7～8割は水分で、残りの2割が食物残渣《ざんさ》（食物繊維）や腸内細菌の残骸などです。つまり、良好な便通を得るには、適度な水分と食物繊維の摂取が欠かせません。

水溶性食物繊維は、水に溶けやすくネバネバとした性質を持ち、排泄しやすい、やわらかな軟便をつくり、また腸内環境を整える働きがあります。一方の不溶性食物繊維は、水に溶けにくく、水分を吸収して膨らむため、便のかさを増量。腸管を刺激し、排便を促す働きがあります（表2）。特に手術後は、水分や食事の摂取量が低下することで、便の量が減ったり、便秘を起こしやすくなります。そのため、便秘でおなかの張りがあり、つらいときは、両方の食物繊維を適度に摂りましょう。

下痢の場合は、刺激の少ない、消化のよいものを中心に、不溶性食物繊維は少なめに摂ります。また、こまめな水分補給が大切です。

腸を健康に保つために有用菌と食物繊維を摂ろう

表1 腸内細菌の種類

種類	代表的な腸内細菌	主な働き
有用菌 （善玉菌）	ビフィズス菌 乳酸菌	ビタミンの合成 健康維持 老化防止 消化・吸収補助
有害菌 （悪玉菌）	ウェルシュ菌 ブドウ球菌 大腸菌 プロテウス菌	腸内の腐敗 細菌毒素の産生 ガス発生 老化促進
日和見菌	バクテロイデス菌 大腸菌 連鎖球菌	健康なときはおとなしいが、体力が低下したり、疲労がたまると腸内で悪い働きをする

表2 不溶性食物繊維と水溶性食物繊維

分類	不溶性食物繊維	水溶性食物繊維
特徴	水を吸収し膨らむ	水に溶けて粘る
働き	①便のかさを増し、便通を改善 ②有害物質の排泄を促す	①便をやわらかくする ②腸内環境を整える ③食後のコレステロール、血糖の上昇抑制
豊富な食品	●根菜類（ごぼう、れんこんなど） ●筋の多い野菜類（とうもろこし、たけのこ、セロリ、大根の葉、もやしなど） ●山菜類（わらび、ぜんまいなど） ●きのこ類（しいたけ、えのきだけ、しめじ、マッシュルーム） ●豆類（納豆、おから、高野どうふ、煮豆） ●乾物（切り干し大根、ひじさ、干しいもなど） ※加熱しても煮くずれず、かたいものが多い	●果物類（キウイ、りんご、いちご、みかんなど） ●筋の少ない野菜類（にんじん、ほうれんそう、大根、玉ねぎ、かぼちゃなど） ●いも類（じゃがいも、長いも、里いも） ●海藻類（わかめ、こんぶなど） ●こんにゃく、しらたきなど ※加熱するとくずれて、やわらかくなるものが多い

●便秘の場合は、不溶性食物繊維・水溶性食物繊維の両方を適量摂取しましょう。腸管の動きを活発にし、便をつくります。
●下痢の場合は、水溶性食物繊維を中心に摂りましょう。果物やよく加熱した野菜・いも類が消化もよく適しています。ただし、海藻類やこんにゃく類は消化が悪いので控えましょう。

国立がん研究センター東病院　栄養管理室

ストーマの方への食事のアドバイス

人工肛門はストーマ、またはオストミーともいいます。ストーマは腸管そのものですから、暴飲暴食や腸閉塞にも注意しましょう。

繊維のかたい食べ物は調理方法を工夫する

食事は、スムーズに排出できるように、ゆっくりとよく噛んで、バランスのよい食生活を心がけましょう。

食べ物の中には、繊維がかたく消化されにくいものや、ガスを発生させやすいもの、便のにおいを強くするものなどがあります。繊維がかたいものは、1回に食べる量を少量にしたり、細かく噛みくだいたり、圧力釜でやわらかく煮るなど、調理法を工夫して摂りましょう。

ごぼうなどの根菜類、たけのこ、海藻、きのこ類など繊維の多い食品をたくさん摂ると、ストーマの出口に詰まったり、便の量が増えて、パウチ（便をためる袋）が早く満杯になる恐れがあります。また、ガスも発生しやすくなります。

熱すぎたり、冷たすぎるものも下痢を起こしやすいので注意しましょう。下痢になると、装具が溶けるのを早めたり、接着面の皮膚もかぶれやすくなります。便秘になったときは、食物繊維の多い野菜を摂り過ぎない程度に増やしてみましょう。下痢でも便秘でも水分補給は重要です。散歩や軽い運動も体調を見ながら行いましょう。

ガスが気になるときは炭酸飲料やいも類を控えて

ストーマからの排泄はパウチを使用しますが、体にフィットし、正しく装着していれば、においが漏れることはありません。それでも気になるときは、ガスの発生や便のにおいを抑える食べ物を摂りましょう（表1）。

ガスの発生は、食事のときに飲み込んでいる空気が主な原因ですが、食べ物の中には、ガスを発生させやすいものもあります。外出前には、炭酸飲料やいも類、根菜、豆類は控えめに。ガスが出るときは、装具の上から手のひらで押さえると音が抑えられます。

にんにく、ねぎ、にら、アルコール、肉類などはにおいが出やすい食品です。パセリ、レモン、ヨーグルト、アセロラ、乳酸菌飲料などは、ガスの発生や便のにおいを抑えるのでおすすめです。

ストーマの人が気をつけて食べたい食品、役立つ食品

表1　ストーマを造設した人の食事のポイント

繊維がかたくて消化の悪い食品

わかめ、こんぶ、きのこ、こんにゃく、ごぼう、たけのこなど

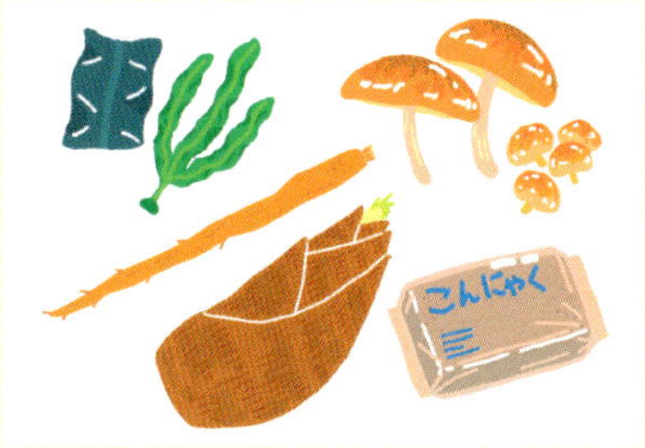

食物繊維の多い食品

いも類、豆類、野菜類、とうもろこし、玄米パン、胚芽入りパンなど

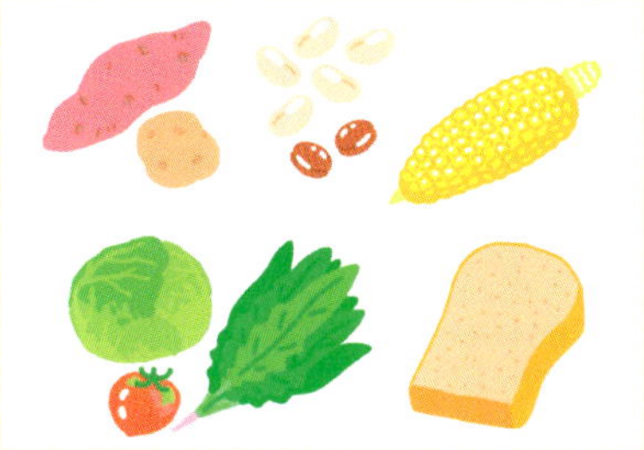

ガスの発生しやすい食品

ビール、炭酸飲料、いも類、豆類、玉ねぎ、きのこなど

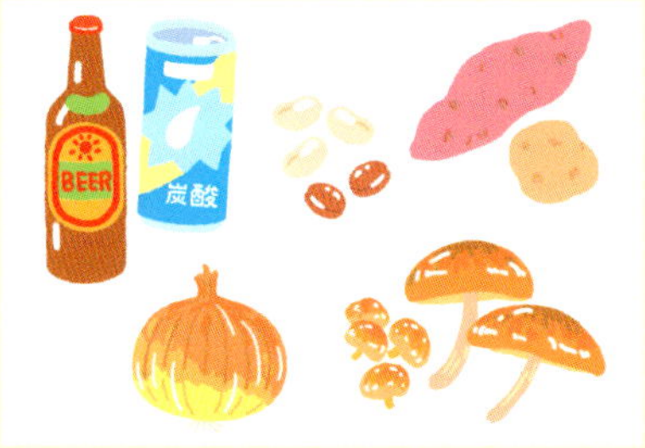

便のにおいを強くする食品

玉ねぎ、ねぎ、にんにく、豆類、アルコール、肉類、チーズ、にら、香辛料など

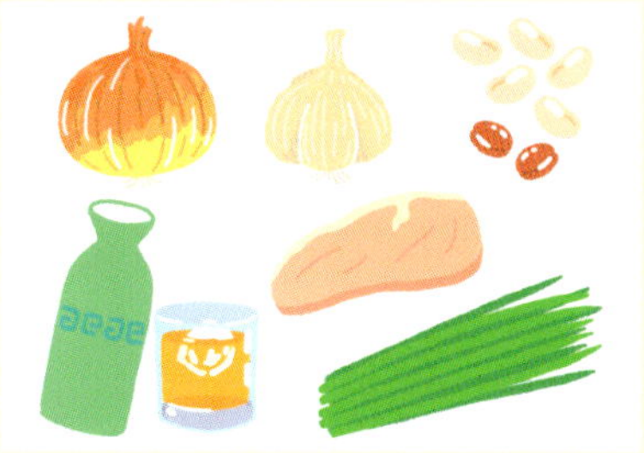

ガスの発生や便のにおいを抑える食品

パセリ、レモン、ヨーグルト、乳酸菌飲料、アセロラなど

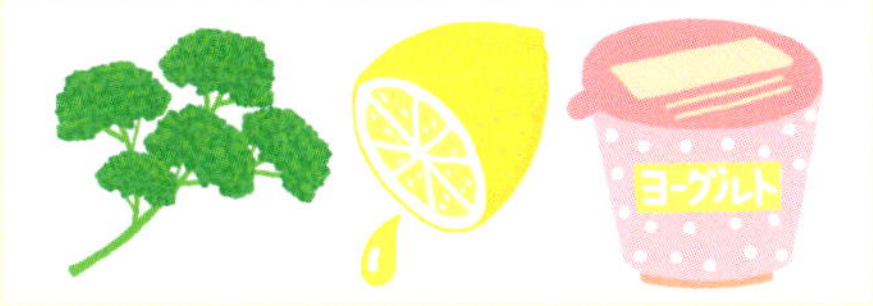

腸の手術後に気をつけたい食品

消化が悪いもの、脂肪分が多いもの、刺激が強いものは、手術後しばらくは控え、便通を見ながら段階的に増やしていきましょう。

腸に刺激を与える食べ物や食べ方に注意

まず、左ページの表の右側、「気をつける食物」を見てみましょう（表1）。これらの食品は、「消化が悪いもの」「脂肪分が多いもの」「刺激が強いもの」などです。

手術後、これらを一度に大量に摂取すると、腸が刺激され、下痢の原因となります。

繊維質が多い野菜、きのこ類、かたい豆類など、口の中でよく噛みくだけないものは消化が悪く、胃の中でも十分溶けずにそのまま腸へと送られてしまいます。

これらは食物残渣（食物繊維）が多く、腸内の滞りの原因となりますから、食べる場合は少量からスタートし、細かく噛みくだいて摂る必要があります。

また、揚げ物など脂肪分の多い食品も、腸への刺激になります。退院後に調子がよくても、いきなりトンカツ1人前を食べるようなことはせず、1〜2切れから食べ始め、徐々に増やしていきましょう。

手術後1〜2カ月は過食にはくれぐれも注意しましょう。

腹八分目を心がけ排便が問題ないならOK

退院後の基本的な食べ方としては、表の左側の「おすすめの食物」を1〜2週間程度、腹八分目に食べてみて、特に便通に問題がなければ、右側の食品に挑戦してもかまいません。ただし、少量から食べていき、問題がなければ量を徐々に増やし、調子が悪ければ、左側の食品に戻り様子を見ましょう。

また、大腸がんリスク要因の中に、脂肪分の多い加工肉食品（ハム、ベーコン、ソーセージなど）が示されています。偏った摂取は控え、添加物の多い食品、ファストフード、インスタント食品もできるだけ控えたいものです。

一方、大腸がんを予防する食品としては、野菜や果物が推奨されています。加えて、腸の粘膜を正常にする働きのある葉酸や、カルシウム、ビタミンD、食物繊維などが有効とされています。

食品の偏りをなくし、バランスのよい食事を心がけましょう。

（落合由美）

手術後しばらくは、食べ過ぎに注意

表1 おすすめの食物・気をつける食物

おすすめの食物 消化がよく刺激の少ない 腸に負担のかかりにくい食品	分類	気をつける食物 刺激が強いので便通の具合を見ながら、 徐々に増やしていく食品
おかゆ・おじや・軟飯・うどん(煮込み)・そうめん・冷麦・食パン・バターロール	主食	玄米・赤飯・すし・いなりずし・カレーライス・そば・ラーメン
白身魚・鮭・ほたて貝柱・えび・はんぺん・スープ煮缶・かに缶	魚貝類	いか・たこ・貝類(カキ・ほたて貝・貝柱以外)・脂肪の多い魚・魚卵
鶏肉(皮なし)・鶏ささ身・豚肉(赤身)・牛肉(赤身)・レバー	肉類	牛豚バラ肉・サーロイン・皮つき鶏肉・ベーコン・ソーセージ
鶏卵・卵どうふ・茶わん蒸し	卵	
とうふ・納豆(ひきわり)・豆乳・ゆば(揚げていないもの)	大豆製品	枝豆・いり豆・かたい煮豆
牛乳・ヨーグルト・チーズ・生クリーム・スキムミルク	乳製品	
植物油・バター・マーガリン・マヨネーズ・オリーブ油	油脂類	ラード・ヘッド
水溶性食物繊維の多い野菜：ほうれんそう・白菜・かぶ・にんじん・レタス・キャベツ・大根・なす・かぼちゃ・小松菜・玉ねぎ・梅干し(種なし)・じゃがいも・長いも・里いも	野菜・きのこ類	不溶性食物繊維の多い野菜：山菜類(せり・ぜんまいなど)・れんこん・とうもろこし・ごぼう・たけのこ・ふき・セロリ・ししとう・さつまいも・干しいも・きのこ類・生野菜・漬け物
バナナ・りんご・桃・メロン・缶詰(パイナップル・みかんは除く)	果物	みかん類・パイナップル・なし・柿・アボカド・ドライフルーツ
ビスケット・プリン・カステラ・蒸しパン・ホットケーキ	菓子類	チョコレート・ケーキ・パフェ・大福・ポテトチップス
乳酸菌飲料・濃くないお茶・麦茶	飲み物	甘みの強いジュース・炭酸飲料・濃いお茶・コーヒー・アルコール類
	その他	海藻・こんにゃく・しらたき・わさび・とうがらしなど刺激物・カップラーメン・市販の惣菜・外食
煮る・蒸す・焼く・こまかく刻む	調理法	揚げる・炒める

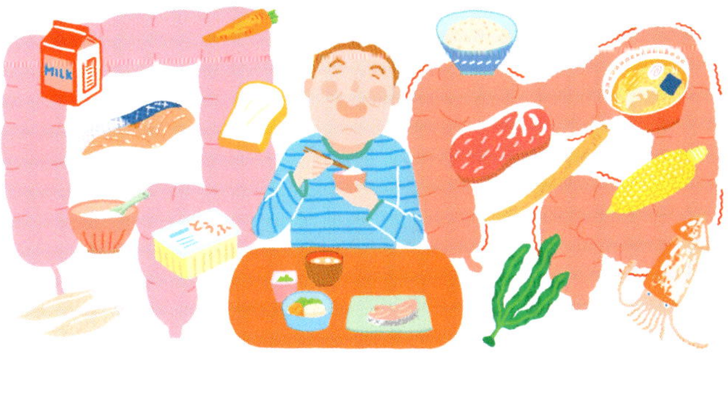

素材別料理名　索引

『腸を切った人を元気いっぱいにする食事170』 索引

あ行

か行

さ行

た行

な行

は行

ま行

や行

ら行

監修者紹介

齋藤典男（さいとう のりお）

医療法人社団 福生会 斎藤労災病院副院長。元独立行政法人 国立がん研究センター東病院　消化管腫瘍科下部消化管外科長。医学博士。1976年、千葉大学医学部卒業、千葉大学医学部附属病院第一外科入局。1995年、英国St. Mark's Academic Instituteに留学。1997年、千葉大学講師（第一外科）。1999年、国立がんセンター東病院外科医長（大腸骨盤外科）。2000年、国立がんセンター東病院手術部長。2010年、独立行政法人国立がん研究センター東病院消化管腫瘍科下部消化管外科長、2015年4月より現職。専門は、大腸・骨盤内悪性腫瘍の外科。

American Society of Colon & Rectal Surgeons Membership、The International Society University Colon & Rectal Surgeons Membership、骨盤外科機能温存研究会世話人、大腸癌研究会世話人、消化器がん外科治療認定医、Member of a Editorial Board of JKSC (Journal of the Korean Society of Coloproctology)、日本外科学会、日本消化器外科学会、日本大腸肛門病学会、日本臨床外科学会、日本癌学会、日本癌治療学会、アジア大腸肛門病学会、千葉医学会、日本ストーマ・排泄リハビリテーション学会、などの会員、指導医、評議員

吉野孝之（よしの たかゆき）

独立行政法人 国立がん研究センター東病院 消化管内科長。1995年防衛医科大学校卒業、防衛医科大学校病院で研修。1997年、国立がんセンター中央病院病理部。1999年、国立がんセンター東病院消化器内科。2002年、静岡県立静岡がんセンター消化器内科。2005年、米国メイヨークリニック、バンダービルト大学、ダナハーバーがん研究所に留学。2007年より国立がんセンター東病院消化器内科。2010年6月より国立がん研究センター東病院消化管内科医長、2014年11月より現職。腫瘍内科医

落合由美（おちあい ゆみ）

鎌倉女子大学家政学部管理栄養学科准教授。平成4年3月、大妻女子大学家政学部食物学科管理栄養士専攻卒業。平成4年4月、国立東京第二病院栄養士採用。平成8年4月、国立小児病院栄養士。平成11年4月、国立千葉病院栄養係主任。平成14年6月、国立横浜医療センター栄養係長。平成16年4月、国立がん研究センター中央病院栄養係長。平成19年4月、国立病院機構東埼玉病院主任栄養士。平成20年9月、独立行政法人　国立がん研究センター東病院 栄養管理室長、平成27年4月より現職。栄養士、管理栄養士

加藤知子（かとう ともこ）

仙台白百合女子大学卒業。病院勤務を経て、一般社団法人 食サポートオフィスを設立。生活習慣病を予防するための生活・食事相談から、病により食事療法を必要とする方への食事相談など広範囲にわたって食生活をサポート。WEBサイト・雑誌・書籍への掲載やレシピ提案も精力的に行っている。管理栄養士、看護師、日本糖尿病療法指導士、病態栄養認定管理栄養士
食サポートオフィス:http://www.shokusupport.com/

staff

表紙デザイン
吉村朋子

本文デザイン
高橋秀哉、高橋芳枝

本文イラスト
竹口睦郁、清水富美江、高橋枝里

撮影
渡辺七奈

料理作製・スタイリング
茂木亜希子、曽根小有里（食のスタジオ）

料理アシスタント
森澄淑子、井上裕美子、
松田純枝、青木夕子、宮川 弓

編集協力
植松文子

校正
内藤久美子

編集担当
長岡春夫（主婦の友社）

最《さい》新《しん》版《ばん》・腸《ちょう》を切《き》った人《ひと》を元《げん》気《き》いっぱいにする食《しょく》事《じ》170

2019年９月30日　第１刷発行
2024年12月31日　第９刷発行

編　者　主婦の友社
発行者　大宮敏靖
発行所　株式会社主婦の友社
〒141-0021　東京都品川区上大崎3-1-1 目黒セントラルスクエア
電話　（内容・不良品等のお問い合わせ）03-5280-7537
（販売）049-259-1236
印刷所　大日本印刷株式会社

ISBN978-4-07-437493-9